住院医师规范化培训丛书

头颈部影像诊断基础
耳部卷

○ 总主编 陶晓峰 鲜军舫 程敬亮 王振常

○ 主 编 沙 炎 刘兆会 巩若箴

○ 副主编 王纾宜 赵鹏飞 唐作华

人民卫生出版社

·北 京·

图书在版编目（CIP）数据

头颈部影像诊断基础. 耳部卷/沙炎，刘兆会，巩若箴主编. —北京：人民卫生出版社，2023.2

（住院医师规范化培训丛书）

ISBN 978-7-117-32702-2

Ⅰ.①头… Ⅱ.①沙…②刘…③巩… Ⅲ.①头部-疾病-影像诊断-技术培训-教材②颈-疾病-影像诊断-技术培训-教材③耳疾病-影像诊断-技术培训-教材 Ⅳ.①R651.04②R653.04③R764.04

中国版本图书馆 CIP 数据核字（2021）第 277569 号

头颈部影像诊断基础　耳部卷

Toujingbu Yingxiang Zhenduan Jichu Erbu Juan

主　　编：沙　炎　刘兆会　巩若箴
出版发行：人民卫生出版社（中继线 010-59780011）
地　　址：北京市朝阳区潘家园南里 19 号
邮　　编：100021
E - mail：pmph @ pmph. com
购书热线：010-59787592　010-59787584　010-65264830
印　　刷：人卫印务（北京）有限公司
经　　销：新华书店
开　　本：787×1092　1/16　　印张：13. 5
字　　数：346 千字
版　　次：2023 年 2 月第 1 版
印　　次：2023 年 3 月第 1 次印刷
标准书号：ISBN 978-7-117-32702-2
定　　价：72. 00 元

编　　者（按姓氏笔画排序）

丁贺宇　首都医科大学附属北京友谊医院
于学文　山东省第二人民医院
王纾宜　复旦大学附属眼耳鼻喉科医院
仇晓好　首都医科大学附属北京友谊医院
包　兵　复旦大学附属眼耳鼻喉科医院
巩若箴　山东第一医科大学附属省立医院
朱　莉　复旦大学附属眼耳鼻喉科医院
刘兆会　首都医科大学附属北京同仁医院
刘俊华　复旦大学附属眼耳鼻喉科医院
齐　萌　复旦大学附属眼耳鼻喉科医院
李　铮　首都医科大学附属北京同仁医院
李小帅　首都医科大学附属北京友谊医院
李进叶　山东省第二人民医院
李诗敏　复旦大学附属眼耳鼻喉科医院
肖泽彬　复旦大学附属眼耳鼻喉科医院
何雪颖　首都医科大学附属北京同仁医院
沙　炎　复旦大学附属眼耳鼻喉科医院
张　放　复旦大学附属眼耳鼻喉科医院
林　岚　复旦大学附属眼耳鼻喉科医院
林奈尔　复旦大学附属眼耳鼻喉科医院
周蓉先　复旦大学附属眼耳鼻喉科医院
赵鹏飞　首都医科大学附属北京友谊医院
胡　娜　山东省第二人民医院
胡春燕　复旦大学附属眼耳鼻喉科医院
姜　虹　首都医科大学附属北京同仁医院
洪汝建　复旦大学附属眼耳鼻喉科医院
袁存存　复旦大学附属眼耳鼻喉科医院
耿　悦　复旦大学附属眼耳鼻喉科医院
唐作华　复旦大学附属眼耳鼻喉科医院
黄文虎　复旦大学附属眼耳鼻喉科医院
程玉书　复旦大学附属眼耳鼻喉科医院
翟长文　复旦大学附属眼耳鼻喉科医院
潘宇澄　复旦大学附属眼耳鼻喉科医院

序

随着科学技术的飞速发展，各种新的影像检查设备和技术不断涌现，医学影像学成为医学领域发展最快的学科之一，在临床诊断和治疗过程中扮演着越来越重要的角色，发挥越来越重要的功能。

头颈部影像学是医学影像学非常重要的组成部分，涵盖了眼科、耳鼻咽喉科、神经外科、口腔科、普外科、血管外科等多个学科。近年来也越来越受到重视和关注。头颈部解剖复杂、精细，病变多样，影像诊断和检查一直是临床诊断和教学的难点，特别是对于住院医师和初、中级医师，普遍感觉缺乏一套针对头颈部影像学的基本理论、基本解剖、基本病理基础、基本病变诊断思路为主的工具书。因此，以中国医师协会放射医师分会头颈影像专业委员会和中华医学会放射学分会头颈放射学学组为核心，汇集百余位头颈部影像学和病理学顶级专家，共同撰写了主要针对初、中级医师及住院医师的专业影像学丛书——《头颈部影像诊断基础》，共 7 册，分别为鼻部卷、耳部卷、颈部卷、颅底卷、口腔颌面卷、咽喉卷及眼部和神经视路卷。

在传统经典影像学内容的基础上，本丛书更侧重头颈部影像学诊断基础的培训，基本影像学表现与病理基础的对应分析，以及头颈部常见病的诊断思路引导，并附加部分练习加深理解。本丛书各分册收录的疾病种类齐全、分类清晰。影像学表现按检查方法、解剖基础和疾病的影像学特点，并适当结合新的磁共振功能成像，进行了深入浅出的介绍。每种疾病都配有高质量的病理图片和说明，以及大量的典型病例图像，并提出临床诊断思路，力求对疾病进行全面、详细地阐述，以便加深学员理解。

作为一套兼顾影像学和病理学的系统头颈部影像学丛书，它以住院医师和初、中级医师为主要读者对象，并着眼于临床实际工作中的需求，相信这套丛书会成为大家在临床工作中的良师益友。特别感谢各分册主编在百忙中高效地完成此次编写工作，感谢所有为丛书编写而辛勤工作的各位专家和工作人员。

由于首次尝试此种编写方式，鉴于水平有限，形式和内容可能会存在各种问题，希望广大读者给予批评和指导。

陶晓峰　鲜军舫　程敬亮　王振常

2022 年 10 月

前　言

随着现代耳颅底显微外科临床医学的发展，耳鼻咽喉科专业医师对影像检查诊断的要求越来越高。耳颅底部解剖结构精细复杂，影像检查技术要求和体部不完全一样，耳部更依赖于高分辨率的影像检查技术。更薄的层厚、更清晰的图像才能够更好地显示耳颅底部精细复杂的解剖结构及细小病变，近年来耳部影像学得到越来越广泛的重视。本书作为“头颈部影像诊断基础”系列丛书中的一个分册，期望能成为医学影像专业住院医师规范化培训及专科培训教材，成为各级医学影像从业人员及耳鼻喉科专业医师的参考书。

本书共有 5 章，600 余幅图片，围绕耳部影像检查技术以及常见病、多发病的影像征象展开叙述，归纳总结了外耳、中耳、内耳、面听神经、侧颅底颈静脉孔区等部位疾病的影像特点。本书以诊断思路为主线，方便读者快速把握耳部疾病的影像诊断思路；部分章节后附有选择题、名词解释、问答题等练习题，有助于读者检验并巩固所学的知识；“耳部影像报告书写规范”一章，有助于读者结合自身医院的实际情况规范书写影像报告；加入“耳部常见疾病的病理基础”章节，有助于读者分析产生影像征象的病理基础，对疾病进行全方位、多视角阐述，更系统、更全面、更有深度地解决现代耳颅底显微外科的临床实际问题。

本书编者来自复旦大学附属眼耳鼻喉科医院、首都医科大学附属北京同仁医院、山东省第一医科大学附属省立医院、首都医科大学附属北京友谊医院等单位的影像科及病理科，他们的辛勤付出和积极配合，使本书得以顺利出版。

因时间仓促，编者学识、经验有限，书稿中难免存在错误、疏漏及不妥之处，敬请读者批评指正。

沙炎　刘兆会　巩若箴

2022 年 10 月

目　录

第一章

影像检查方法

第一节 X 线检查

一、常规 X 线检查方法

耳部结构大部分隐藏在颞骨内，结构细小而复杂，周围有较多结构重叠，临床检查只能观察一部分浅在结构，症状和体征又多无特征性，影像学检查常可显示病变的具体部位、范围和形态特点，为诊断和鉴别诊断提供重要依据。目前影像学检查方法很多，X 线片作为最基本检查方法，如选用适当的投照方法和技术条件，对中耳炎、胆脂瘤、内听道占位性病变的诊断，以及其他病变引起骨质改变具有一定帮助，尤其颞骨的正位摄片斯氏位或反斯氏位（多用反斯氏位）目前仍广泛应用于人工耳蜗植入的术后疗效评估，甚至术中实时了解电极的部位或深度。但随着现代显微手术的发展及需求，高分辨率 CT 及 MRI 的应用越来越普及，对耳部疾病的诊断和治疗起着越来越重要的促进作用。常用 X 线检查方法包括 X 线片及 X 线体层摄影。

（1）耳部 X 线片：常用投照位有颞骨侧位、正位及轴位等，侧位包括劳氏位、伦氏位（颞骨侧斜位 35°）、许氏位（颞骨侧斜位 25°）；正位即斯氏位（颞骨后前斜位 45°）；轴位即梅氏位；此外还有颅底位（颏下-顶位）、格氏位（经眼眶内听道前后位）、汤氏位（颞骨额枕位）及前后位（颈静脉孔正位）。

1）伦氏位（图 1-1-1A）：为耳部侧位投照中最常用投照方法，主要显示上鼓室、鼓窦入口、鼓窦区（正常气化乳突不易显示），以用于发现早期中耳胆脂瘤，可较清楚显示外耳孔、外耳道前壁及邻近颞颌关节、乙状窦沟前壁等。外耳孔呈椭圆形，其正上方为上鼓室，向后以此为鼓窦入口、鼓窦区，乙状窦沟前壁与外耳道孔后缘之间距离正常大于 1cm，小于 1cm 即为乙状窦前位。

2）斯氏位（图 1-1-1B）：为正位投照，可显示内听道、内耳迷路（前庭、上半规管、外半规管）、鼓窦、乳突气房、脑板等。岩骨上缘骨线即脑板，上半规管位于岩骨上缘最高隆起，外侧骨线延续鼓室鼓窦盖，外半规管外侧为鼓窦腔，前庭位于岩锥中央区，内听道位于迷路的内侧，为横行管道。反斯氏位是目前耳部 X 线片应用最多的检查方法，常用于人工耳蜗植入术后评估，可以看到电极系列的整体和所有的单个电极，测量电极插入耳蜗数量和位置，帮助临床了解电极位置和语言识别的关系；近年也有应用于术中摄片，可以观察电极插入耳蜗迷路的深度和位置，及时纠正术中插入电极的错误排列。CT 和 MRI 往往应用于人工耳蜗植入的术前评

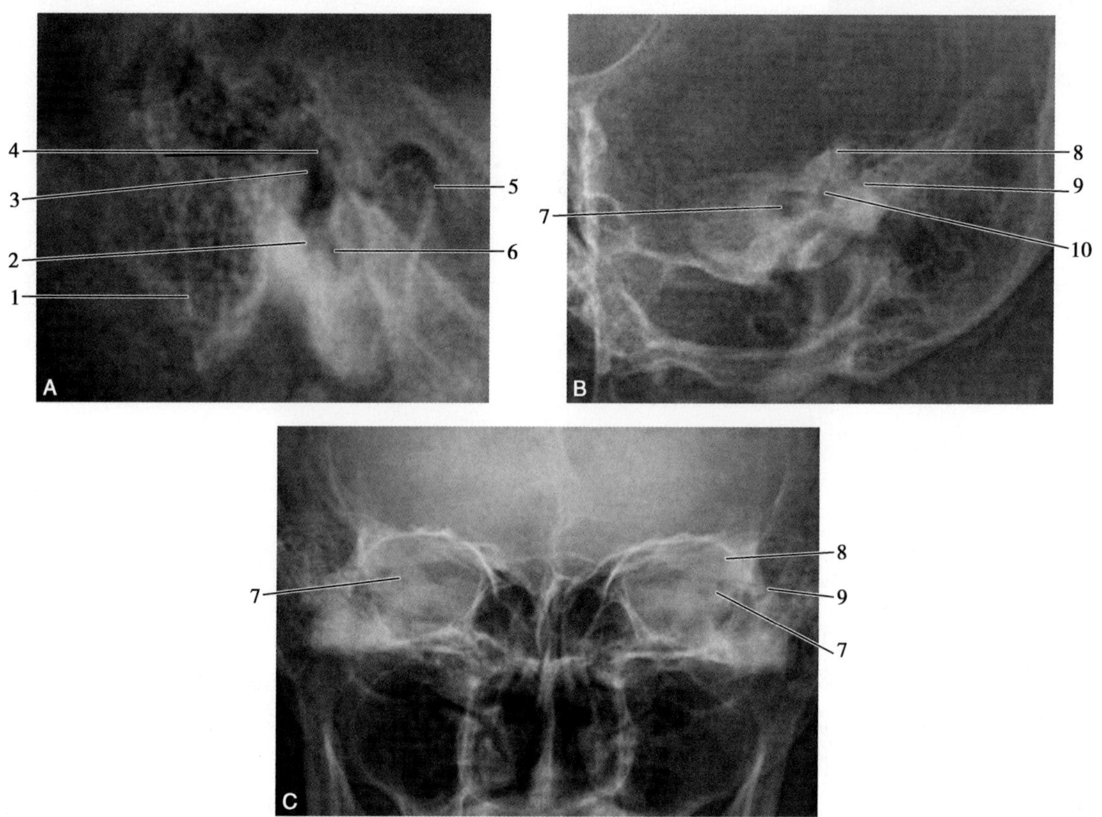

图 1-1-1 正常耳部 X 线片(女,55 岁)

A. 伦氏位;B. 斯氏位;C. 格氏位。

1. 乙状窦沟前壁;2. 外耳道后壁;3. 鼓窦入口;4. 上鼓室;5. 颞颌关节;6. 外耳孔;7. 内听道;8. 上半规管;9. 外半规管;10. 前庭。

估,对植入的人工耳蜗的显示价值有限。CT 扫描的每一个层面仅能显示一到几个电极,CT 三维重建受到容积效应的影响,单个电极不能被良好的辨认,更难以用于术中评估。MRI 在对电极位置及数量的评估作用更是有限。

3）格氏位(图 1-1-1C):即经眼眶内听道前后位,可以同时观察双侧内听道,对比双侧内听道的宽度(管径)及长度,用以发现听神经瘤等内听道占位性病变。正常情况下双侧内听道形态基本对称,当两侧内听道管径相差 2mm 以上时即有临床意义,有时还可以观察到骨壁的压迫吸收情况。

耳部 X 线通常采用伦氏位、斯氏位摄片,两者结合可较全面观察外、中、内耳及邻近结构病变情况,格氏位可以同时显示双侧内听道,并可进行双侧对比。此外,颅底位常用于急性乳突炎、外伤骨折时对比观察双侧乳突气房透光情况等;前后位(颈静脉孔正位)用于观察双侧颈静脉孔大小及其骨壁,以发现颈静脉孔区占位性病变,如颈静脉球瘤。

(2) 耳部 X 线体层摄影:在 CT 断层扫描机应用于临床以前,为更好显示中耳、内耳的细小结构,同时也能克服 X 线片周围组织的重叠,以发现早期或轻微病变,常用正位(冠状位)与侧位(矢状位)体层摄影。但随着 CT 扫描机的日益成熟及广泛应用,断层扫描已被 CT 取代,目前已不用。

二、耳蜗植入术后X线检查

【简介】

在人工耳蜗开机时，有时会遇到植入者缺乏听声反应、对部分或全部电极放电刺激后产生疼痛或非听性反应，或在植入一段时间后对使用效果产生疑虑而查找原因。通过X线片检查可发现电极位置不当、电极部分植入或电极在蜗内发生弯折的情况，此时耳科医生会根据影像学情况做进一步调试并对刺激参数进行相应调整，以期达到改善效果的目的。如果证实因为电极位置不当而影响效果，则可能需要再次手术。因此，耳蜗植入术后，需常规进行影像学检查，观察人工耳蜗的位置、深度、耳蜗内的电极数，以及导线有无断裂、移位或穿出耳蜗情况。耳蜗X线片因其简便、低放射量、快速和经济的优点，目前仍是国内外人工耳蜗植入术后判断电极植入情况的常规检查。

CT在显示电极植入位置、与耳蜗的关系以及植入深度方面较X线具有一定的优势。但CT扫描有金属伪影，放射剂量较高（70mGy，X线片为4.6mGy），不宜作为人工耳蜗植入术后的常规检查。CT检查多适用于出现术后并发症或装置失败需要重新手术时。X线片目前仍是人工耳蜗植入术后常规、简便、经济、有效的影像检查方法。

【摄片方法】

X线片是人工耳蜗植入术后的常规影像检查方法。目前拍片体位逐步统一为耳蜗位，包括内听道经眶位（格氏位）、斯氏位和反斯氏位。

内听道经眶位（格氏位）：患者俯卧摄影床上，头正中矢状位垂直床面并与片盒或影像板中线重合，听眦线垂直于床面，两外耳孔到床面等距，中心线经两外耳孔连线中点垂直射入片盒或影像板。

斯氏位和反斯氏位：①斯氏位。患者俯卧摄影床上，头颅向被检侧倾斜，正中矢状位与床面成45°，被检侧的额、颧、鼻三点紧贴床面，听眶线垂直与床面，中心线向头侧倾斜12°，经外耳孔平面的隆突外2cm处射入片盒或影像板中心。传统的斯氏位采用俯卧位，该体位患者不容易配合，儿童配合难度更大。因此，目前儿童摄片体位一般采用仰卧斯氏位，即反斯氏位。②反斯氏位。患者仰卧于摄影床上，采用下颌内收使听眦线与床面横轴线夹角约12°以平衡俯卧位斯氏位中的中心线向头侧倾斜12°，避免了倾斜X管的操作，简便了操作流程，提高了操控的简便性和准确性，提升了工作效率和摄影的成功率，是目前儿童耳蜗片的主要摄片方法。摄片中可选用小焦点X线源，让小集光筒或将光栅调整到最小的射线范围以减少散射线。如无数字化影像设备，可使用放大摄影技术，帮助更好地显示电极精细结构。曝光条件可根据各自的设备进行选择，参考曝光条件：75~80kV、50~80mAs（成人）；70~80kV、20~60mAs（儿童）。

【影像学表现】

人工耳蜗植入术后X线读片时，首先评估X线片投照角度、范围和摄片条件是否符合诊断要求。符合诊断要求的X线片，摄片范围应完整，包括耳蜗电极、导线和接收装置。优良的耳蜗X线片中，上半规管和前庭应清晰显示，耳蜗电极清晰、可分辨。耳蜗X线片的评价，包括观察植入耳蜗形态、卷曲度、蜗内电极数，电极是否完整，有无折叠、断裂或移位。

1. 反斯氏位片解剖所见　内听道、前庭、外半规管、上半规管等结构清晰可见。上半规管顶端和前庭腔中央连一直线，经解剖学研究该线正通过蜗窗，即该线与电极的相交处为蜗窗。若电极在该线的前方，则表明电极位于耳蜗内；反之，若电极在该线的后方，则表明电极脱出耳蜗。目前，电极计数也是根据该连线来计数蜗内和蜗外电极数目。

2. 耳蜗植入术后常规表现(反斯氏位)　植入耳蜗电极一般沿耳蜗形态呈螺旋状，旋转1/2圈~2圈不等，其底转部分位于下方。正常情况下，电极一般全部位于耳蜗内，因电极类型不同，电极数目和间距相应不同，常见电极数目有22个、16个和12个。

3. 耳蜗植入术后异常表现(反斯氏位)　由于耳蜗畸形、解剖异常、耳蜗纤维化、骨化等原因，会出现电极未能植入耳蜗、插入不全或扭曲打折等异常情况。耳蜗X线片上可表现为耳蜗电极卷曲不够或未卷曲，呈直线状；大部分电极位于蜗外，局部可有折叠；也有极少数病例，耳蜗电极全部进入蜗内，但局部出现折叠。

【典型病例展示】

病例1　患者，男，11个月，出生听力筛查未通过，耳部CT、MRI未见明显异常(图1-1-2)。

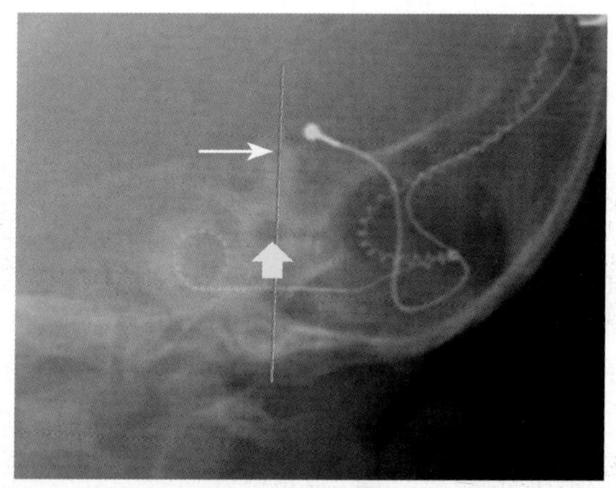

图1-1-2　左侧反斯氏位X线片

左侧前庭、上、外半规管及电极显示清晰，电极呈螺旋状卷曲近一整圈，电极均位于上半规管顶(白箭头)和前庭腔(黄箭头)连线(蓝线)的前方，表明电极均位于耳蜗内，蜗内电极数目22。

病例2　患者，男，12岁，双侧Mondini畸形(图1-1-3)。

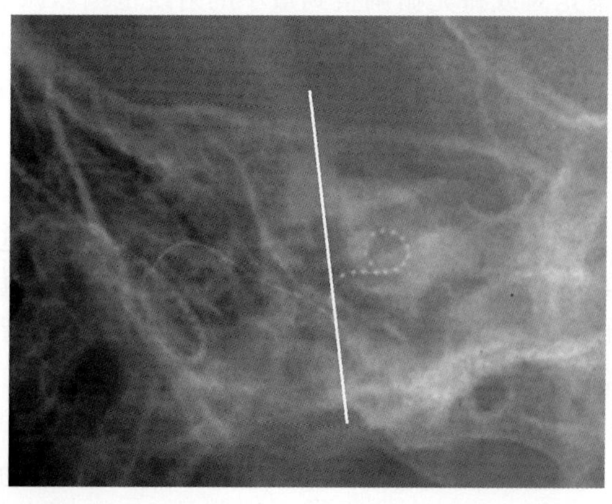

图1-1-3　右侧反斯氏位X线片

右耳电极显示清晰，电极呈螺旋状卷曲一整圈，上半规管顶和前庭腔中央的连线(白线)正好通过蜗窗，电极在该线的前方，表明电极均位于耳蜗内，电极数目16。

病例 3 患者,女,1 岁半,自幼听力差,耳部 CT、MRI 未见明显异常(图 1-1-4)。

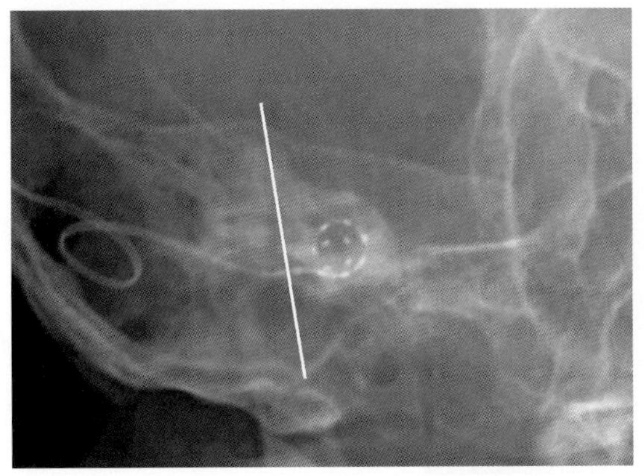

图 1-1-4 右侧反斯氏位 X 线片 右侧前庭、上、外半规管及电极显示清晰,电极呈螺旋状卷曲一圈半余,电极均位于上半规管顶和前庭腔连线(白线)的前方,表明电极均位于耳蜗内,蜗内电极数目 12。

病例 4 患者,女,11 岁,双侧中内耳畸形(图 1-1-5)。

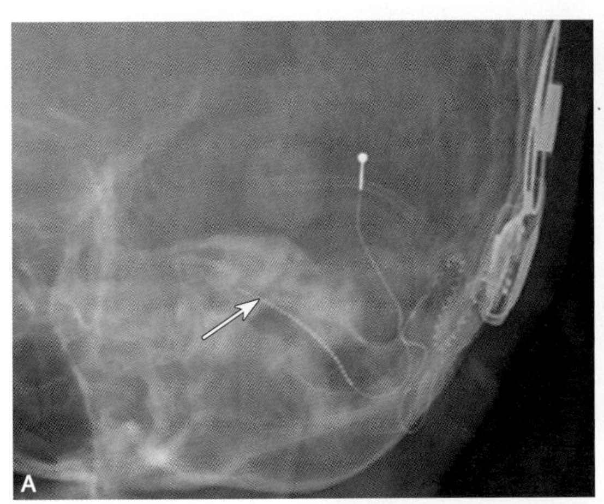

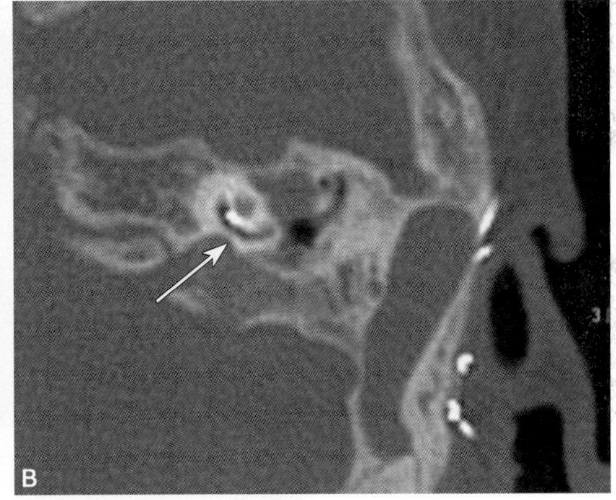

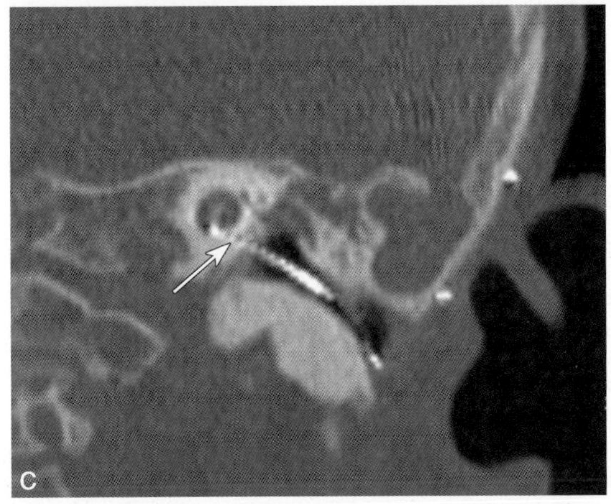

图 1-1-5 左侧反斯氏位 X 线片
左侧前庭、上、外半规管及电极显示清晰,电极未卷曲,呈直线状(白箭头),大部分电极位于蜗外,蜗内电极数仅 8 个。颞骨 HRCT 轴位(图 B)和冠状位(图 C)显示少数电极进入耳蜗底旋(白箭头)。

病例 5　患者,男,28 岁,双侧骨化性迷路炎(图 1-1-6)。

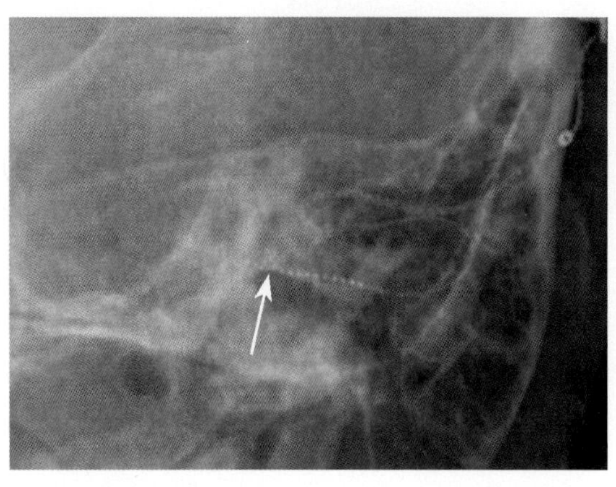

图 1-1-6　左侧反斯氏位 X 线片
左侧前庭、上、外半规管显示欠清,电极未卷曲,呈直线状,部分有折叠(白箭头),大部分电极位于蜗外,蜗内电极数仅 3 个。

病例 6　患者,男,2 岁,自幼听力差,双侧 Mondini 畸形,前庭导水管扩大(图 1-1-7)。

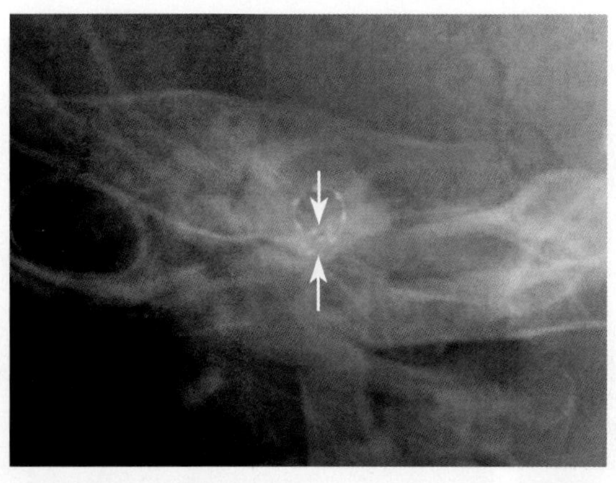

图 1-1-7　右侧反斯氏位 X 线片
右侧前庭、上、外半规管及电极显示清晰,电极呈螺旋状卷曲一圈,均位于蜗内,但耳蜗底部局部电极出现折叠、扭曲(白箭头)。

【诊断思路与诊断要点】

在人工耳蜗植入术后 X 线片评价时,首先评估 X 线片投照角度、范围和摄片条件,是否完整包括了电极、导线和外接装置,能否清晰显示上半规管和前庭,耳蜗电极是否清晰、可分辨。摄片质量符合评价要求后,再进一步评估。

耳蜗 X 线片的评价包括观察植入耳蜗形态、卷曲度、蜗内电极数,电极是否完整,有无折叠、断裂或移位。评估诊断中,主要依据斯氏位片中上半规管顶端和前庭中心连线的延长线来判断耳蜗开孔的部位,该连线前方电极为蜗内电极。影像报告中,需描述电极形态,是否完全位于蜗内,并计数蜗内电极数。正常情况下,电极沿耳蜗分布呈螺旋状,全部或绝大部分电极位于蜗内。若有部分电极位于蜗外或电极形态异常时,要描述电极形态、计数蜗内或蜗外电极数目,并及时反馈给临床医生,必要时进一步 CT 检查。

第二节　CT 检查

一、CT 检查方法

计算机体层成像(computed tomography,CT)是继 1895 年发现 X 线以来,影像医学发展史上的一次革命。由于具有密度分辨率和空间分辨率高、对病灶定位准确、可以为临床提供直观可靠的影像资料等优势,CT 检查已成为临床医学不可缺少的诊断手段。

颞骨及耳部多为骨及气体结构,对比度高且结构细微,X 线片重叠较多,不能显示细小病变,高分辨率 CT(high resolution CT,HRCT)常为首选的影像学检查方法。

1. 常规平扫 通常适用于先天性耳道畸形、炎症、外伤、肿瘤(如听神经瘤、胆脂瘤等)等。

(1) 体位:仰卧位,头部置于头架内,两外耳孔与床面等距,取标准的头颅前后位。

(2) 扫描方法:采用螺旋扫描方式,容积数据采集。

(3) 扫描基线:平行于听眶线。

(4) 扫描范围:从岩骨上缘至乳突尖。实际工作中通常需扫描至鼻咽部,尤其是对于中耳乳突有渗出性改变的患者,以观察鼻咽增殖体是否肥厚或鼻咽部是否有占位。

(5) 扫描参数:管电压 120kV,管电流 220mAs,可以根据不同机型的低剂量模式(如预设噪声指数等)自行调整;可根据患者的年龄和体重适当调整管电压及管电流,不建议使用电压、电流自动调节模式,选择 CT 扫描仪最薄采集层厚。普通成人 FOV 220~240mm,图像矩阵≥512×512。

(6) 重建算法:观察内中耳结构时,采用高分辨率算法,即骨算法重建,骨窗窗宽 3 000~4 000HU,窗位 500~700HU;观察肿瘤或肿瘤样病变、桥小脑角区、鼻咽部等软组织时,需采用软组织算法重建,软组织窗窗宽 250~400HU,窗位 40~60HU。

(7) 重建层厚、层间距:骨重建层厚<1mm 或根据临床需要调整,层间距≤层厚,然后行 2mm 层厚轴位、冠状位重建,耳部结构细小,结合轴位和冠状位观察可互相补充,有助于更好地判断解剖结构和病变的部位及范围;软组织算法重建层厚 2~3mm,层间距≤层厚。

2. 增强扫描 主要适用于不宜行 MRI 检查的胆脂瘤、面神经瘤、听神经瘤、脑膜瘤、副神经节瘤、外中耳癌、内淋巴囊肿瘤、软骨肉瘤、横纹肌肉瘤、颈内动脉、颈静脉球(乙状窦)病变及周围软组织病变等。

(1) 注射参数:对比剂用量 60~80ml,注射流率 2.5~3.0ml/s。

(2) 扫描延迟时间:普通增强检查延迟时间 40~50 秒。

(3) 双期增强 CT(CTA+CTV)扫描:针对耳镜未见明确肿块的搏动性耳鸣患者行双期增强 CT(CTA+CTV)扫描。扫描范围自第 6 颈椎水平至颅顶,包括双侧颈总动脉分叉。使用团注追踪技术,主动脉弓水平设 ROI 自动触发扫描,建议触发阈值 120~150HU。扫描参数:120kV,300mAs,矩阵 512×512,FOV 220~240mm,准直 64mm×0.625mm;动脉期(CTA)行足头方向扫描,扫描完成后延迟 8 秒,反方向行静脉期(CTV)扫描。动脉期(CTA)采用软组织算法重组,静脉期(CTV)分别采用骨算法及软组织算法重组。该方法可准确显示此区动脉和静脉、血管沟(管)的骨壁缺损及相互关系。动脉期 CTA 不仅能够显示颈内动脉形态、密度异常,如颈内动脉瘤样扩张、动脉粥样硬化,还可以根据回流静脉有无提前显影而提示诊断动静脉瘘。静脉期 CTV 可显示脑回流静脉管壁及管腔内异常改变,如乙状窦憩室、颈静脉球憩室、乙状窦内充盈缺损。骨算法静脉期图像可显示血管沟(管)缺损、破坏等异常改变。

3. 能谱 CT 能谱 CT 是一种新兴技术,它能通过瞬时 80/140kVp 双能切换,利用单能量图像、能谱吸收曲线、物质定量与分离、有效原子序数等技术,获得基物质图像和一系列特定单能量条件下的 CT 图像,实现对物质成分的分析、鉴定,为疾病的诊断和鉴别诊断提供了更加丰富的信息,提高了诊断的准确性。

能谱 CT 在耳部的主要临床应用：

（1）去金属及硬化伪影：利用能谱 CT 单能量图像及去伪影技术可以有效纠正因 X 线扫描金属后产生的“光子饥饿”现象而导致的低信号，对金属及其周边组织提供准确的投射数据，从而抑制常见的金属伪影及射线束硬化伪影。利用这一技术可减少电子耳蜗植入术后、内固定术后颞骨周围金属植入物的伪影，能更清晰地显示颞骨细微结构，提高图像质量。

（2）小病灶及细微结构的显示：能谱 CT 改变了常规 CT 混合能量成像的模式，以其独有的单能量成像为基础，结合物质分离技术，可以有效提高组织对比，提高病灶检出率，有助于耳部小病灶和精细结构的显示。

（3）虚拟平扫技术：能谱 CT 能根据不同组织成分在不同能量（A/B 球管）照射下表现出的 CT 值的不同，再利用碘抑制技术对 CT 增强图像进行物质分离，从而得到虚拟平扫图像。此技术在特定情况下可以代替常规平扫，使耳部需要平扫加增强检查的患者减少一次平扫，从而显著降低辐射剂量，减少放射线危害。

（4）肿瘤的鉴别诊断、分型、分期及同源性分析：传统 CT 对肿瘤的诊断仅局限于形态学及密度值，能谱 CT 既具有传统 CT 的功能，又能够应用多种参数对组织成分及血供改变进行分析，丰富了肿瘤诊断的方法，有望在耳颅底肿瘤的诊断及鉴别诊断中提供新的有价值的诊断工具，并有助于预测肿瘤不同的亚型和分期；还可作为一种评估、预测肿瘤疗效的可靠手段，为临床诊断、治疗提供新的依据；同时能谱 CT 还能帮助鉴别转移性淋巴结与炎性淋巴结，并有助于预测转移性淋巴结的来源。

（5）在 CTA/CTV 中的应用：常规 CT 检查需要较高浓度及剂量的造影剂和准确的扫描时间窗，细小血管、血管细节成像是难点。能谱 CT 可以获得最佳单能量图像，并结合物质图等多参数及工具的应用，在正常血管的显示、血管性异常及血管受侵的评价等方面具有更高的价值，相比常规 CT 有优化血管显像质量、降低辐射剂量、减少对比剂浓度和剂量以及更好的去骨效果等优势，可更好地评价搏动性耳鸣患者有无明显的动脉粥样硬化、迷走颈内动脉、永存镫骨动脉、动脉瘤、动静脉畸形、动静脉瘘、颈静脉球（乙状窦）骨壁缺损或憩室、鼓室球瘤或颈静脉鼓室球瘤等，并能更好地显示富血供占位的肿瘤血管及供血动脉情况，同时对于耳颅底肿瘤引起的局部动静脉的改变也能更清晰地显示。

作为医学影像领域的一种新兴的检查技术，能谱 CT 利用其多参数成像为疾病的发现、诊断及鉴别诊断提供了更多有价值的信息，代表着当前 CT 的发展方向，目前已在多个领域展示出其临床价值，随着其不断的普及与推广，相信能谱 CT 在耳部的应用也必将带来更多的惊喜，引领 CT 从单一形态学走向多元化的功能 CT 影像时代。

二、CT 后处理技术

【简介】

随着多层螺旋 CT 以及 PACS 系统的普及，CT 图像后处理技术在日常影像诊断工作中已广泛应用。CT 后处理通常要求薄层原始图像层厚≤1mm，层间重叠 30%～50%，以减少锯齿状伪影。主要后处理技术包括：多平面重组（multi-planar reformation，MPR）、曲面重组（curved planar reformation，CPR）、最大/最小密度投影（maximum/minimum intensity projection，MIP/MinIP）、表面遮盖显示（shaded-surface display，SSD）、容积重建（volume rendering，VR）、CT 仿真内镜（CT virtual endoscopy，CTVE）、透明重建技术（ray sum projection）等。根据不同的临床

用途,可以选择不同的后处理技术。

【CT 后处理技术及临床应用】

1. 多平面重组(MPR)　MPR 是临床工作中最常用的后处理技术。在轴位图像上按要求任意划线,然后沿该线将各轴位的相应体素进行重组,即可获得该平面的二维重组图像。可用获得冠状位、矢状位或任意方位图像。冠状位 MPR 图像目前已基本取代直接冠状位扫描。在颞骨影像中,MPR 还可用于显示听小骨、面神经管、半规管等结构。曲面重组(CPR)是 MPR 的一种特殊类型,可将通过感兴趣区所划曲线的曲面,展开为平面。利用 CPR 可将面神经管迷路段、鼓室段、乳突段显示在同一图像内。但 CPR 有时不能真实地反映解剖结构的空间关系。MPR 在耳部影像中特殊应用如下:

(1) 听小骨成像(图 1-2-1):通过各个听小骨长轴的 MPR 图像可以直观显示各个听小骨形态,主要用于听骨链畸形或破坏的诊断。对于显示砧锤关节全貌,可以采用薄层 MIP 图像。

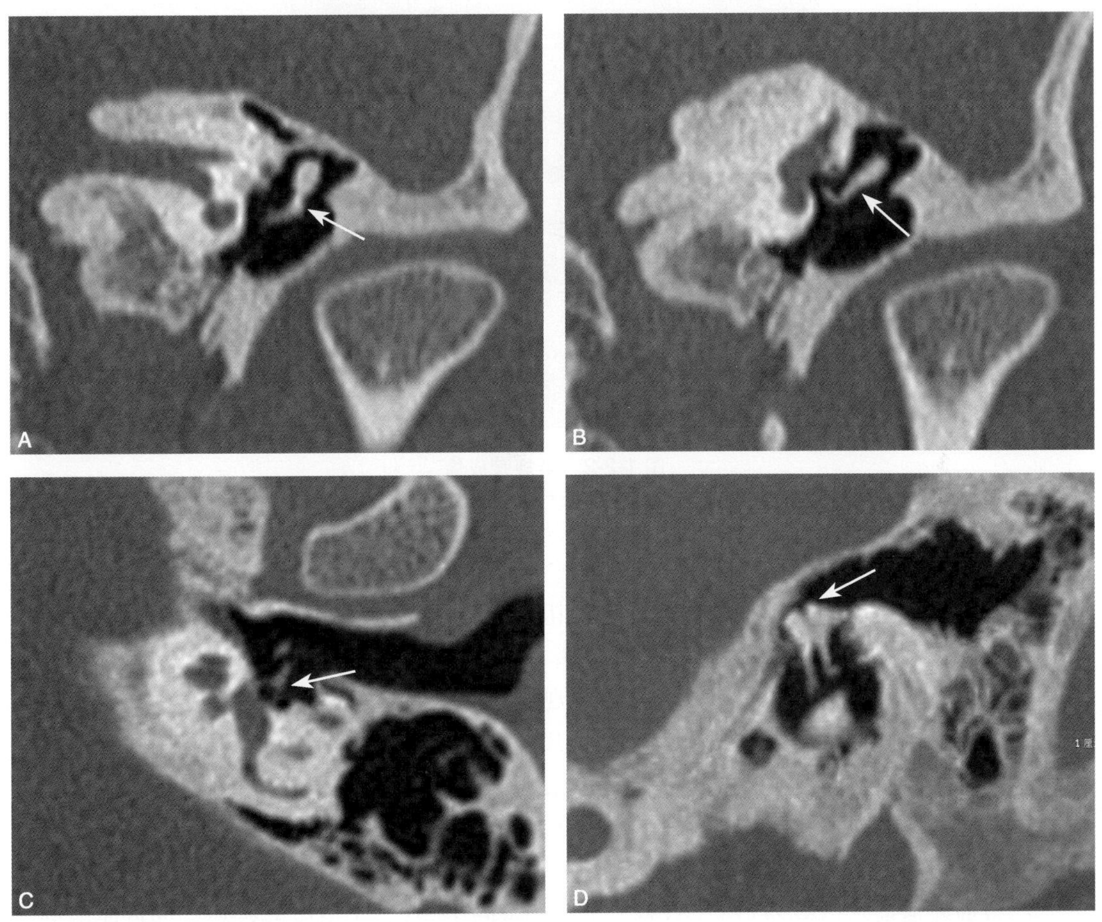

图 1-2-1　听小骨成像

A~C. MPR 图像,图 A 箭头示锤骨,图 B 箭头示砧骨长脚,图 C 箭头示镫骨;D. MIP 成像,箭头示锤砧骨及砧锤关节。

(2) 半规管成像(图 1-2-2):半规管长轴位 MPR 图像可以直观显示各半规管形态,可判断半规管管壁是否有缺损或破坏,临床上常用于怀疑有半规管裂综合征或局限性迷路炎患者的检查。

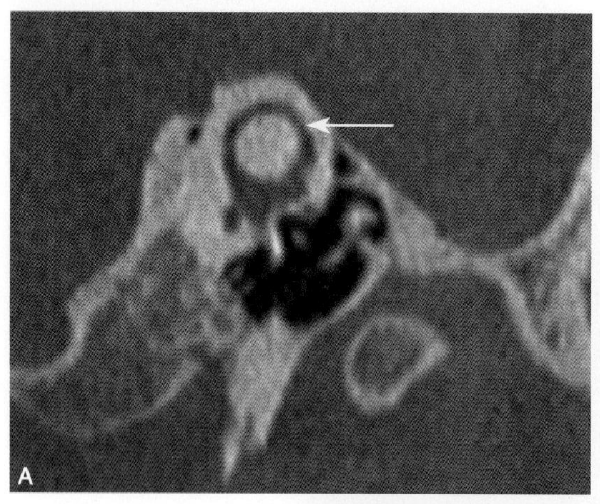

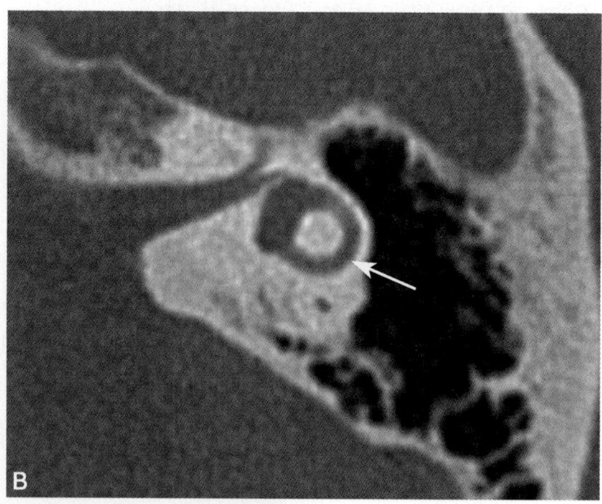

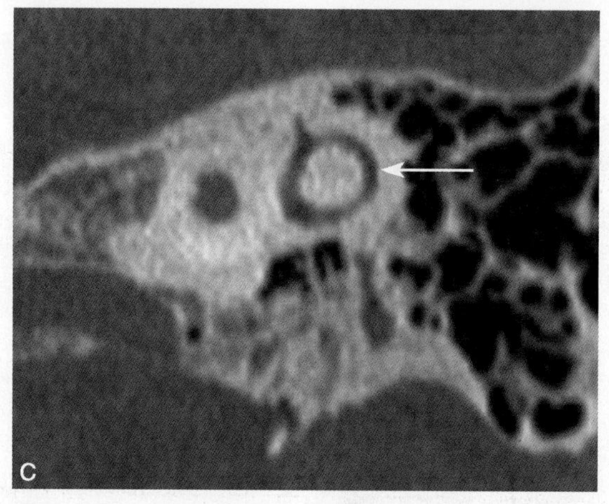

图 1-2-2　半规管成像

A. 箭头示上半规管；B. 箭头示外半规管；C. 箭头示后半规管。

（3）面神经管成像（图 1-2-3）：颞骨段面神经管走行曲折，只有采用 CPR 才能将其全程显示在一个平面内，但会造成解剖结构显示变形扭曲。实际工作中，可采用 2 个 MPR 层面来显示面神经管，斜轴位显示面神经管迷路段、膝部、鼓室段，斜矢状位显示鼓室段和乳突段，还可以通过面神经管乳突段的斜冠状位 MPR 图像观察其内外侧壁。

2. 最大/最小密度投影（MIP/MinIP）　MIP/MinIP 图像中，每个像素对应于每条投射线所经过路径的密度或信号强度最大/最小的体素值。MIP 常用于 CT 或 MR 血管成像，在颞骨影像方面，薄层 MIP 可以更好地显示听小骨结构。MinIP 最常用于气道的显示，在颞骨影像方面，移除颞骨其他部分，仅保留骨迷路，采用 MinIP 可显示内耳迷路的立体形态。

3. 表面遮盖显示（SSD）（图 1-2-4）　SSD 是将高于一定 CT 值（即阈值）的邻近体素重建呈等界面，并应用假想的光源，通过表面遮盖，产生三维效果。SSD 显示空间解剖关系较好，立体感强，但其缺点在于所选阈值的不同可使各结构产生任意边界。在颞骨影像中，SSD 主要用来显示颞骨的立体形态，也可以用来显示听小骨，但过高的阈值会造成砧镫关节不连续，形成听骨链中断的假象，对镫骨等细小结构的显示也较差，并且操作也较为烦琐。

4. 容积重建（VR）（图 1-2-5）　VR 是较为高级的三维重建技术，保留所有的体素信息，不同组织依据其 CT 值用不同色彩和亮度来显示，通过计算空间梯度来模拟亮度效应，产生深度

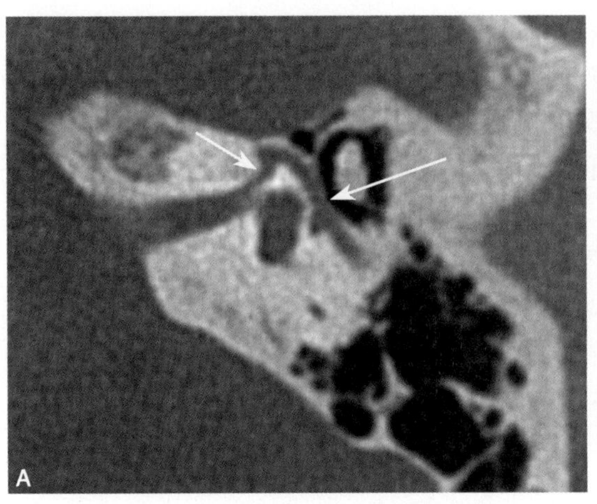

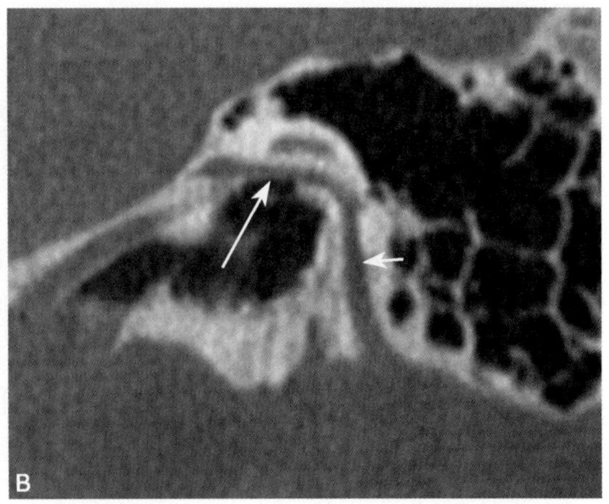

图 1-2-3　面神经管成像

A. 斜轴位，短箭头示面神经管迷路段，长箭示面神经管鼓室段；B. 斜矢状位，长箭头示面神经管鼓室段，短箭头示面神经管乳突段。

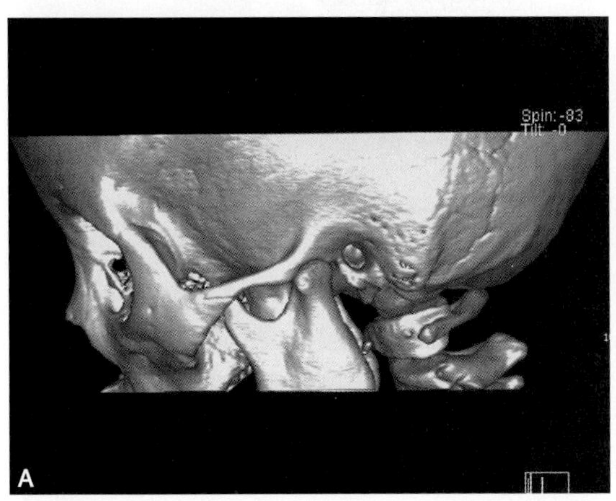

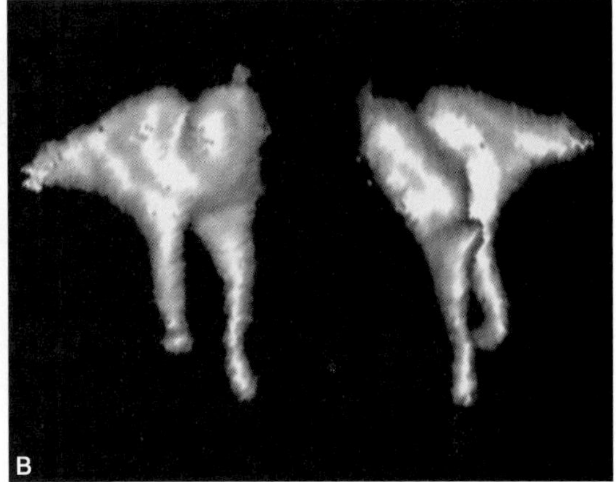

图 1-2-4　颞骨 SSD 三维成像

A. 颞骨外侧面 SSD 三维成像；B. 听小骨 SSD 三维成像。

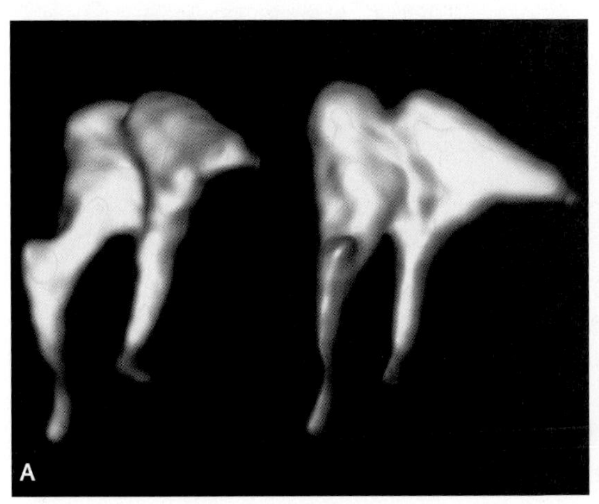

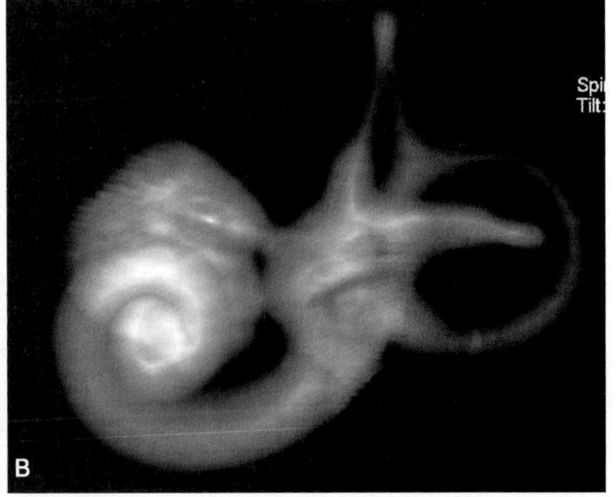

图 1-2-5　颞骨 VR 成像

A. 听骨 VR 三维成像；B. 内耳迷路 VR 成像。

感,VR 的关键在于正确的调整其亮度曲线(opacity curve)。VR 较上述几种方法更为优越,目前应用越来越广泛,尤其适合在工作站上进行互动观察。VR 可用于多角度直观显示颞骨的大体形态,包括耳廓的形态,可评估颞骨骨折或外耳畸形的评估;可用于听骨链的立体显示,但对于镫骨显示不如 MPR,操作也较为复杂;也可用于内耳迷路的立体显示。此外,VR 也常用于耳部的 CT 血管造影。

5. CT 仿真内镜(CTVE)(图 1-2-6) CTVE 是利用 CT 图像重建出空腔器官内部的立体影像,并可依靠导航方法逐步显示腔内结构,类似内镜所见。CTVE 技术通常用于仿真气管镜、仿真结肠镜或胃镜,也可用于观察血管内壁表面情况。在颞骨影像中,CTVE 可用来观察外耳道及中耳腔情况,可观察听骨链畸形、破坏、脱位等,也可用于显示内听道底神经孔道。

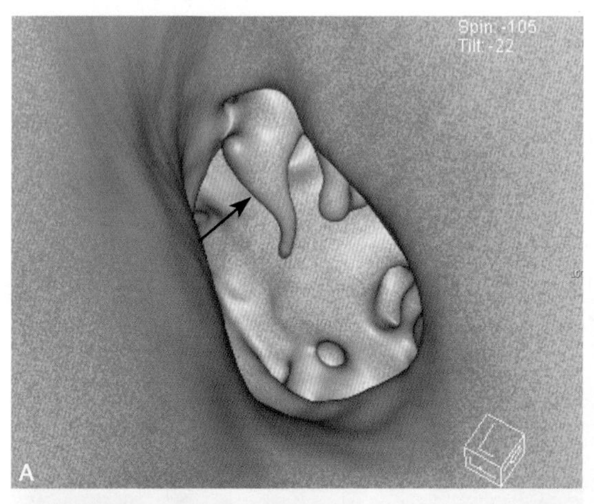

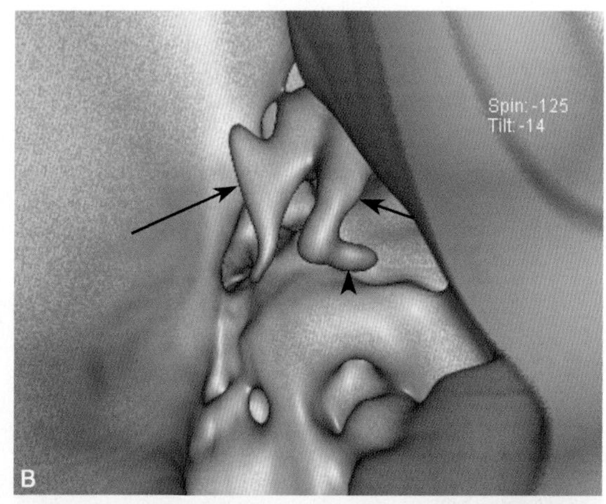

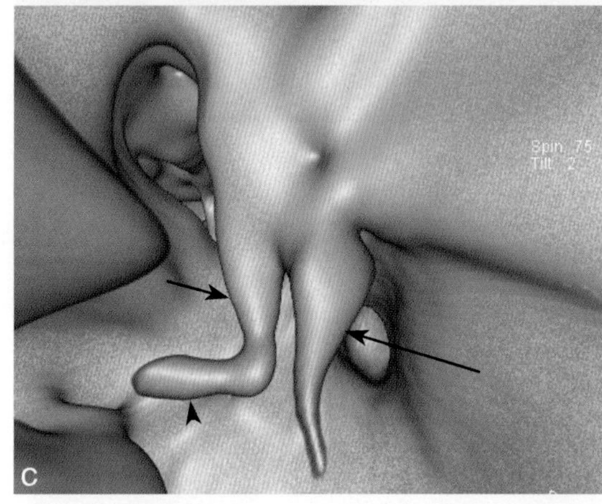

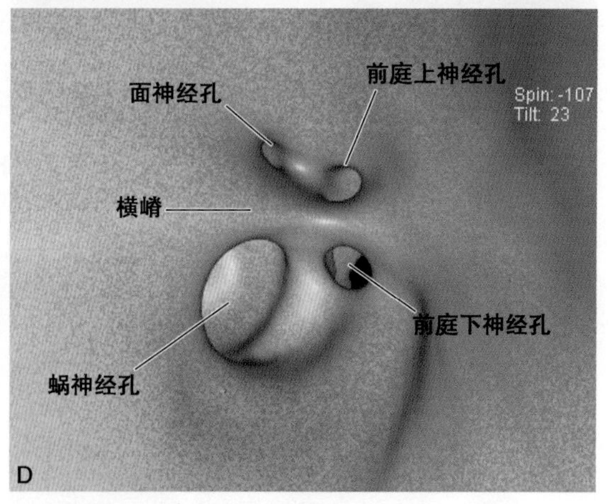

图 1-2-6 耳部 CT 仿真内镜成像

A. 外耳道 CTVE 成像,箭头示锤骨柄;B、C. 不同方位鼓室 CTVE 成像,长箭头示锤骨,短箭头示砧骨长脚,箭头尖示镫骨,但难以显示镫骨弓形态;D. 内听道底 CTVE 成像,示内听道底神经孔道。

6. 透明重建技术 也是 VR 成像技术的一种,对所选择的三维组织或物体内的所有像素进行投影,相当于模拟数字 X 线成像,可以观察内部结构。透明重建技术常用于模拟牙齿全景片的 CT 检查。在颞骨影像中,透明重建技术可用于模拟颞骨 X 线检查,如斯氏位片(图 1-2-7)。利用 VR 重建也可以将内耳迷路透明化显示,达到更好的立体显示效果(图 1-2-8)。

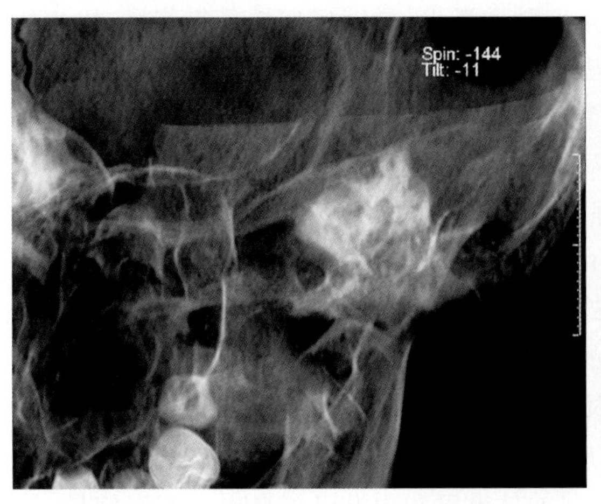

图 1-2-7　左侧颞骨 CT 透明重建成像，模拟斯氏位片效果

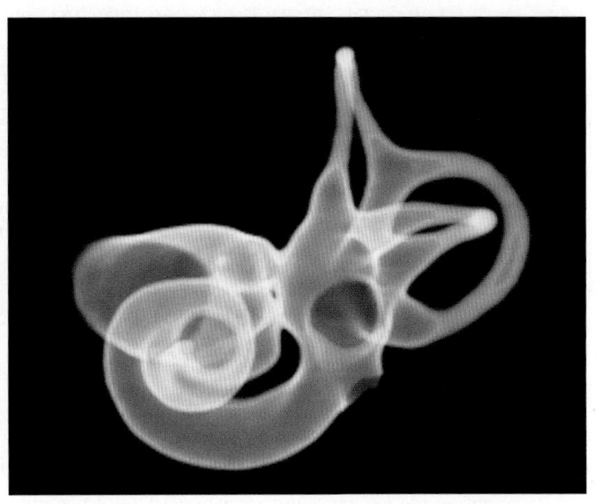

图 1-2-8　内耳 VR 透明显示，可以显示内耳迷路的三维透视效果，并能分辨前庭窗及蜗窗

第三节　MRI 检查

一、MRI 检查方法

【简介】

MRI 具有优良的软组织分辨率，在耳部的影像学检查中占有越来越重要的地位，颞骨的 MRI 检查通常在 1.5T 或 3.0T 超导型 MRI 扫描仪上完成，3.0T 场强的 MRI 扫描仪的图像显示效果更好。常规的检查方法包括 T_1WI、T_2WI 平扫和 T_1WI 增强扫描，成像序列包括二维快速自旋回波序列、二维梯度回波序列，增强扫描可以采用快速自旋回波序列，也可以采用三维容积内插快速扰相位序列。

【检查方法】

（一）扫描序列

1. 二维快速自旋回波序列（TSE 或 FSE 序列）　是目前临床上颞骨 MRI 扫描最广泛应用的序列之一。TSE 或 FSE 序列由于采用一次 90°脉冲激发后采集多个回波信号，所以具有相对较快的扫描速度，对磁场的不均匀性不敏感，但脂肪信号会增高，能量沉积增加。自旋回波序列得到的 T_2WI 图像上血管常出现流空效应，呈低信号。与 CT 比较，其具有优良的软组织分辨率，可以清晰地显示内耳膜路、内听道内神经、桥小脑角区等结构以及炎症、积液、肿块等软组织病变。

2. 二维梯度回波序列（GRE 序列）　采用小于 90°的小角度脉冲激发，读出梯度场切换来采集信号，加快了成像速度，但同时由于梯度回波序列无法消除主磁场不均匀造成的质子失相位，反映的是 T_2 弛豫信息（宏观磁化向量），而不是真正的 T_2 弛豫信息，其获得的回波信号的幅度低于自旋回波序列，故其信噪比相对较低，且容易产生磁化率伪影，梯度回波序列得到的 T_2WI 图像上血管常呈高信号。

3. 三维容积内插快速扰相位序列（T_1-VIBE）　是颞骨增强扫描常用的扫描序列之一，

属于梯度回波序列,采用了超短的 TR、TE、小角度脉冲激发、梯度场切换采集信号、扰相技术消除残留的横向磁化矢量、并行采集技术等加快扫描速度,具有较短的采集时间、较薄的采集层厚、层间可以重叠、有利于三维重建等特点,它比 TSE 或 FSE 序列拥有更快的扫描速度。

4. 脂肪抑制技术　T_2WI 平扫和 T_1WI 增强扫描一般应当同时施加脂肪抑制技术,以减少颞部脂肪组织和骨髓高信号对耳部结构和病灶的影响,较常用的脂肪抑制技术为化学位移选择饱和法(CHESS),另外,短时反转恢复序列(STIR)也可以用于脂肪抑制。

5. 在耳科临床工作中,内耳结构和信号的显示有很重要的意义,有一些特殊的序列有助于更好地观察内耳结构和信号,比如液体抑制翻转恢复序列(T_2 FLAIR),常常被应用于临床怀疑内耳迷路出血导致突发性聋的患者。FLAIR 序列属于反转恢复序列(IR),应用于耳部的 T_2 FLAIR 序列通过抑制内耳迷路的外淋巴和内淋巴等自由水的高信号,使出血等病变在 T_2 FLAIR 上呈现为高信号,显示得更清楚。内耳水成像技术与上述 FLAIR 技术恰好相反,其采用重 T_2 加权成像技术使内耳膜迷路中的内淋巴、膜迷路与骨迷路之间的外淋巴、内听道内的脑脊液呈明显高信号,而耳蜗螺旋板、蜗轴等骨性结构呈低信号,这样可以产生更好的对比,常用的有 T_2 SPACE 序列。双激发的三维平衡式稳态自由进动序列(CISS 或 FIESTA-C 序列)也是一种重 T_2 加权序列,常常被应用于内听道检查。在这一序列上,内听道内高信号的脑脊液与偏低信号的面神经和听神经可以产生很明显的对比;同时,为了将神经显示得更清楚,常常采用垂直于内听道的斜矢状位方向进行扫描。

(二) 采集方式

颞骨 T_1WI 平扫:轴位扫描,扫描基线平行于岩锥,扫描层厚 2mm,无间隔扫描。

颞骨 T_2WI 平扫:轴位加冠状位扫描,轴位扫描平行于岩锥,扫描层厚 2mm,冠状位扫描方向与轴位垂直,扫描层厚 2~3mm,均采用无间隔扫描。

颞骨增强扫描:轴位加冠状位扫描,扫描方向和范围同平扫一样。轴位平行于岩锥,扫描层厚 2mm,冠状位扫描方向与轴位垂直,扫描层厚 2~3mm,无间隔扫描。

(三) 扫描范围

轴位扫描范围上达脑板上方,下达乳突尖下方;冠状位扫描范围前方达岩尖,后方达乳突后方。耳部是位于颞骨岩部内的精细结构,需要比较薄的层厚才能显示清楚,一般耳部 MRI 扫描的层厚为 2mm。对于特定结构的检查,如面神经和前庭蜗神经,为了显示更清楚,扫描层厚可以更薄,达到 1mm,扫描角度可以与神经走向平行。扫描范围内应包含耳廓、外耳道、中耳腔、乳突气房、内耳迷路、内听道、桥小脑角区、脑板、颞叶底部、乙状窦、颈静脉球、咽鼓管、鼻咽部、颞颌关节等解剖结构。

(四) 对比剂应用

MRI 的对比剂一般采用含钆的螯合物如钆喷酸葡胺,属于离子型对比剂,通过缩短 T_1 时间,使病变在 T_1WI 图像上显示为高信号;通常经肘静脉注射,0.1mmol/L,流速 1.5~2.0ml/s。应用对比剂可以提高病灶与周围组织的对比度,有利于病灶的定位,同时其提供的病灶血供情况有助于定性诊断。

（五）图像质量

耳部结构位于颞骨岩部及乳突部，属于固定结构，不容易出现运动伪影；但中颅底骨性结构与软组织交界面容易产生磁化率伪影，会影响图像质量；3.0T 扫描仪的图像效果好于 1.5T，但也更容易出现各种伪影。耳部扫描时的激励次数一般为 1~2 次，增加激励次数有助于提高图像质量，但扫描时间会相应增加。线圈的选择对图像质量也很重要，高密度相控阵线圈有助于改善图像质量，使用 32 通道接收线圈得到的图像质量好于 16 通道线圈，信噪比（SNR）会有明显提高。

【临床应用】

在 T_1WI 平扫图像上，未气化乳突呈高信号，气化乳突呈低信号，内耳膜迷路呈等信号，内听道内脑脊液和神经呈等或低信号；在脂肪抑制 T_2WI 平扫图像上，中耳乳突呈低信号，内耳膜迷路呈高信号，面神经和前庭蜗神经呈等信号，被内听道内高信号脑脊液衬托，显示较清晰。由于流空效应，血管在 MRI 平扫 T_1WI 上一般呈低信号，但颈静脉球和乙状窦静脉由于血液流速较缓慢，所以在 T_2WI 可以呈高信号。增强扫描图像上，病灶的范围显示得更清晰，同时可以提供病灶的血供情况，有助于对病灶良恶性的判断。

颞骨常见病变的 MRI 表现：

1. **中耳炎**　T_1WI 平扫等信号，T_2WI 平扫高信号，DWI 成像无明显扩散受限，增强扫描积液不强化，增厚的黏膜明显强化。

2. **继发性胆脂瘤和真性胆脂瘤**　继发性胆脂瘤位于鼓室鼓窦，真性胆脂瘤位于岩锥，呈膨大性生长，T_1WI 平扫等信号，T_2WI 平扫高信号；继发性胆脂瘤伴亚急性出血时 T_1WI 及 T_2WI 可出现高信号，DWI 成像提示扩散受限，增强一般不强化，边缘可以呈线状强化。

3. **炎性肉芽组织增生**　T_1WI 平扫等信号，T_2WI 平扫等信号或高信号，DWI 成像无明显扩散受限，增强扫描明显强化。

4. **胆固醇肉芽肿**　T_1WI 平扫和 T_2WI 均呈高信号，DWI 成像无明显扩散受限，脂肪抑制后增强扫描为高信号。

5. **面神经炎**　面神经增粗，T_1WI 等或稍高信号，T_2WI 呈高信号，DWI 高信号，增强扫描呈节段性强化或条状强化。

6. **迷路出血**　T_1WI 平扫稍高信号，T_2 FLAIR 平扫高信号，T_2 FLAIR 序列比较敏感，有较高的价值。

7. **恶性外耳道炎**　沿外耳道壁弥漫性生长，形态不规则，T_1WI 平扫等信号，T_2WI 平扫等信号或高信号，DWI 扩散受限，增强扫描较明显强化，强化不均匀，可伴低信号液化坏死灶，边界不清晰。

8. **外耳中耳鳞癌**　T_1WI 平扫等信号，T_2WI 平扫等信号，发生液化坏死时出现高信号，DWI 成像提示扩散明显受限，增强扫描不均匀明显强化，常伴低信号液化灶，常累及周围结构。

9. **外耳道腺样囊性癌**　实体型 T_1WI 平扫和 T_2WI 平扫呈等信号，DWI 成像提示扩散受限，增强扫描中等强化；筛管型 T_1WI 平扫等信号，T_2WI 等、高信号混杂，DWI 成像轻度扩散受限或不受限，增强扫描中等强化，肿块内常有低信号囊变区。

10. 听神经瘤　早期肿瘤常位于内听道内，增大后常累及桥小脑角区，肿块 T_1WI 平扫等信号，T_2WI 高信号，肿块较大易发生囊变，T_2WI 病灶内见高信号区；DWI 成像实质部分可以轻度扩散受限，囊变部分无扩散受限，增强扫描实质部分中等或明显强化，囊变部分呈低信号。

【典型病例展示】

病例 1　患者，男，34 岁，右耳突发性聋 2 周（图 1-3-1）。

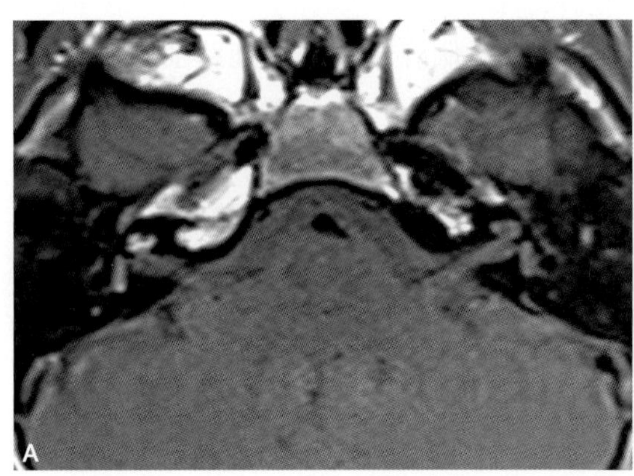

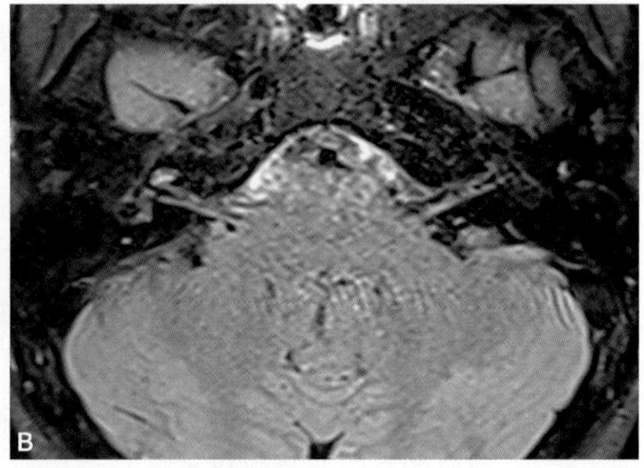

图 1-3-1　MRI 示右侧内耳膜迷路亚急性出血

轴位 T_1WI（图 A）上右耳蜗尖旋、前庭和外半规管出现高信号，轴位 T_2 FLAIR（图 B）右内耳迷路亦呈高信号。

病例 2　患者，女，3 岁，自幼双耳听力较差（图 1-3-2）。

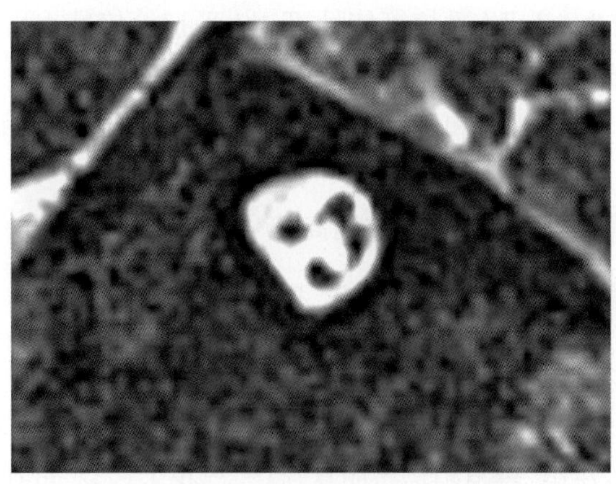

图 1-3-2　MRI 斜矢状位 CISS 平扫

内听道内呈略低信号的面神经、蜗神经和前庭上下神经被高信号脑脊液衬托，显示清楚。

病例 3 患者，男，10 岁，右耳听力未见异常（图 1-3-3）。

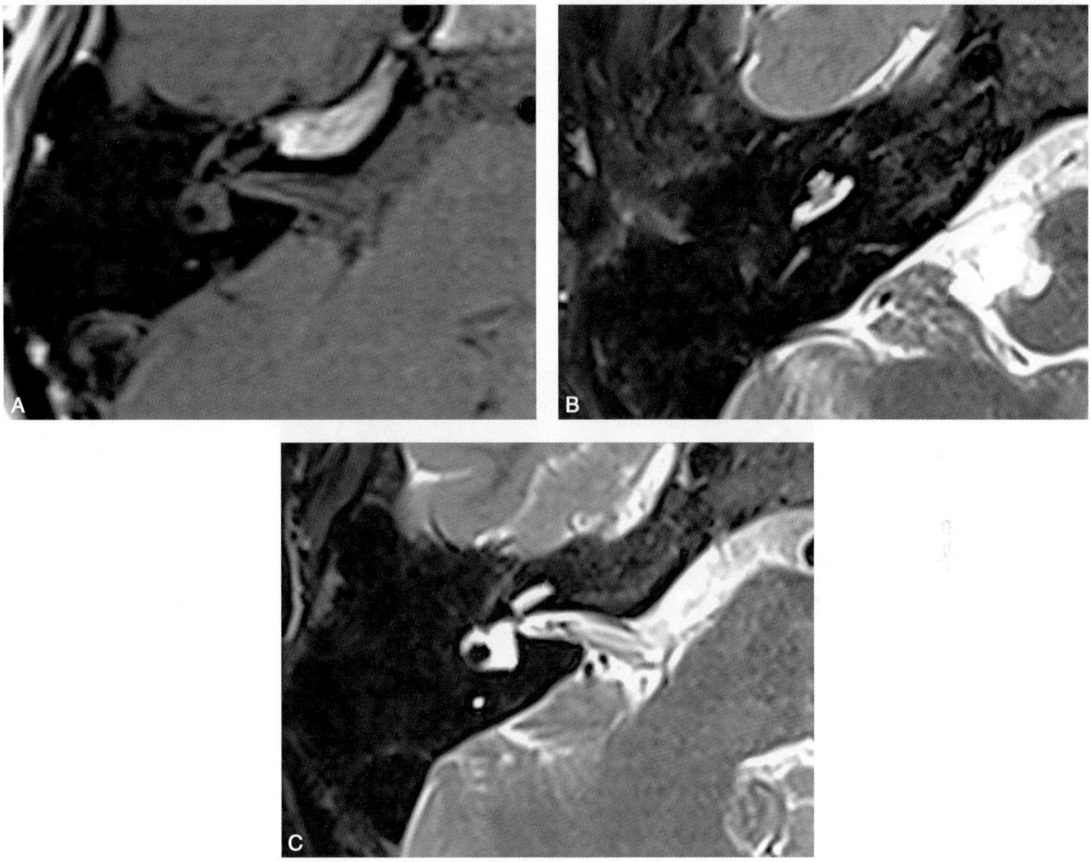

图 1-3-3 MRI 示右侧正常内耳迷路结构

轴位 T_1WI（图 A）上右侧前庭和外半规管呈等信号，内听道内神经呈稍低信号，轴位 T_2WI（图 B）右耳蜗呈高信号，轴位 T_2WI（图 C）示右侧前庭、半规管呈高信号，内听道内神经等信号。

病例 4 患者，男，54 岁，左耳流脓，偶有流血数年（图 1-3-4）。

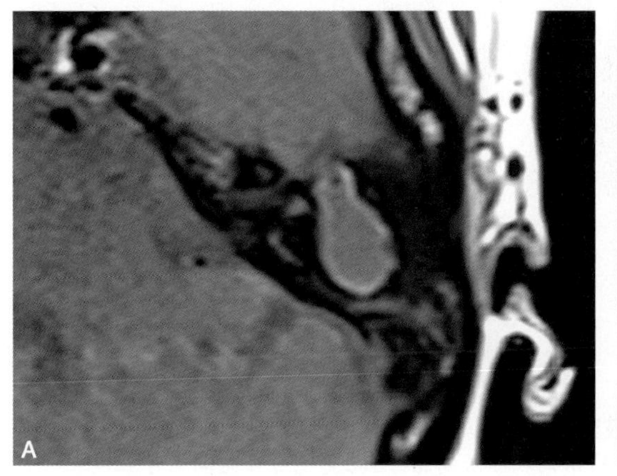

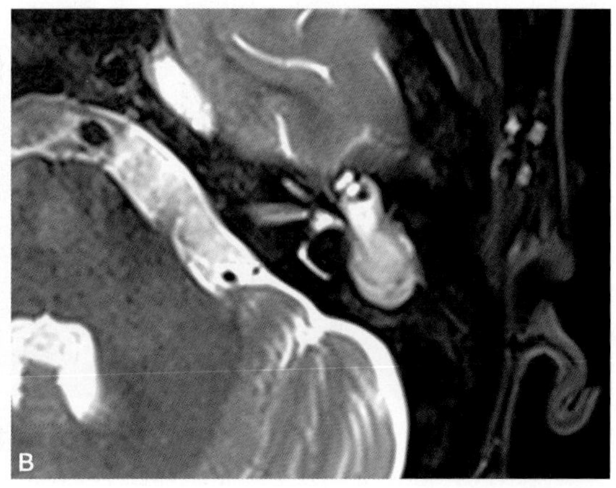

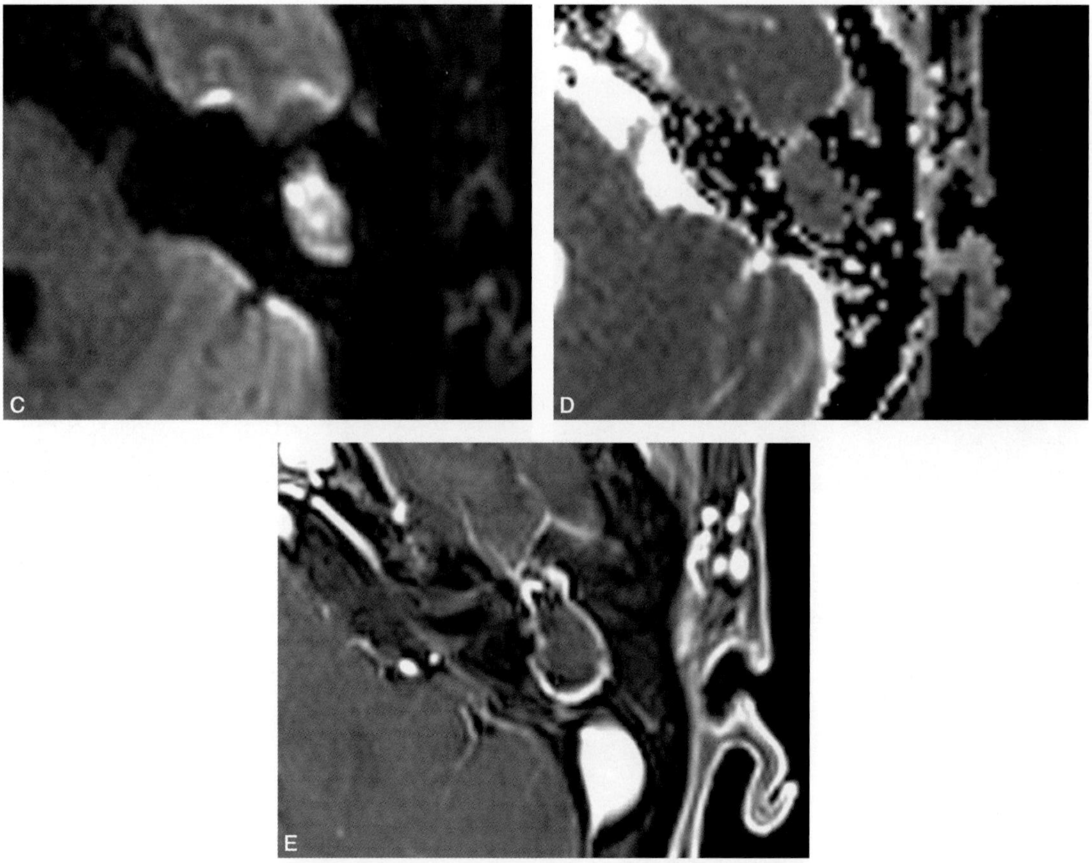

图 1-3-4　MRI 示左侧中耳腔胆脂瘤

轴位 T_1WI(图 A)示左鼓室鼓窦内等信号病灶，轴位 T_2WI(图 B)病灶呈高信号，DWI 图(图 C)呈高信号，弥散受限，ADC 值(图 D)较低，增强轴位 T_1WI(图 E)病灶内部未见强化，边缘环形强化。

病例 5　患者，男，66 岁，左耳流脓 10 余年(图 1-3-5)。

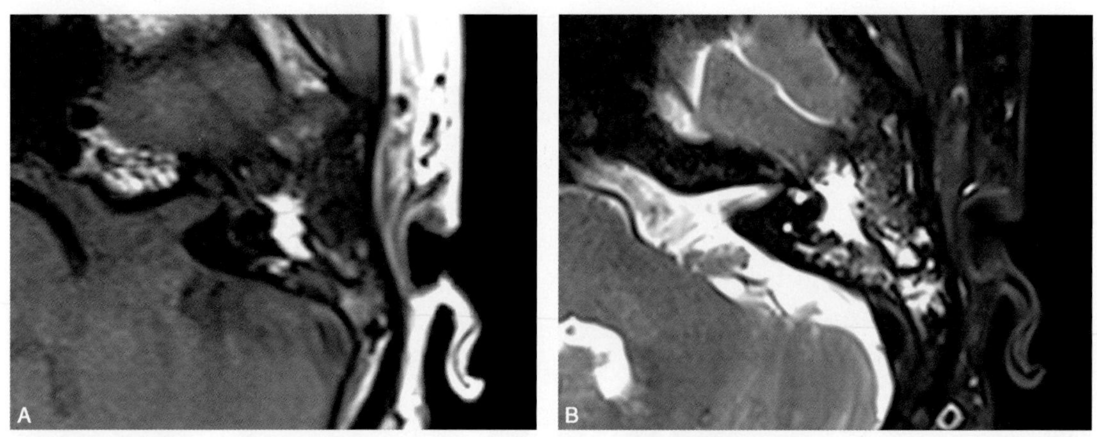

图 1-3-5　MRI 示左侧上鼓室鼓窦腔内胆固醇结晶(或肉芽肿)

轴位 T_1WI(图 A)示病灶呈高信号，轴位 T_2WI(图 B)示病灶亦呈高信号，乳突气房内见高信号积液。

病例6　患者,女,47岁,右耳鸣,听力下降数年(图1-3-6)。

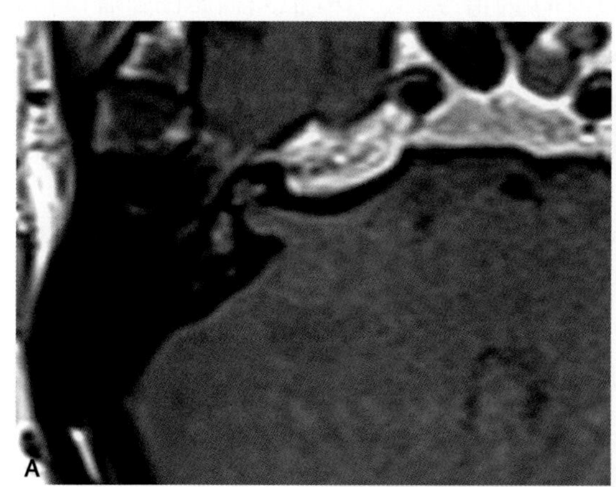

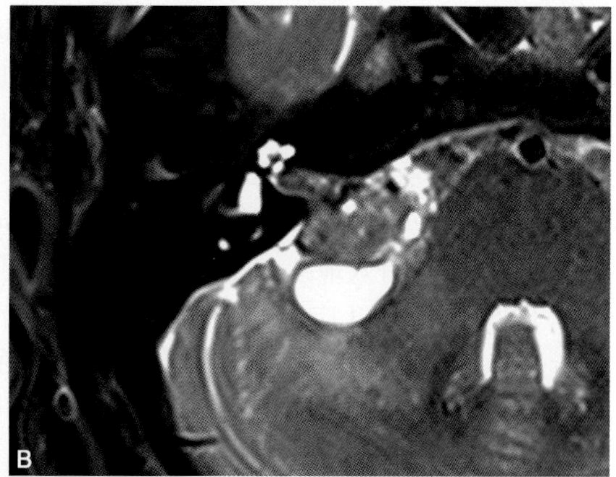

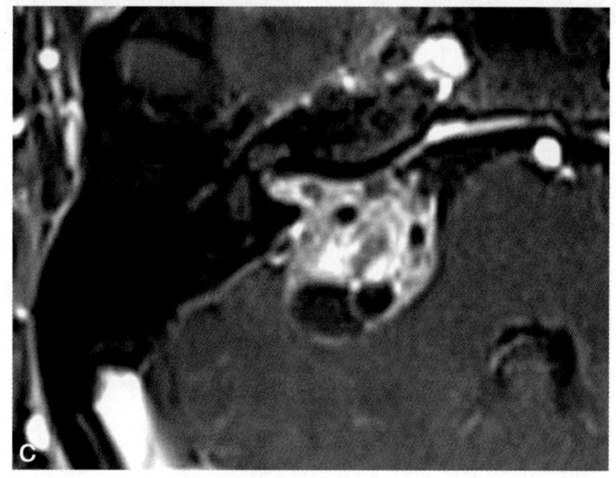

图1-3-6　MRI示右侧内听道及桥小脑角区异常信号团块

轴位 T_1WI(图A)示肿块呈等信号,轴位 T_2WI(图B)示肿块呈等、高信号混杂,增强轴位 T_1WI(图C)肿块不均匀中等强化,伴多片未强化灶,边界清晰,有强化包膜。

二、MRI功能成像技术

目前MRI功能成像技术种类繁多,归结起来,主要可分为弥散相关序列、灌注相关序列及MRI波谱成像等,其中尤以弥散加权成像(diffusion-weighted imaging,DWI)及动态增强MRI(dynamic contrast-enhanced MRI,DCE-MRI)在颞部疾病的检出、诊断和鉴别诊断、随访中应用最广。

(一)弥散加权成像

【基本原理】

最早应用于耳颞部的弥散加权成像(diffusion-weighted imaging,DWI)是采用单次激发自旋回波-平面回波成像(single-shot spin-echo echo planar imaging,ss-EPI),当质子沿梯度场扩散运动时,其自旋频率将发生改变,在回波时间内相位分散不能重聚,进而导致信号下降。组织内细胞数目增多、细胞核浆比增高、成分的改变(蛋白含量增高、菌丝、出血及纤维化等)均能够导致水分子扩散运动能力减弱,DWI弥散信号增高,表观扩散系数(apparent diffusion coefficient,ADC)值减低。因此,通过测量ADC值,DWI能够无创地反映病灶内微观水分子扩散运动（即布朗运动）情况。耳颞部的良性病变，如胆脂瘤，由于富含胆固醇结晶、角化上皮与蛋白等，因此能够有限地限制水分子弥散运动，表现为 DWI 高信号（低 ADC 值）；而恶性肿瘤，如横纹肌肉瘤等，肿瘤细胞丰富密集，水分子弥散运动受限，亦表现为 DWI 高信号和较低的 ADC 值。然而，该序列在耳颞部疾病的临床应用中具有明显的局限性，主要包括层厚较厚、分辨率低、磁敏感伪影明显、易产生图像变形等，尤其是颞骨的图像变形和磁敏感伪影会掩盖此处的胆脂瘤的高信号，影响该病的检出和判断。

随后，一些非平面回波成像（echo planar imaging，EPI），如 PROPELLER DUO、BLADE、RESOLVE 等，能够有效地减少图像变形、提高图像的信噪比及分辨率，逐渐被广泛应用。其中，又以 RESOLVE-DWI 应用最广，该序列包括标准采样分段读出 EPI、2D 导航回波和 GRAPPA 并行采集技术。在导航回波中，一个低分辨率的 EPI 读出用于每一次激发时 K 空间中心区域的数据采样，并通过并行采集技术加快扫描速度，进一步减少相应的磁敏感伪影。

【临床应用】

1. 胆脂瘤型中耳炎的诊断与鉴别诊断 胆脂瘤型中耳炎需与肉芽肿相鉴别，但两者常规 MRI 相仿，T_1WI 均表现为等低信号，T_2WI 为等高信号，增强后胆脂瘤包膜强化，肉芽肿可出现强化。然而，在 DWI 上，绝大多数胆脂瘤型中耳炎 DWI 呈高信号，弥散受限，而肉芽肿则呈等低信号，同时，胆脂瘤型中耳炎 ADC 值明显低于肉芽肿（图 1-3-7）。此外，对于胆脂瘤术后残留或复发的诊断，需与术后炎症性反应相鉴别。胆脂瘤患者术后有残留或复发时，T_1WI 呈等低信号，T_2WI 呈高信号，增强后病灶不强化，但当病灶较小时常难以与术后炎症性反应区分开来。然而，在 DWI 上，胆脂瘤残留或复发均呈高信号，ADC 值较低，术后炎症性反应则未见明显弥散受限改变（图 1-3-8）。

2. 良性肿瘤或肿瘤样病变与恶性肿瘤的鉴别 DWI 对于鉴别颞骨良、恶性肿瘤具有重要价值，这主要是由于恶性肿瘤细胞密集，能够有效地限制细胞外水分子的运动，因此恶性肿瘤的 DWI 表现为高信号，弥散受限，相应的 ADC 值较低。然而，少数良性肿瘤或肿瘤样病变，如脓肿（图 1-3-9）、第一鳃裂瘘管伴感染、表皮样囊肿及嗜酸性肉芽肿在肉芽肿期等亦可表现出弥散受限的信号特点（DWI 呈高信号，ADC 值较低），这主要是由于脓肿、第一鳃裂瘘管伴感染的液化性坏死内富含高蛋白成分，表皮样囊肿囊内富含角质碎屑、固态胆固醇结晶和其他脂类物质，这些物质均能够明显地引起细胞外的水分子弥散运动受限。嗜酸性肉芽肿的肉芽肿形成亦可导致水分子扩散受限。

3. 不同恶性肿瘤（横纹肌肉瘤、软骨肉瘤等）的鉴别 颞骨部分恶性肿瘤的组织病理表现具有一定差异，例如横纹肌肉瘤细胞核致密深染、细胞质体积小、核浆比例大，肿瘤内细胞丰富，因此能够有效地引起细胞外水分子弥散运动受限，T_1WI 呈略低信号或等信号，T_2WI 呈等或略高信号，增强后见显著强化，DWI 表现为高信号，ADC 值较低（图 1-3-10）。而软骨肉瘤富含黏液基质成分，细胞较疏松，因此通常不表现为弥散受限，T_1WI 肿瘤呈不均质等低信号，T_2WI 肿瘤呈高信号，骨化钙化部分呈中低信号，增强后呈网格棉絮样轻度强化，DWI 表现为低信号，ADC 值较高（图 1-3-11）。

4. 骨巨细胞瘤与巨细胞肉芽肿的鉴别 颞骨巨细胞瘤 T_1WI 多表现为等低信号，T_2WI 以等信号或低信号为主，DWI 呈低信号，ADC 值亦较低（与出血、含铁血黄素沉积有关）；增强扫描病灶常呈不均匀分隔样强化（图 1-3-12），与巨细胞肉芽肿表现几乎相同（图 1-3-13），影像学常分辨困难，若结合巨细胞肉芽肿具有外伤史、孕期生长变快（可能与雌激素刺激有关）等表现，有助于鉴别。

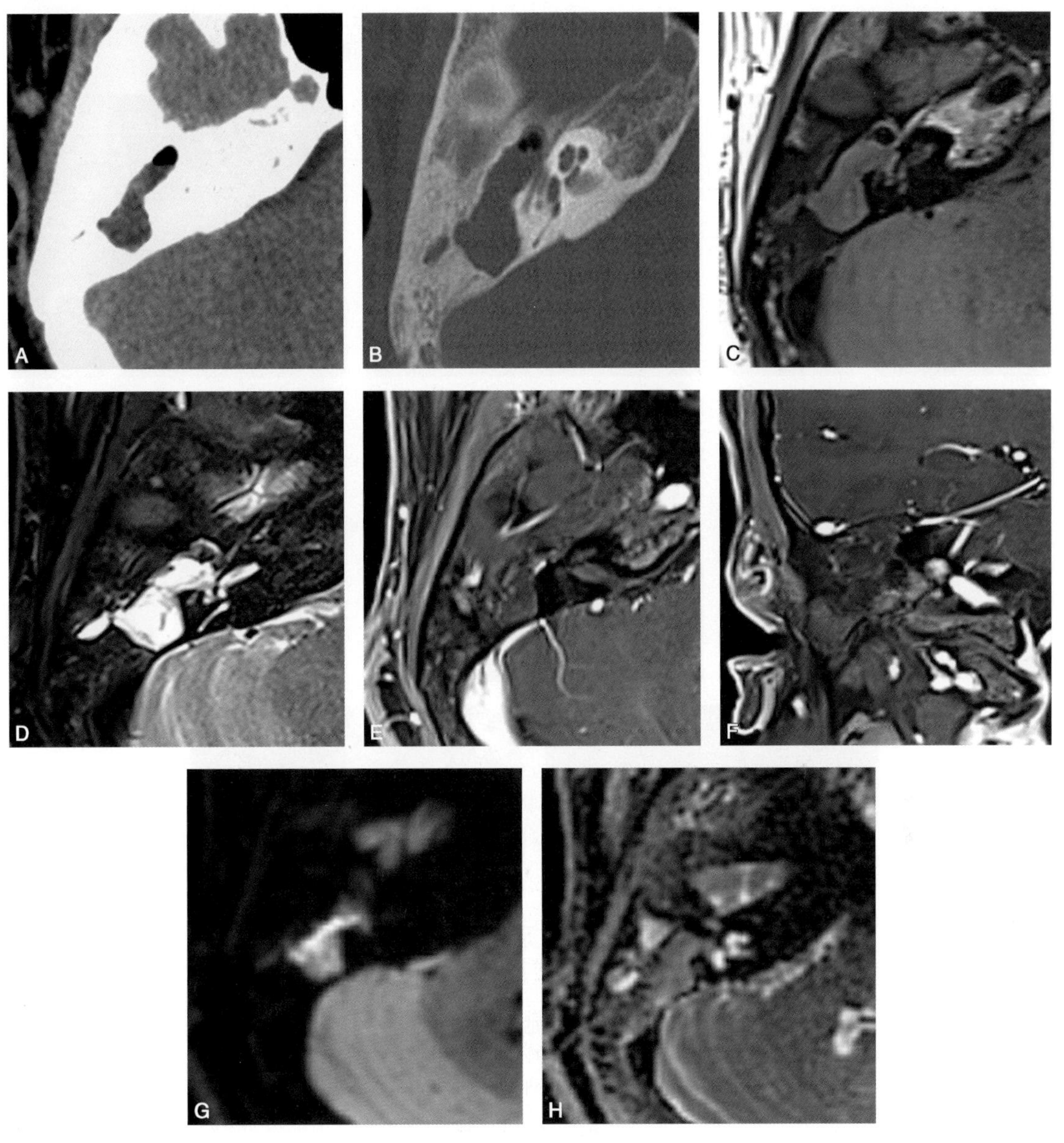

图 1-3-7　胆脂瘤

CT 软组织窗(图 A)示右侧上鼓室及鼓室扩大,内可见较多软组织密度灶,密度均匀,边缘光滑,骨窗(图 B)示骨质侵袭破坏。MRI 平扫示(图 C、图 D)T_1WI 表现为低信号,T_2WI 为明显高信号,MRI 增强(图 E、图 F)示病灶内未见强化,病变边缘见轻度强化,DWI(图 G)显示为高信号,弥散受限,ADC 值(图 H)为 0.6×10^{-3} s/mm^2。

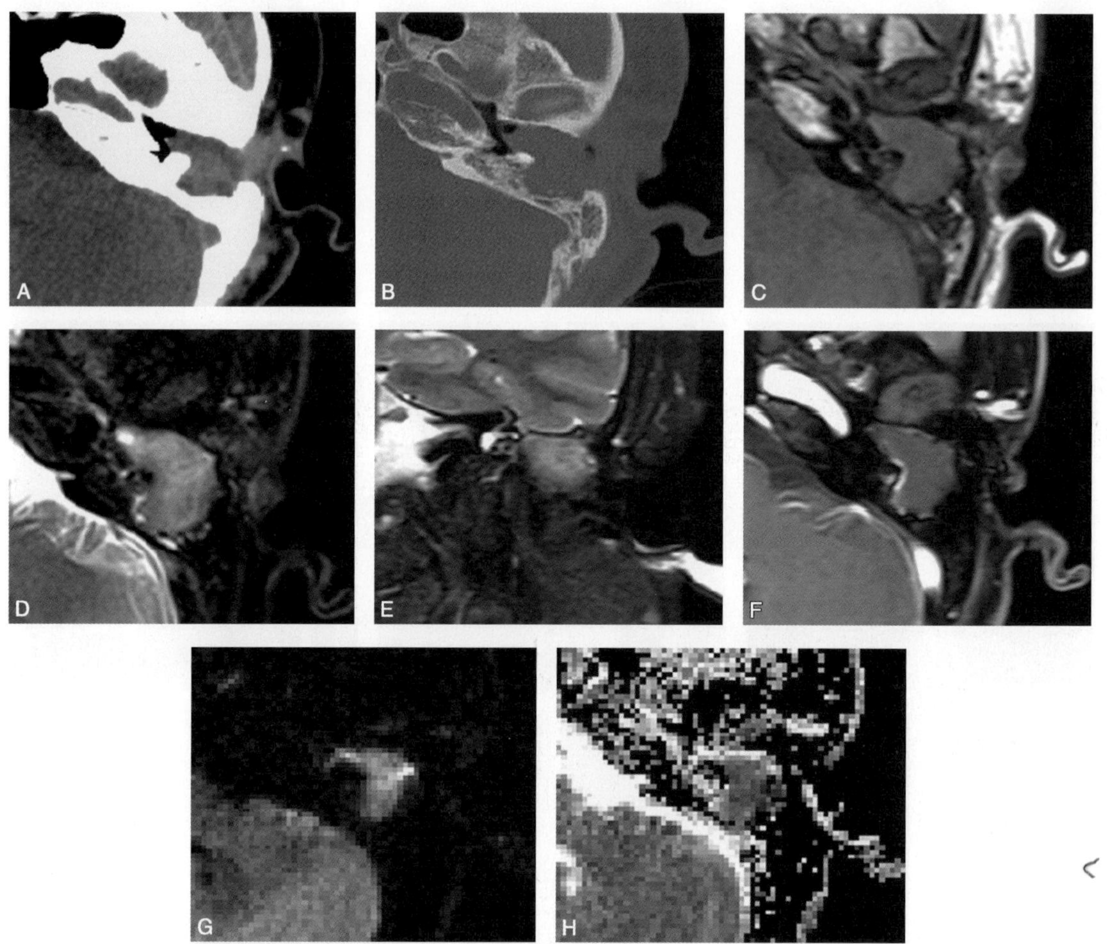

图 1-3-8　胆脂瘤复发

胆脂瘤术后复发，CT 软组织窗（图 A）示左侧骨性外耳道及中耳可见类椭圆形软组织密度病灶，密度均匀，病灶边缘光滑，骨窗（图 B）示外耳道及中耳壁骨质术后缺损或伴破坏。MRI 平扫示（图 C～图 E）T_1WI 呈等低混杂信号，T_2WI 呈等高混杂信号，MRI 增强（图 F）后肿块内未见强化，边缘见强化，DWI（图 G）显示为高信号，ADC 值（图 H）为 $0.5\times10^{-3}s/mm^2$。

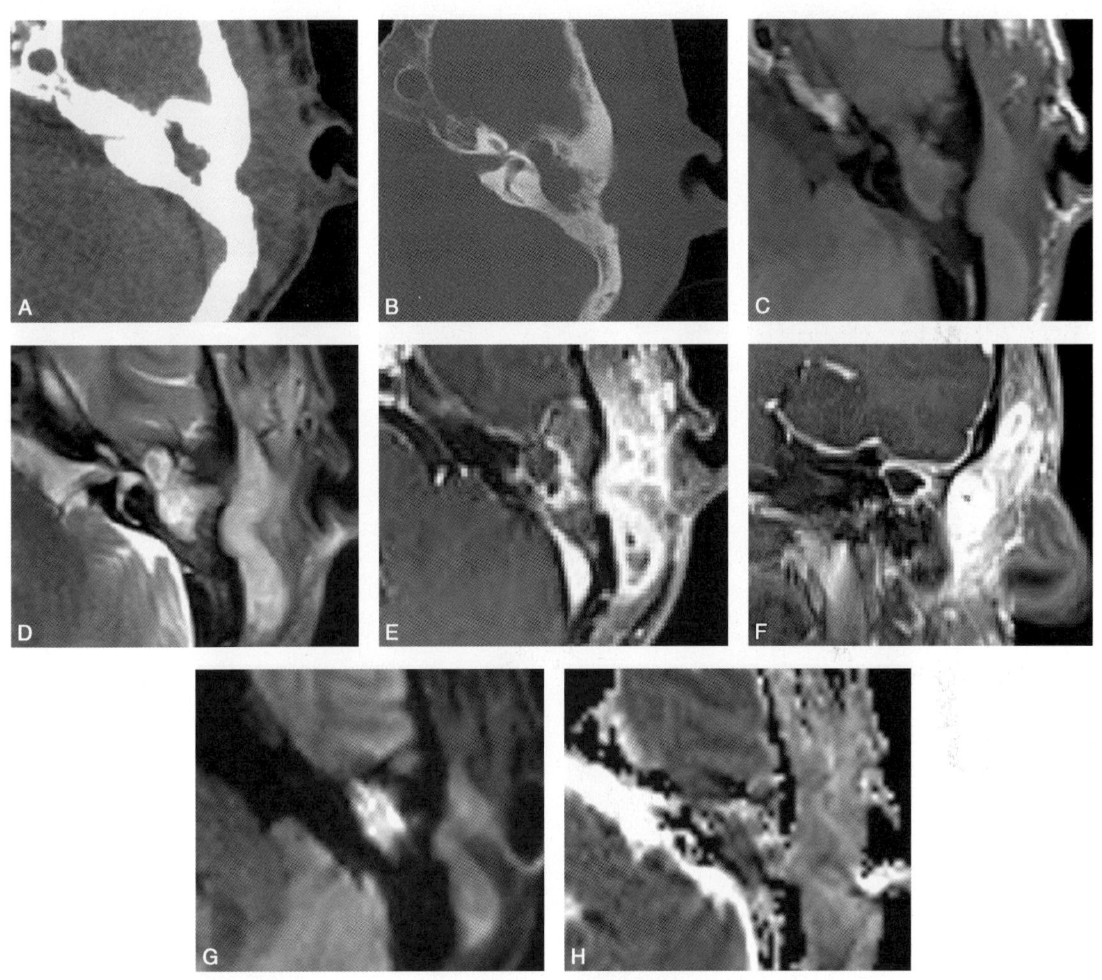

图 1-3-9　左侧颞骨脓肿

CT 软组织窗(图 A)示左侧上鼓室及鼓窦腔扩大,内充满软组织密度灶,密度均匀,骨窗(图 B)示骨质受压破坏,MRI 平扫示(图 C、图 D)T_1WI 表现为等低信号,T_2WI 为高信号,MRI 增强(图 E、图 F)示病灶内未见强化,周围见环状强化,DWI(图 G)显示为高信号,弥散受限,ADC 值(图 H)为 $0.6\times10^{-3}s/mm^2$,提示胆脂瘤。伴左侧颞部、外耳道周围及耳廓后方皮下软组织感染增厚,明显强化及少许脓肿(DWI 高信号)形成。

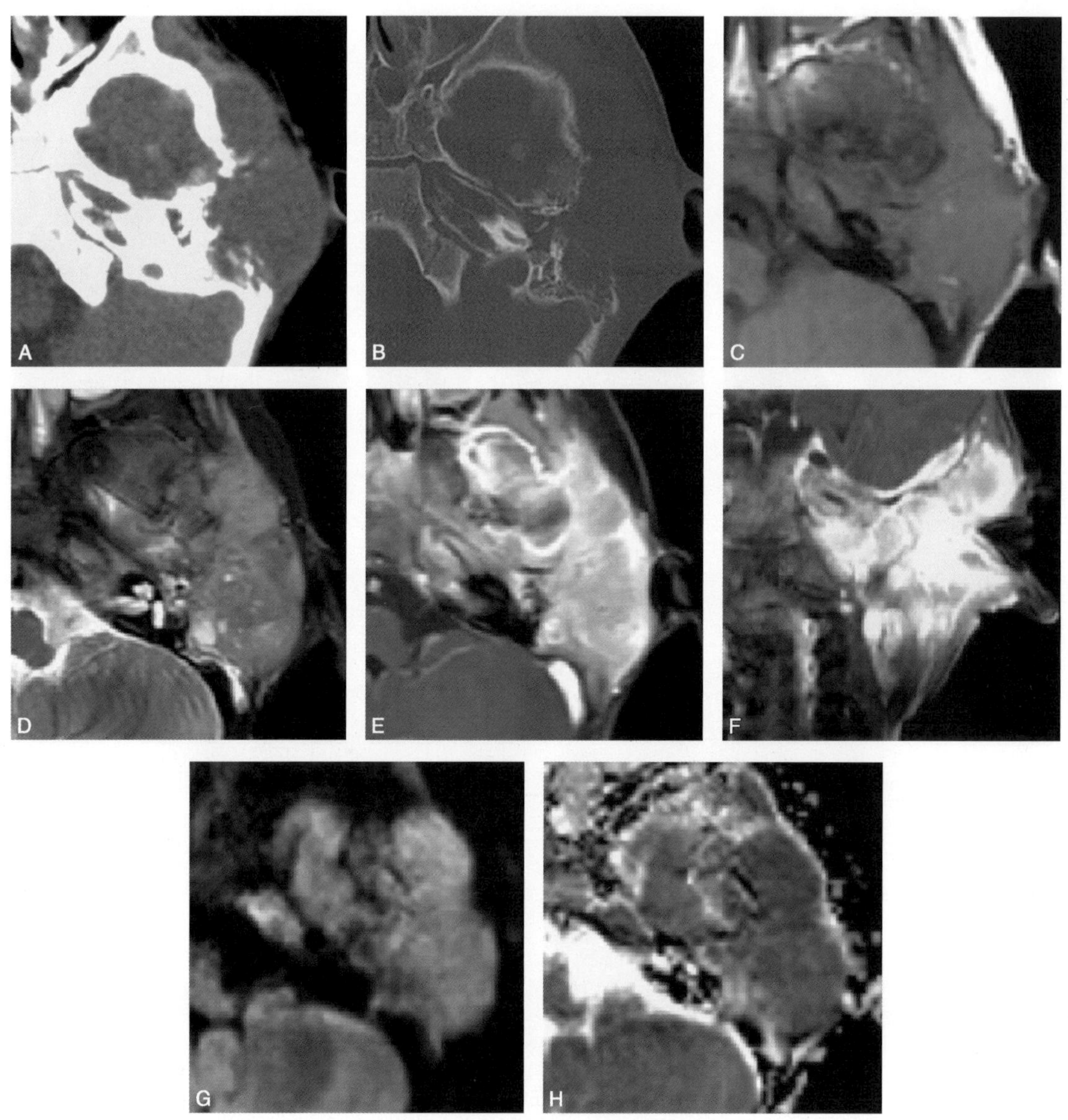

图 1-3-10　左侧颞骨横纹肌肉瘤

CT 软组织窗（图 A）示左侧颞骨、腮腺区可见大片状不规则软组织肿块，骨窗（图 B）示左侧颞骨乳突、外耳道骨质破坏，MRI 平扫（图 C、图 D）示 T_1WI 呈等信号伴点状高信号，T_2WI 呈略高信号，伴斑点状高信号，MRI 增强（图 E、图 F）呈显著强化，累及左侧中颅窝底及咽旁间隙区，DWI（图 G）显示为高信号，ADC 值（图 H）为 $0.6\times10^{-3}s/mm^2$。

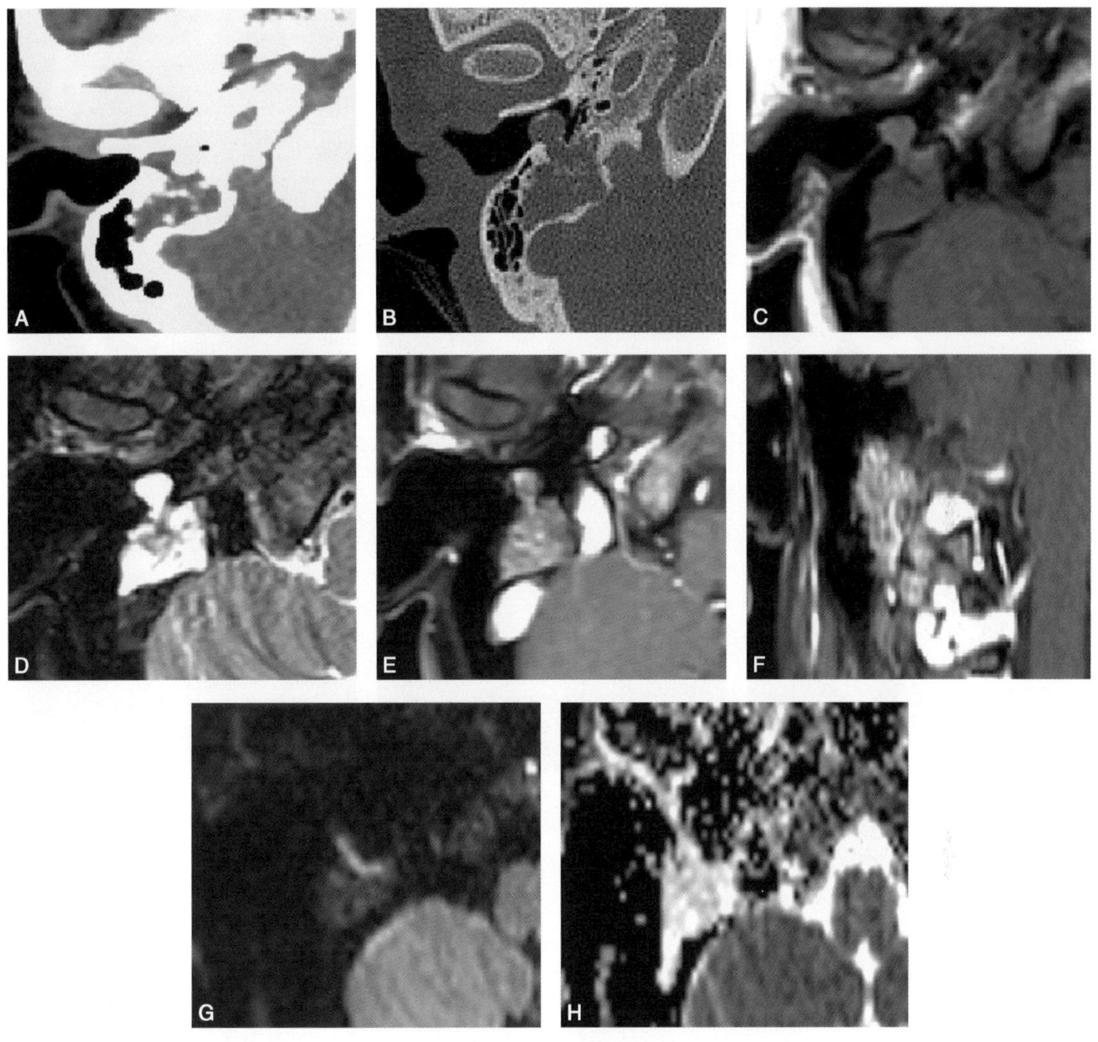

图 1-3-11　右侧颞骨软骨肉瘤

CT 软组织窗(图 A)示右侧颞骨乳突区可见不规则软组织密度肿块影伴累及右侧面神经,骨窗(图 B)示颞骨见片状骨质破坏,病灶内见不规则散在钙化骨化影,MRI 平扫(图 C、图 D)示 T_1WI 呈低信号,T_2WI 呈明显高信号,内见散在低信号影,MRI 增强(图 E、图 F)后呈网格样强化,DWI(图 G)显示为低信号,未见弥散受限,ADC 值(图 H)为 $1.8\times10^{-3}s/mm^2$。

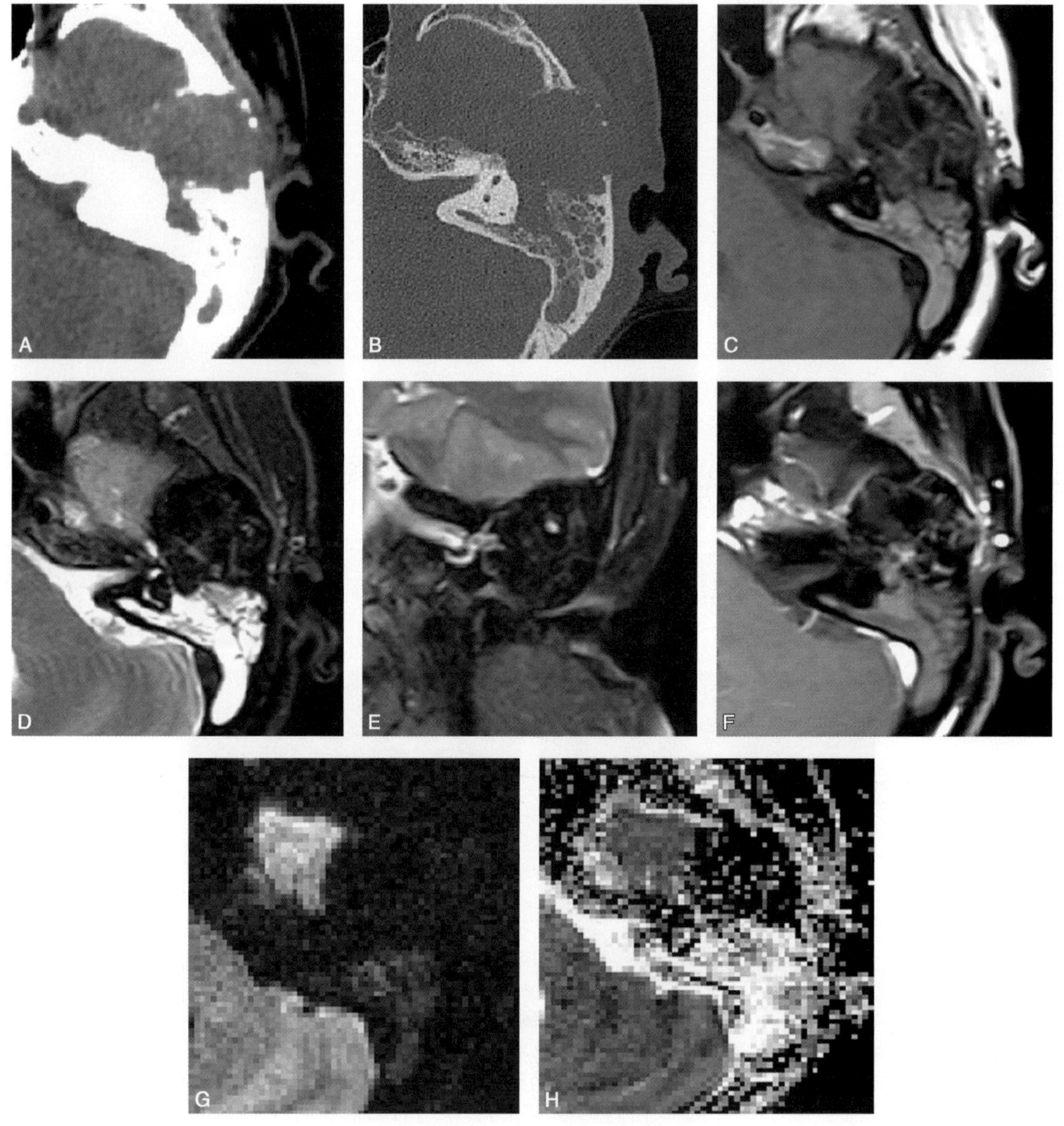

图 1-3-12 左侧颞骨巨细胞瘤

CT 软组织窗(图 A)示左侧颞骨鳞部可见不规则膨胀性中高密度肿块影,伴左侧乳突气房积液,骨窗(图 B)示颞骨见片状骨质破坏,病灶周围见薄层蛋壳样高密度影,MRI 平扫(图 C~图 E)示 T_1WI 呈低信号,T_2WI 呈低信号,内见分格样 T_1WI 等信号,T_2WI 稍高信号影,MRI 增强(图 F)见分隔强化,DWI(图 G)显示为低信号,未见弥散受限,ADC 值(图 H)为 $1.2\times10^{-3}s/mm^2$。

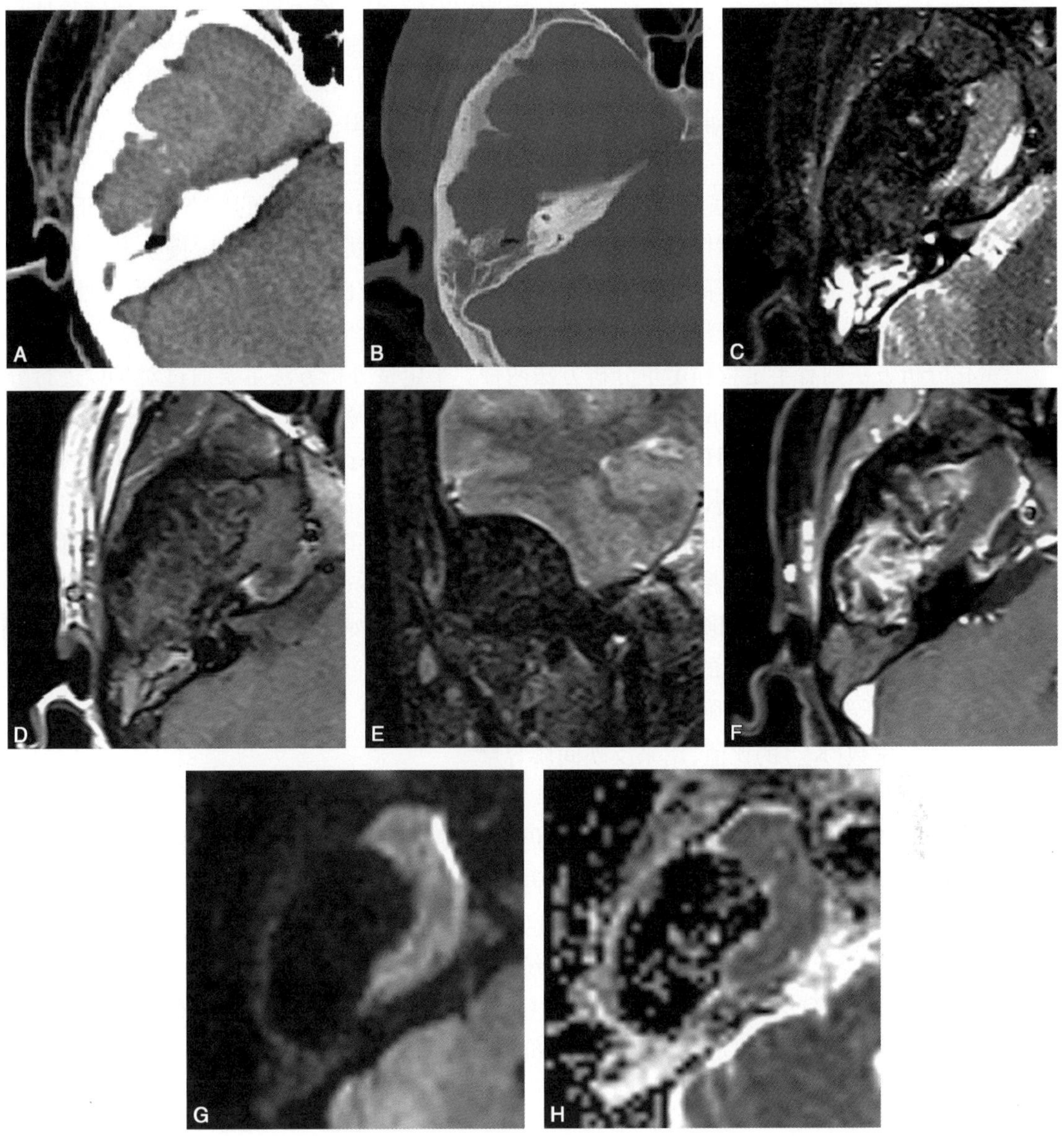

图 1-3-13　右侧颞骨巨细胞肉芽肿

CT 软组织窗(图 A)示右侧颞骨鳞部可见膨胀性多房状中高密度肿块影,伴右侧乳突气房积液,骨窗(图 B)示颞骨见片状骨质破坏伴骨质增生硬化,MRI 平扫(图 C~图 E)示 T_1WI 呈中低信号,T_2WI 呈低信号伴中等网状间隔信号,MRI 增强(图 F)示病灶呈明显不均匀强化,DWI(图 G)显示为低信号,未见弥散受限,ADC 值(图 H)为 $1.1\times10^{-3}s/mm^2$。

（二）动态增强 MRI

【基本原理】

动态增强 MRI（dynamic contrast-enhanced MRI，DCE-MRI）是指静脉注射对比剂后，对检查区域所感兴趣的层面进行连续、快速地采集，并绘制出时间-信号强度曲线，利用后处理软件从中获得感兴趣区域的血流动力学数据。数据获得有两种方法：一种可通过对组织微血管灌注、血管通透性和细胞外间隙敏感的 T_1 方法，即正性强化；另一种可通过对组织灌注和血容量敏感的 T_2 方法，即负性强化。目前，临床上多采用 T_1WI DCE-MRI 研究耳颞部病变。

【分析方法】

定性分析是对时间-信号强度曲线（time-signal intensity curve，TIC）的形态进行分析，常用于肿瘤的定性诊断、评估肿瘤对治疗的反应。TIC 可分为三种类型。Ⅰ型：缓慢上升型；Ⅱ型：平台型；Ⅲ型：流出型（速升速降或速升缓降型）。Ⅰ型多见于良性肿瘤，Ⅲ型多为恶性肿瘤，Ⅱ型可见于良性或恶性肿瘤。

量化分析方法则有半定量和定量分析方法两种。半定量分析方法主要通过对 TIC 进行分析，常用参数为增强幅度（enhancement amplitude，EA）、最大斜率（maximal slope，MS）及半数达峰值时间（time of half rising，THR）等。半定量分析较简便易行，可较直观地反映对比剂的流入情况，但却不能准确反映组织中的对比剂浓度。定量分析方法则通过药物代谢动力学二室模型（目前应用最成熟的是 Tofts 模型）对 TIC 进行相关数学计算分析，对肿瘤的血流信息进行定量分析，获得更多肿瘤灌注参数。如容积转移常数（volume transfer constant，K^{trans}），指对比剂从血管进入血管外细胞外间隙（extravascular extracellular space，EES）的速率，速率常数（rate constant，K_{ep}）指从 EES 到血浆的回流，这两者均能够反映肿瘤微血管流速、血管的通透性及毛细微血管的密度等；血管外细胞外容积分数（fractional volume of EES，V_e），为容积转移常数（K^{trans}）与速率常数（K_{ep}）的比值，用来反映间质容量。

【临床应用】

目前 DCE-MRI 在耳颞部疾病的应用研究仍较少，通常被作为辅助诊断序列进行采集。郑梅竹等学者报道，DCE-MRI 对于颞骨良、恶性病变的鉴别诊断具有重要价值，良、恶性颞骨肿瘤的 K^{trans} 值分别为（0.228±0.096）/min 和（0.382±0.153）/min，K_{ep} 值分别为（0.277±0.072）/min 和（0.552±0.221）/min，差异均有统计学意义。如听神经瘤的 TIC 通常呈缓慢上升型，符合其良性肿瘤的生物学特性（图 1-3-14）。因此，DCE-MRI 能够很好地反映颞骨肿瘤的血流动力学情况，对于术前定性诊断有重要价值。

三、内耳水成像

【简介】

在人体组织中，水样成分（如脑脊液、淋巴、胆汁、尿液等）的 T_2 值远大于其他组织，在重 T_2WI 序列中，由于其他组织横向磁化矢量几乎完全衰减，所采集图像的信号主要来自这些水样成分，从而显示人体内含水结构的形态。MRI 内耳水成像即通过重 T_2WI 序列突出显示内、外淋巴的信号，以直观显示内耳形态。需注意的是，在内耳水成像中，内淋巴、外淋巴、内听道中脑脊液均呈高信号，因此，无法不能区分内、外淋巴形态，即不能直接显示膜迷路形态。

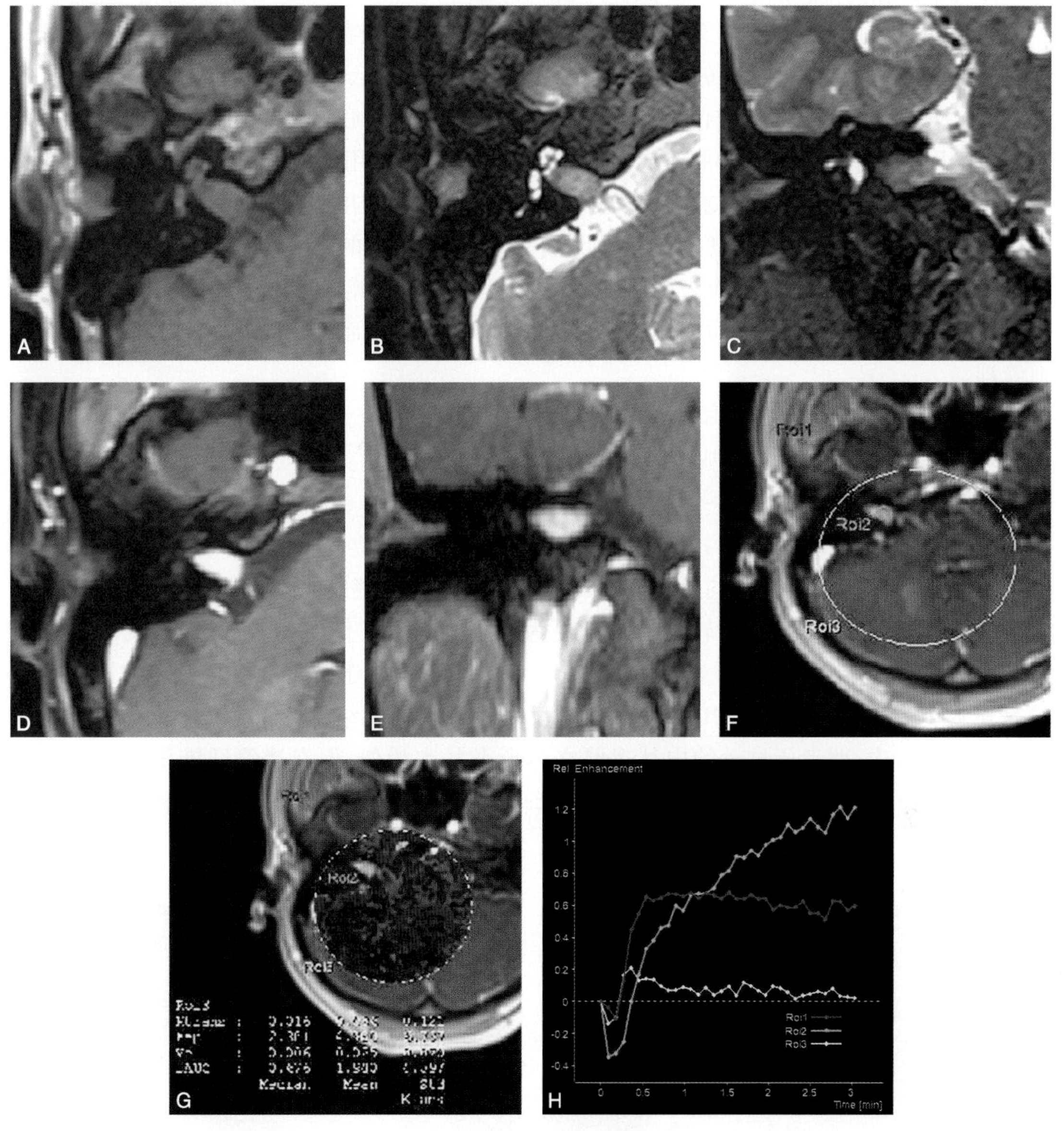

图 1-3-14　右侧听神经瘤

MRI 平扫(图 A~图 C)示右侧内听道见软组织信号影，T_1WI 呈中等信号，T_2WI 呈稍高信号，MRI 增强(图 D~图 E)呈明显强化。DCE(图 F~图 H)示病灶区 K^{trans} = 0. 036/min，K_{ep} = 4. 880/min，V_e = 0. 025，iAUC = 1. 940，增强曲线呈缓慢上升型(Ⅰ型曲线)，表明该良性病灶灌注较低，血管内皮细胞通透性较低，肿瘤灌注不丰富。

【检查方法】

1. 扫描序列　MRI 内耳水成像常采用三维快速自旋回波序列(如 3D-SPACE 序列)或双激发平衡式稳态自由进动序列(如 3D-CISS 序列)。需要注意的是,MRI 内耳水成像序列一般不应作为单独检查,应与常规 MRI 检查序列相结合。

(1) 三维快速自旋回波序列:三维 FSE 重 T_2WI 加权序列在显示内耳水成像方面明显优于二维 FSE 序列,且可以多方位立体观察。通常采用轴位采集,采集层厚宜小于 1mm。

(2) 双激发平衡式稳态自由进动序列:三维平衡式稳态自由进动序列(3D balance-SSFP)为体部 MRI 水成像(如 MRI 胰胆管成像、MRI 尿路成像)的常用序列,但其对磁场不均匀性比较敏感,易产生条纹状伪影,影响内耳及脑神经等细微解剖结构的显示。而双激发平衡式稳态自由进动序列采用在不同相位时两次射频脉冲激发,并将产生的两组图像融合,可以明显减轻图像条纹状伪影,保证图像具有较高的信噪比,但其扫描时间增加 1 倍。双激发平衡式稳态自由进动序列可以获得较好的内耳水成像图像,也可以清晰显示面神经、前庭蜗神经以及邻近的血管袢。

2. 后处理方法　MRI 内耳水成像图像后处理可采用最大密度投影(MIP)、容积重建(VR)、多平面重组(MPR),其基本原理与 CT 图像后处理技术类似。在分析内耳水成像图像时,应重视原始图像的观察。

(1) 最大密度投影(MIP):三维 MIP 可显示内耳迷路的立体全貌(图 1-3-15),并可多方位观察。同样由于内、外淋巴均呈高信号,也无法直接显示膜迷路的立体形态。

(2) 容积重建(VR):VR 较三维 MIP 更为高级。临床工作中,MRI 内耳水成像也更常用 VR 来显示内耳迷路立体形态(图 1-3-16)。与 CT 容积重建所显示内耳形态相比,CT 纯粹是显示迷路骨壁形态,而 MRI 内耳水成像反映了内耳内部结构(主要是内、外淋巴)的信号。在正常人中,两者所显示的内耳迷路立体形态基本相似,但在迷路纤维化或迷路微小占位的情况下,MRI 内耳水成像可出现内耳形态的局部缺损或中断,而 CT 容积重建则无法显示。

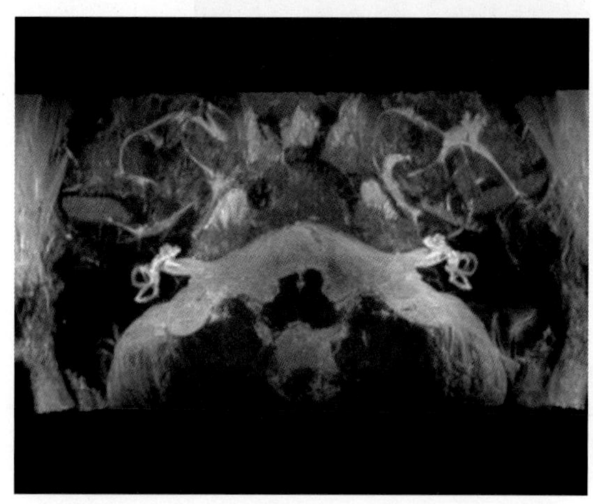

图 1-3-15　双侧内耳水成像 MIP 后处理,可立体显示双侧内耳全貌

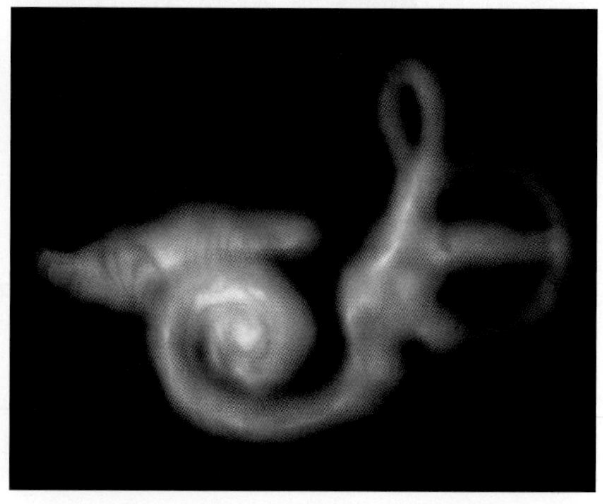

图 1-3-16　MRI 内耳水成像 VR,示耳蜗、前庭、半规管立体形态

（3）多平面重组（MPR）：内耳水成像 MPR 后处理主要用于评估听神经。在内听道内高信号脑脊液的衬托下，面神经及听神经（包括蜗神经、前庭上神经、前庭下神经）均可清晰显示（图 1-3-17）。通常采用垂直于内听道的斜矢位 MPR 进行观察。但该方向直接 MRI 扫描显示神经更为清晰。通过 MPR 后处理也可以多方位观察耳蜗、半规管的形态及信号，但由于内、外淋巴均呈高信号，并不能直接观察到球囊、椭圆囊等膜迷路结构的形态。

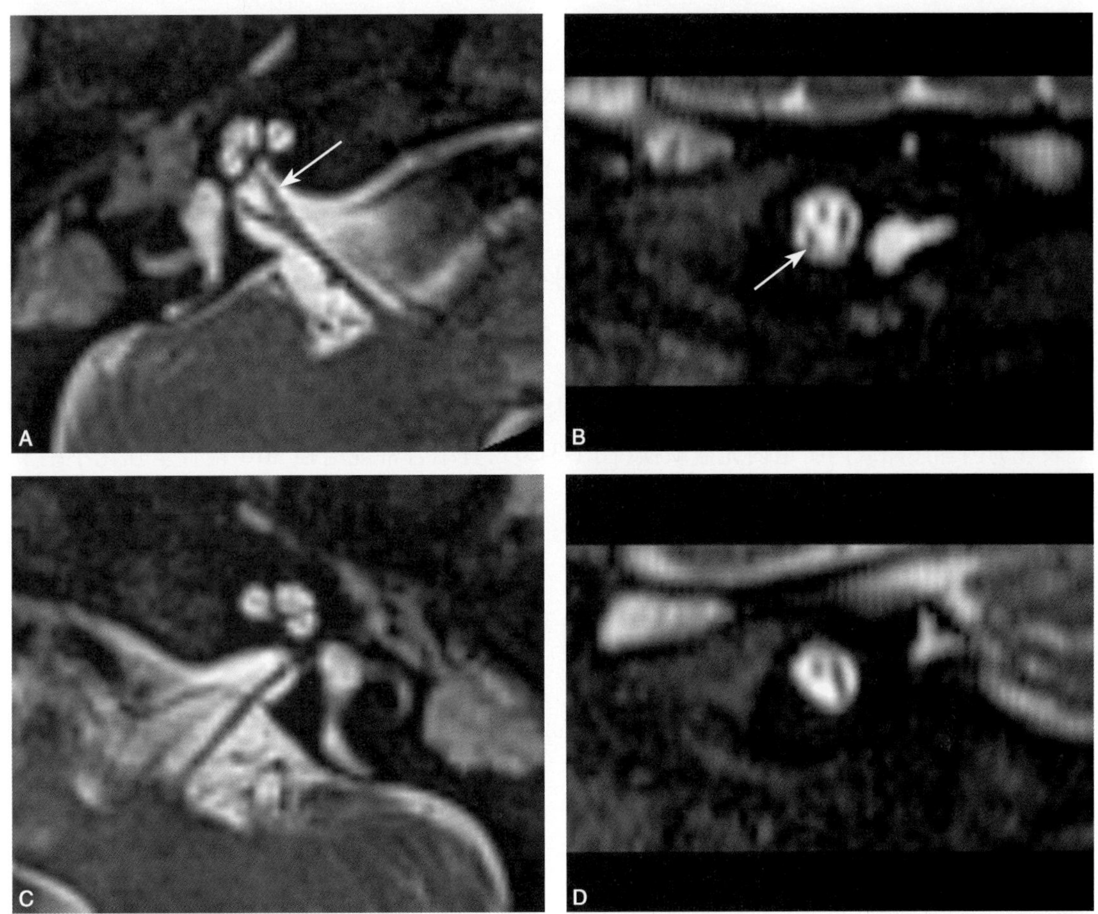

图 1-3-17　内耳水成像 MRP 后处理

A、B. 正常内耳及面神经、蜗神经，以及前庭上、下神经图像，箭头示蜗神经；C、D. 蜗神经缺如。

【临床应用】

MRI 内耳水成像常用于内耳畸形及听神经发育异常诊断，用于电子耳蜗植入的术前评估，也可用于迷路炎、迷路或内听道内微小占位的诊断。

1. 内耳畸形的诊断　MRI 内耳水成像可以多角度观察内耳迷路的立体形态（见图 1-3-16），可用于内耳畸形的诊断，如耳蜗畸形、前庭半规管畸形以及内听道畸形（图 1-3-18）。评估时应重视结合原始薄层图像的观察。

2. 听神经发育异常的评估　在内听道内高信号脑脊液的衬托下，内听道内面神经、前庭蜗神经（包括蜗神经分支、前庭神经分支）均呈低信号，通过结合垂直于内听道的斜矢位 MPR，

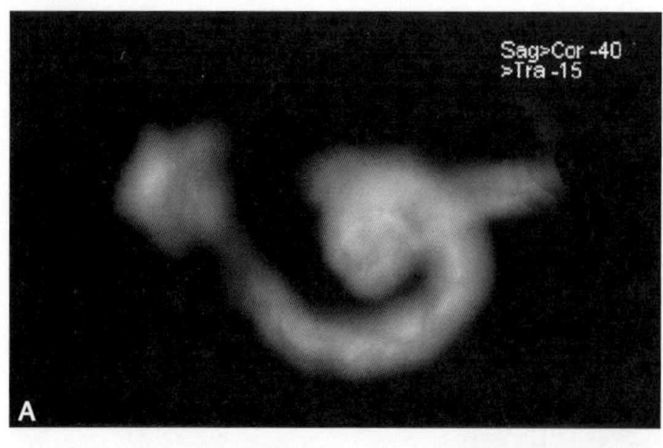

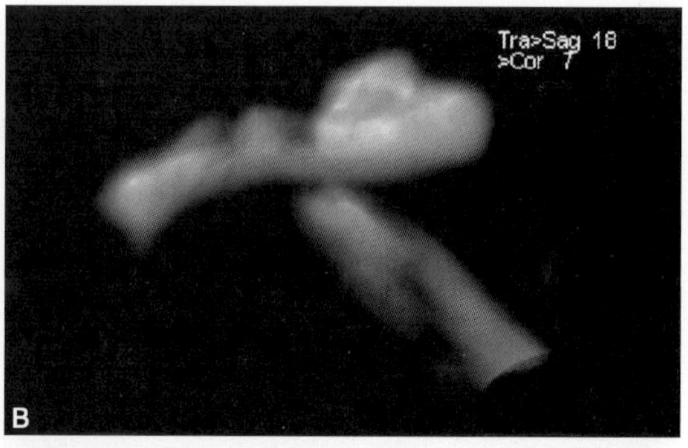

图 1-3-18 MRI 水成像示内耳畸形
前庭半规管发育不良，耳蜗分旋减少。

可用于重点评估蜗神经发育情况（见图 1-3-17）。也可采用水成像序列垂直于内听道方向直接扫描，对蜗神经显示更为清晰。

3. 迷路炎诊断 MRI 内耳水成像上信号强度在一定程度也能反映内耳迷路的成分，有助于早期迷路炎或迷路纤维化的诊断（图 1-3-19），但应结合增强 T_1WI 序列进行综合判断。

4. 迷路或内听道微小占位的诊断 迷路内及内听道内微小神经鞘瘤在 MRI 内耳水成像上表现为内耳迷路或内听道内充盈缺损（图 1-3-20），宜结合常规增强 MRI 检查呈强化小结节来综合判断。

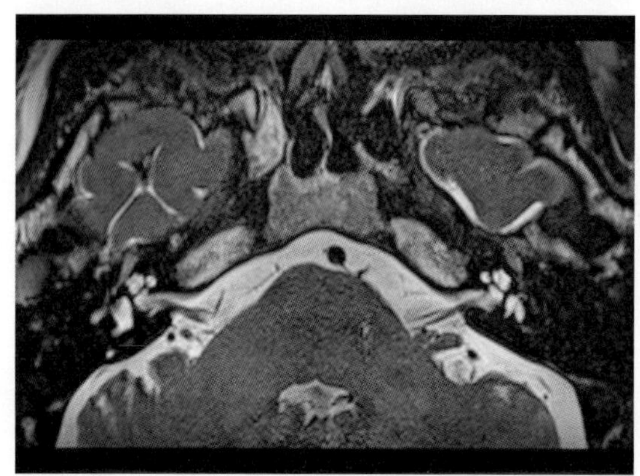

图 1-3-19 左内耳骨折
左前庭半规管显示不完整，信号减低，提示局部纤维化或骨化。

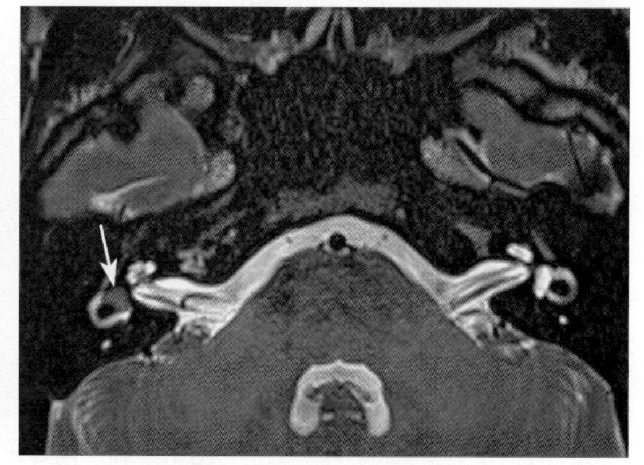

图 1-3-20 右前庭内微小占位
箭头示右侧前庭内见一中等信号小结节灶。

四、内耳钆造影

【简介】

内耳的解剖结构主要由骨迷路和膜迷路组成，膜迷路内充满内淋巴，骨迷路包括耳蜗、前庭、半规管，膜迷路与骨迷路之间充满外淋巴，内、外淋巴互不相通。内、外淋巴间隙之间无确切边界，使得常规 MRI 成像很难显示清楚。内耳高分辨率 MRI 技术及钆对比剂的应用有助于显示内、外淋巴间隙。

【基本原理】

注射钆对比剂后，造影剂分布于耳蜗、前庭和半规管的外淋巴腔隙，经 MRI 扫描后，使得外淋巴间隙显影增强，而内淋巴间隙不显影，从而区分内、外淋巴间隙。

【检查方法】

1. 钆对比剂的注射方式(图 1-3-21)　经静脉注射、经鼓室注射，以及较少使用的经咽鼓管注射。

(1) 经鼓室注射：经鼓室注射对比剂后，钆对比剂通过蜗窗膜进入外淋巴间隙，使外淋巴显影增强，从而与内淋巴间隙区分开。

(2) 经静脉注射：经静脉注射造钆对比剂后，钆对比剂通过血迷路屏障进入外淋巴间隙，受到分子自身大小的限制，而不能进入内淋巴间隙，从而使内、外淋巴间隙相区分。

(3) 经咽鼓管注射：经咽鼓管注射造影剂后，钆对比剂通过咽鼓管进入外淋巴间隙，使外淋巴呈增强显影，从而与内淋巴间隙区分开。临床上由于咽鼓管注射操作困难，患者配合度低，造成患者痛苦比较大，且易刺激中耳及引起炎症反应，故目前较少使用此种方法。

2. 扫描序列

(1) 快速液体衰减反转恢复序列(fluid attenuated inversion recovery，FLAIR)：对各种 T_1 或 T_2 液体成分的改变敏感度高，并且具有高信噪比、薄层采集、对低浓度钆敏感度较高等优点，较多应用于临床检测膜迷路积水情况。目前临床应用最多的是 3D-FLAIR，相对于 2D-FLAIR 伪影显示较少，分辨率高，可获得更为准确的内耳图像。其缺点是无法显示内淋巴与周围骨质的分界。

(2) 三维实时重建反转恢复序列(inversion recovery with real reconstruction，3D real IR)：可分离正、负纵向磁化，缩短反转时间，对显示内耳超微结构、区分内淋巴与周围骨质等方面，优于 3D-FLAIR，其缺点是对低浓度钆敏感度低于 3D-FLAIR，需高浓度的钆对比剂。

3. 积水标准　在图像工作站上进行三维重建，在外半规管层面测量前庭内淋巴间隙面积与同侧耳前庭总面积，求二者比值 R，R＝低信号区÷(低信号区+高信号区)×100%，参考日本学者 Nakashima 等的诊断标准，R>33.3%即诊断膜迷路积水。

在前庭，依据内淋巴间隙面积与整个前庭面积的比值 R 将积水程度分为 3 度。无积水：R<1/3；轻度积水：1/3<R<1/2；显著积水：R>1/2。

在耳蜗，无前庭膜(Reissner 膜)移位则判定无积水；若有前庭膜移位但中阶面积不超过前庭阶，则划分为轻度积水；若中阶面积超过前庭阶，则划分为显著积水。

4. 膜迷路积水影像诊断要点　经鼓室、静脉或咽鼓管等向内耳注入钆对比剂后，造影剂进入外淋巴间隙，不进入内淋巴间隙。在 3D real IR 或 3D-FLAIR 图像上(图 1-3-21)，呈低信号的内淋巴间隙被呈高信号的外淋巴间隙所包绕，二者分界清晰。膜迷路积水表现为内淋巴间隙(低信号区域)包括蜗管、椭圆囊、球囊等扩大，外淋巴间隙为高信号区域并变窄。

【临床应用】

1. 梅尼埃病　梅尼埃病是一种特发性内耳疾病，以反复发作性眩晕，波动性、进行性感音神经性聋伴耳闷胀感为主要临床表现的特发性内耳疾病。目前国际公认梅尼埃病的病理组织学为膜迷路积水。

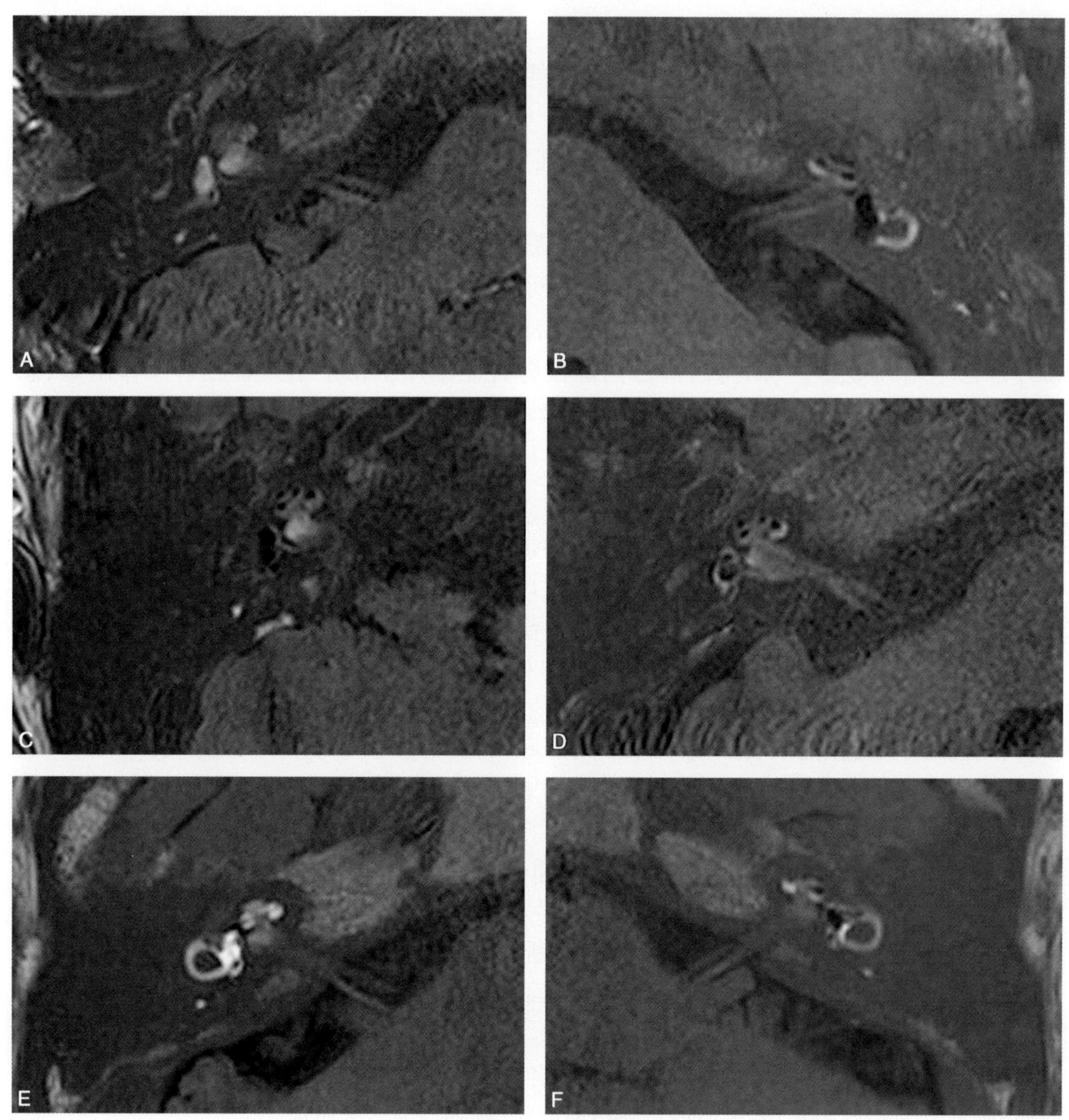

图 1-3-21 3D real IR 图像

图 A~图 C 为经鼓室注射 3D real IR 图像，图 D~图 F 为经静脉注射 3D real IR 图像。A. 正常右耳，鼓阶为低信号线状影，椭圆囊和球囊表现为前庭内两小圆形低信号区；B. 左侧耳蜗、前庭轻度积水情况，鼓阶（低信号区）稍扩大呈圆形，前庭阶（高信号）受压变窄；C. 左侧耳蜗、前庭显著膜迷路积水，鼓阶（低信号区）扩大呈圆形，前庭阶（高信号）受压变窄甚至消失；D. 正常右耳，鼓阶为低信号线状影，椭圆囊和球囊表现为前庭内两小圆形低信号区；E. 右侧耳蜗、前庭轻度积水情况，鼓阶（低信号区）稍扩大呈圆形，前庭阶（高信号）受压变窄；F. 右侧耳蜗、前庭显著膜迷路积水，鼓阶（低信号区）扩大呈圆形，前庭阶（高信号）受压变窄甚至消失。

2. 突发性聋　突发性聋是指突然发生的原因不明的感音神经性聋。目前病因尚不明确，多数学者认为与病毒感染、内耳微循环障碍、代谢性疾病、膜迷路积水等有关。目前认为膜迷路积水可能是产生低频听力损失的原因之一。

3. 迟发性膜迷路积水　迟发性膜迷路积水是一种类似于梅尼埃病症状的独立疾病，其特点是患者原有一侧耳极重度感音神经性聋，以后又发生同侧或对侧膜迷路积水。

4. 其他内耳疾病　文献报告中有研究学者发现微小听神经瘤、前庭神经炎、迷路内肿瘤等的影像学表现中可出现膜迷路积水的征象，可通过内耳钆造影来检测内耳膜迷路积水情况及程度。

第二章

正常解剖基础与影像

第一节　外　　耳

一、外耳解剖基础

外耳包括耳廓和外耳道(external acoustic meatus),外耳道的内侧延伸到鼓膜。外耳道的外侧三分之一是纤维软骨部,而外耳道的内侧三分之二被颞骨的鼓室部分包围为骨部。外耳道软骨部的皮下组织内含有皮脂腺和耵聍腺,在外耳道骨部仅于后上壁的皮下组织内有耵聍腺。外耳道骨部的内侧端形成鼓膜环沟,鼓膜附着在下方的鼓膜环和上方的鼓室外壁的盾板,外耳道借鼓膜与鼓室相隔。鼓膜附着在鼓膜环上,直径约 10mm。

外耳道的前壁、下壁和后壁大部分由颞骨鼓部构成,上壁和后壁的小部分由颞骨鳞部构成。前壁形成颞颌关节的后部;后上壁形成颞骨的乳突段的前缘;上壁与颅中窝相邻,内含有乳突气房;下壁与茎乳孔、颈静脉球相邻,面神经管垂直段局部位于外耳道骨部的后下壁近鼓膜环沟处。

二、外耳道 CT 影像解剖图

1. 轴位 CT 影像解剖图(图 2-1-1~图 2-1-3)

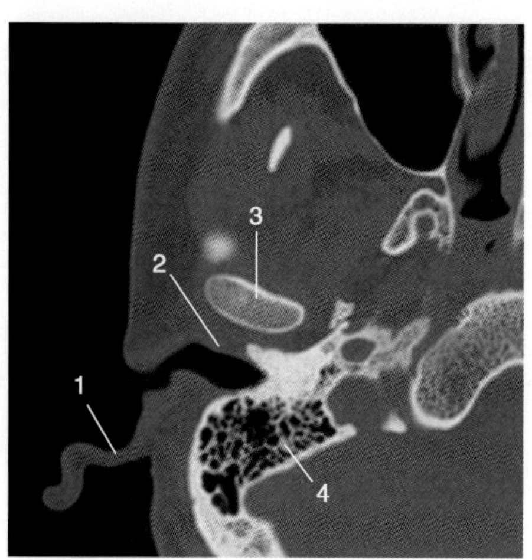

图 2-1-1　外耳道轴位 CT 影像解剖图(一)
1. 耳廓;2. 外耳道软骨部;3. 下颌骨;4. 中耳乳突。

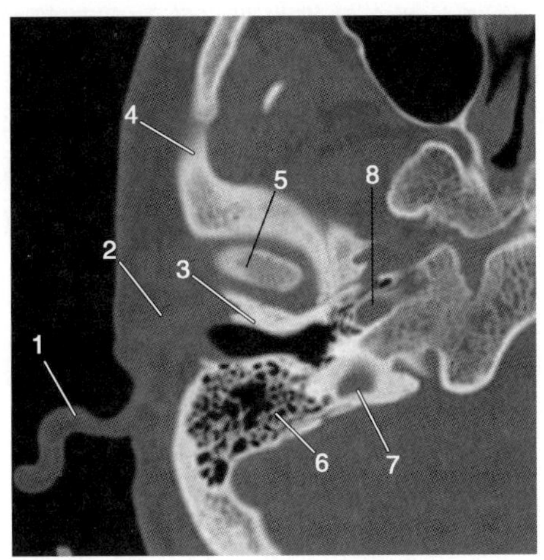

图 2-1-2　外耳道轴位 CT 影像解剖图(二)
1. 耳廓;2. 外耳道软骨部;3. 外耳道软骨部;4. 颧骨;5. 颞颌关节;6. 中耳乳突;7. 颈静脉球窝;8. 颈内动脉。

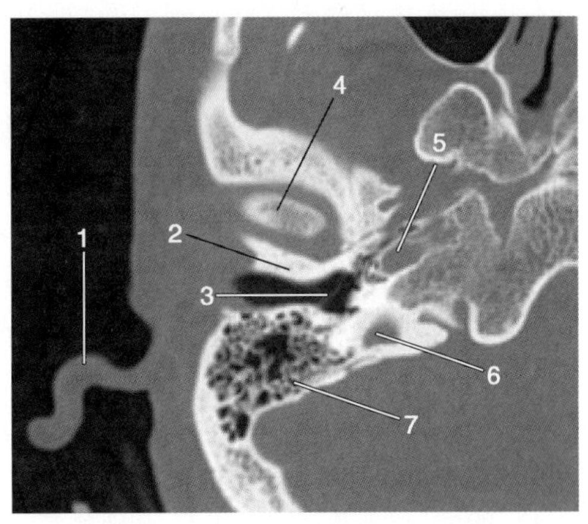

图 2-1-3　外耳道轴位 CT 影像解剖图(三)
1. 耳廓;2. 外耳道骨部;3. 鼓膜;4. 下颌骨;5. 颈内动脉;6. 颈静脉球窝;7. 中耳乳突。

2. 冠状位 CT 影像解剖图(图 2-1-4)

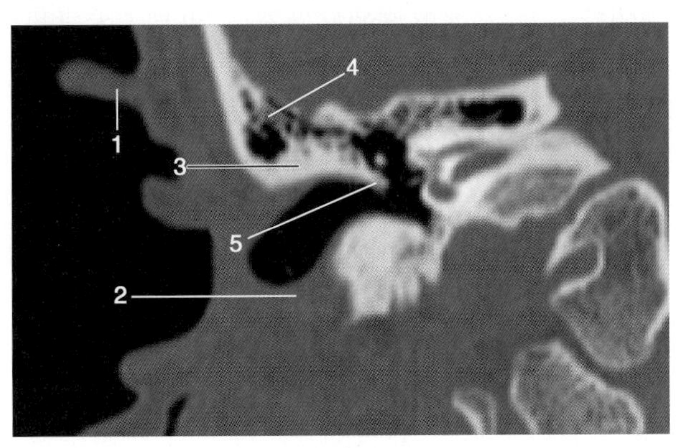

图 2-1-4　外耳道冠状位 CT 影像解剖图
1. 耳廓;2. 外耳道软骨部;3. 外耳道软骨部;4. 中耳乳突;5. 盾板。

第二节　中　　耳

一、中耳解剖基础

中耳位于颞骨岩部,介于鼓膜与内耳外侧壁之间,前方借咽鼓管与咽部相通,后上方借乳突窦与乳突气房相通。中耳鼓室可以分为三部分:鼓膜紧张部上缘水平以上为上鼓室,鼓膜紧张部水平为中鼓室,低于鼓膜紧张部下缘水平为下鼓室。

(一) 鼓室六壁

1. 上壁　即鼓室的顶,又称鼓室盖,由颞骨岩部的鼓室盖构成,将中耳鼓室与颅中窝分隔开。

2. 下壁　即鼓室的底壁,将中耳鼓室与颈静脉球分隔开,下壁的厚度与颈静脉球的大小有关。

3. 前壁　又称颈动脉壁，由颈动脉管骨壁形成，前壁上部有鼓膜张肌半管和咽鼓管的开口，前壁下部骨板与颈内动脉相隔，前壁与下壁形成锐角即鼓膜下隐窝。

4. 后壁　又称乳突壁，后壁与上壁交界处有乳突窦的开口即窦入口，鼓室经此口与乳突窦和乳突气房相通；窦入口底部有砧骨窝，容纳砧骨短脚，为中耳手术的重要标志之一；后壁下内方有锥隆起，内容镫骨肌其肌腱自锥隆起尖端至镫骨颈；后壁凹凸不平，形成一些隐窝（又称窦），位于锥隆起外侧的面神经窦（即面隐窝）和位于锥隆起内侧的鼓室窦。

5. 内壁　又称迷路壁，由内耳迷路的外侧壁构成，可见以下主要结构：

（1）耳蜗岬：是耳蜗基底圈突向外侧形成的，应称为耳蜗岬，也可称为鼓岬，是鼓室球瘤发病部位。

（2）前庭窗：又称卵圆窗，位于耳蜗岬的前上方 2mm 处，通向前庭；前庭窗嵌入前庭窗小窝底部，为镫骨底板封闭；前庭窗小窝又称前庭窗龛。

（3）蜗窗：又称圆窗，位于耳蜗岬的后下方 2mm 处，通向耳蜗鼓阶；蜗窗嵌入蜗窗窝底部，为第二鼓膜（蜗窗膜）封闭；人工耳蜗电极一般经蜗窗插入耳蜗鼓阶，因此，观察蜗窗的大小和蜗窗龛与周围重要结构的关系以及测量其距离对人工耳蜗电极植入术至关重要。

（4）面神经管隆突：面神经管鼓室段（水平段）位于前庭窗龛上方。

（5）匙突：为肌咽鼓管隔的鼓室段向外弯曲形成的匙状突起，鼓膜张肌腱从此绕过，位于前庭窗龛前方，匙突是手术寻找面神经的重要标志之一。

（6）外半规管隆突：位于面神经管的后上方，是迷路瘘的好发部位，也是手术寻找面神经的重要标志之一。

6. 外壁　主要由鼓膜构成。

（二）鼓室内结构

1. 听小骨　由锤骨、砧骨和镫骨组成听骨链。

（1）锤骨：分为头、颈和柄，颈的前面有一长突，颈和柄交界处有短突（外侧突）向外突出。

（2）砧骨：分为体、长脚和短脚；长脚末端稍膨大，称为豆状突。

（3）镫骨：分为头、颈、二脚（前脚和后脚）和底板。

（4）关节：锤骨头与砧骨体形成砧锤关节，砧骨豆状突与镫骨头形成砧镫关节。

2. 鼓室内肌肉　①鼓膜张肌位于鼓膜张肌半管内，起自咽鼓管软骨部、蝶骨大翼和鼓膜张肌半管骨壁，向后形成一圆腱，以直角绕过匙突，止于锤骨颈；由下颌神经的鼓膜张肌神经支配。②镫骨肌起于锥隆起，肌腱出锥隆起尖的小孔，向前下内侧走行，止于镫骨颈；由面神经的镫骨肌神经支配。

3. 主要的隐窝或间隙　①锤骨前、后间隙：上鼓室被锤骨上襞分为前、后两部；上鼓室前部即锤骨前间隙，位于锤骨上襞前方；上鼓室后部即锤骨后间隙，位于锤骨上襞后方。②Prussak 间隙：又称鼓膜上隐窝，位于鼓膜松弛部与锤骨颈之间，是鼓膜松弛部胆脂瘤的好发部位。

（三）乳突窦及乳突气房

1. 乳突窦及乳突气房　为鼓室副腔，含有空气，内衬黏膜，与鼓室黏膜相延续。

2. 乳突窦　位于颞骨岩部，为鼓室后上方的一个较大腔隙，在其底部借很多小孔与乳突气房相通；乳突窦大小与乳突气化程度有关，乳突气化程度不良者乳突窦较小或缺如；乳突窦入口连接乳突窦及鼓室上隐窝。

3. 乳突气房　乳突内有许多大小、形状不等但互相交通的含气小房，即乳突气房。乳突气房经乳突窦和乳突窦入口与鼓室相通。

乳突气房可分 4 型：气化型，气房大而骨间隔薄，最多见，占 73%；硬化型，气房小或未发育，乳突骨质致密，占 1%；板障型，乳突发育不良，介于气化型与硬化型之间，占 13%；混合型，上述 3 型中有任何 2 型存在，占 13%。

乳突的毗邻：乳突上界为乳突与颞叶硬脑膜相隔的骨板；后界为乙状窦骨板，与乙状窦相邻；前界为外耳道骨部的后壁；内界为迷路和颞骨岩部底。

二、中耳 CT 影像解剖图

1. 中耳轴位 CT 影像解剖图（图 2-2-1～图 2-2-3）

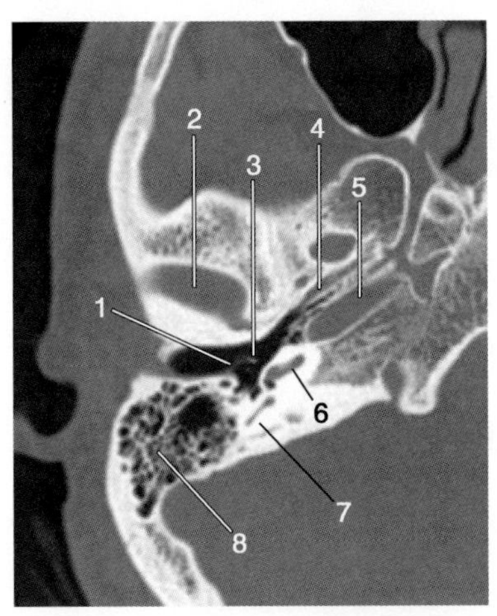

图 2-2-1　中耳轴位 CT 影像解剖图（一）
1. 鼓膜；2. 颞颌关节；3. 锤骨；4. 咽鼓管；5. 颈内动脉；6. 耳蜗底旋；7. 后半规管；8. 中耳乳突。

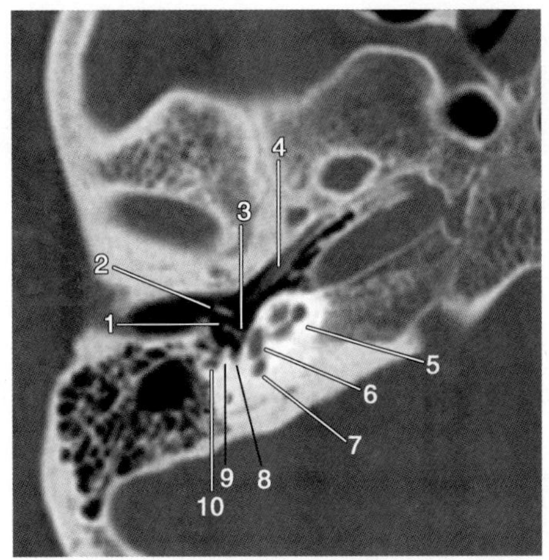

图 2-2-2　中耳轴位 CT 影像解剖图（二）
1. 砧骨长脚；2. 锤骨；3. 镫骨；4. 鼓膜张肌半管；5. 耳蜗；6. 前庭；7. 后半规管；8. 鼓室窦；9. 椎隆起；10. 面神经。

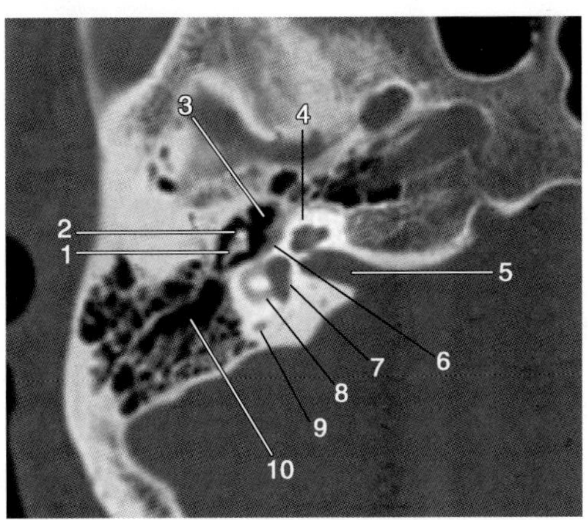

图 2-2-3　中耳轴位 CT 影像解剖图（三）
1. 砧骨；2. 锤骨；3. 鼓室；4. 耳蜗；5. 内听道；6. 鼓膜张肌半管；7. 前庭；8. 外半规管；9. 后半规管；10. 鼓窦。

2. 中耳冠状位 CT 影像解剖图(图 2-2-4、图 2-2-5)

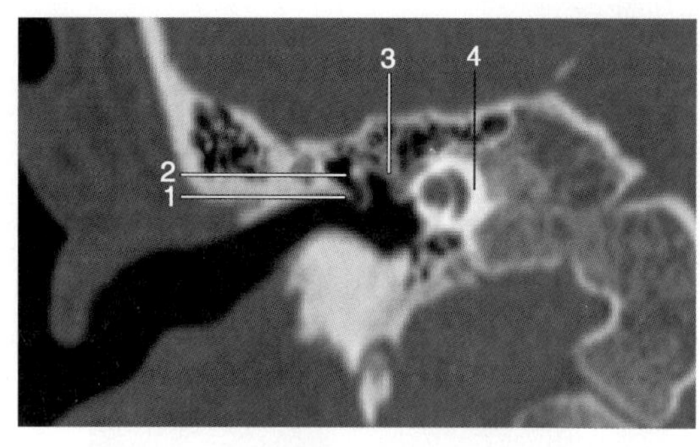

图 2-2-4　中耳冠状位 CT 影像解剖图(一)
1. 盾板;2. 锤骨;3. 鼓室;4. 耳蜗。

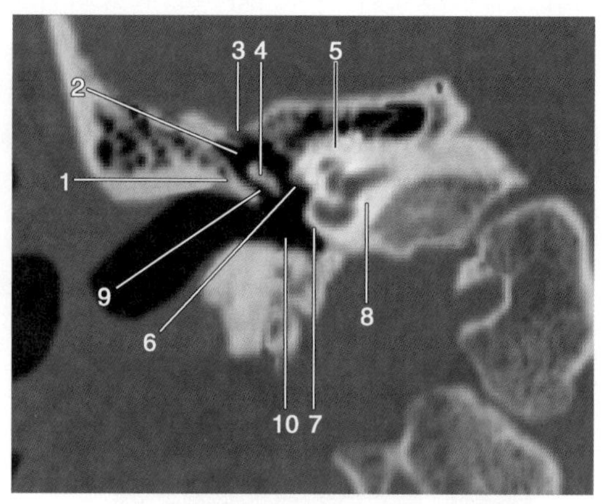

图 2-2-5　中耳冠状位 CT 影像解剖图(二)
1. 盾板;2. 上鼓室;3. 鼓室盖;4. 砧骨;5. 面神经迷路段;6. 面神经鼓室段;7. 耳蜗岬;8. 耳蜗;9. Prussak 间隙;10. 下鼓室。

3. 重要结构 MPR 层面 CT 影像解剖图(图 2-2-6、图 2-2-7)

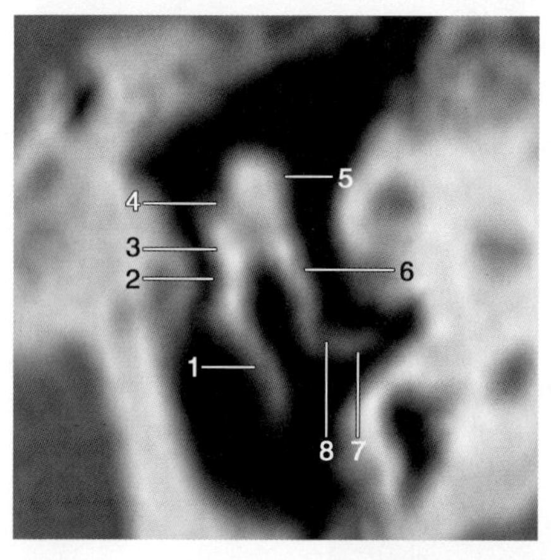

图 2-2-6　中耳重要结构 MPR 层面 CT 影像解剖图(一)
1. 锤骨柄;2. 锤骨颈;3. 锤骨头;4. 砧锤关节;5. 砧骨体;6. 砧骨长脚;7. 镫骨颈;8. 砧镫关节。

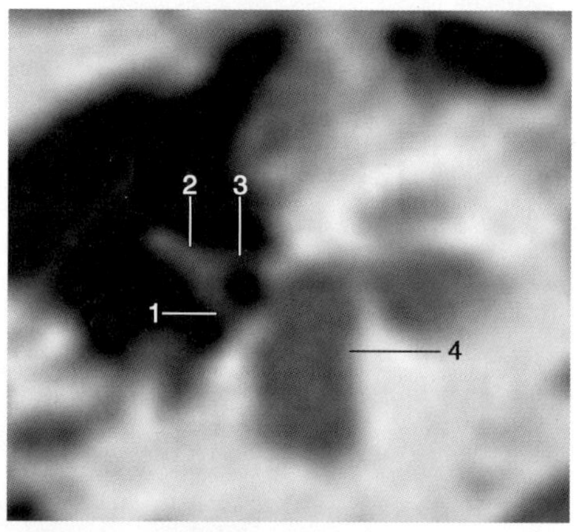

图 2-2-7　中耳重要结构 MPR 层面 CT 影像解剖图(二)
1. 镫骨后脚;2. 镫骨头;3. 镫骨前脚;4. 前庭。

第三节　内　　耳

一、内耳解剖基础

内耳(internal ear)又称迷路,是前庭蜗器的主要部分。内耳全部位于颞骨岩部的骨质内,在鼓室内侧壁和内听道底之间,其形状不规则,构造复杂,由骨迷路和膜迷路两部分组成。骨迷路是颞骨岩部骨密质所围成的不规则腔隙，膜迷路套于骨迷路内，是密闭的膜性管腔或囊。膜迷路内充满内淋巴，膜迷路与骨迷路之间充满外淋巴。内、外淋巴互不相通。

1. 骨迷路　骨迷路是由骨密质围成的腔与管，从前内侧向后外侧沿颞骨岩部的长轴排列。依次可分为耳蜗、前庭和骨半规管，它们互相连通。

（1）前庭：前庭是骨迷路的中间部分，为一不规则的近似椭圆形腔隙，内藏膜迷路的椭圆囊和球囊。前部较窄，有一孔通连耳蜗；后上部较宽，有5个小孔与3个半规管相通。前庭的外侧壁即鼓室的内侧壁部分，有前庭窗，此处与镫骨底相连接。前庭的内侧壁是内听道的底，有神经通过。在内侧壁上有一自前上向后下的前庭嵴。在前庭嵴的后上方有椭圆囊隐窝，在前庭嵴的前下方有球囊隐窝，分别容纳膜迷路的椭圆囊和球囊。前庭嵴下部分开，在分叉处内有一小的凹面为蜗管隐窝，容纳蜗管的前庭盲端。在椭圆囊隐窝的下方，总骨脚开口处的前方有一前庭导水管内口，前庭导水管由此向后下至内耳门后外侧的前庭导水管（又称前庭水管）外口。内淋巴管经此管至内淋巴囊，后者位于前庭导水管外口附近的硬脑膜内。

（2）骨半规管：骨半规管为3个半环形的骨管，分别位于3个相互垂直的面内，彼此几乎成直角排列。前骨半规管弓向上前外方，埋于弓状隆起深面，与颞骨岩部的长轴垂直。外骨半规管弓向后外侧，当头前倾30°角时，呈水平位，是3个半规管最短的一个，形成乳突窦入口内侧的隆起，即外半规管凸。后骨半规管弓向后上外方，是3个半规管最长的一个，与颞骨岩部的长轴平行。每个骨半规管皆有两个骨脚连于前庭，其中一个骨脚膨大称壶腹骨脚，膨大部称骨壶腹；另一骨脚细小称单骨脚。因前、后骨半规管单骨脚合成一个总骨脚，故3个骨半规管共有5个口开放于前庭的后上壁。

（3）耳蜗：耳蜗位于前庭的前方，形如蜗牛壳。尖向前外侧，称为蜗顶；底朝向后内侧，称为蜗底，向着内听道底。耳蜗由蜗轴和蜗螺旋管构成。

蜗轴为耳蜗的中央骨质，由蜗顶至蜗底，呈圆锥形，由蜗轴伸出骨螺旋板。螺旋板的基部有蜗轴螺旋管，内藏蜗神经节，蜗轴的骨松质内有蜗神经穿过。

蜗螺旋管是由骨密质围成的骨管，围绕蜗轴盘曲约两圈半，管腔底处较大，通向前庭，向蜗顶管腔逐渐细小，以盲端终于蜗顶。骨螺旋板由蜗轴突向蜗螺旋管内，此板未达蜗螺旋管的外侧壁，其空缺处由蜗管填补封闭。故蜗螺旋管可分为3个部分：近蜗顶侧的管腔为前庭阶，起自前庭；中间是膜性的蜗管；近蜗底侧者为鼓阶。鼓阶在蜗螺旋管起始处的外侧壁上有蜗窗，为第二鼓膜所封闭，与鼓室相隔。前庭阶和鼓阶内均含外淋巴，在蜗顶处借蜗孔彼此相通。蜗孔在蜗顶处，骨螺旋板和膜螺旋板与蜗轴围成，是前庭阶和鼓阶的唯一通道。

2. 膜迷路　膜迷路是套在骨迷路内封闭的膜性管或囊，借纤维束固定于骨迷路的壁上。由椭圆囊和球囊、膜半规管和蜗管3部分组成。它们之间相连通，其内充满着内淋巴。

（1）椭圆囊和球囊：椭圆囊和球囊位于骨迷路的前庭部。椭圆囊位于椭圆囊隐窝处，呈椭圆形。在椭圆囊的后壁有5个开口，与3个膜半规管连通。前壁借椭圆球囊管连接球囊和内淋巴管。球囊较椭圆囊小，位于椭圆囊前下方的球囊隐窝处，向下借连合管与蜗管相连。内淋巴管自椭圆球囊管中段发出，穿前庭导水管至颞骨岩部后面硬脑膜内的内淋巴囊。内淋巴囊位于颞骨岩部后面的前庭导水管外口处。

（2）膜半规管：其形态与骨半规管相似，位于同名骨半规管内，靠近骨半规管的外侧壁，其管径为骨半规管的1/4~1/3。在各骨壶腹内的各膜半规管亦有相应呈球形膨大的膜壶腹。膜壶腹上有隆起的壶腹嵴,它们是位觉感受器,能感受头部变速旋转运动的刺激。3个膜半规管内的壶腹嵴相互垂直,可分别将人体在三维空间中的运动变化转变成神经冲动,经前庭神经的壶腹支传入。

(3) 蜗管:蜗管位于蜗螺旋管内,蜗管也盘绕蜗轴两圈半,其前庭端借连合管与球囊相连通,顶端细小,终于蜗顶,为盲端,故蜗管为盲管。在蜗管的水平断面上,呈三角形,有上壁、外侧壁和下壁。其上壁为蜗管前庭壁(前庭膜),将前庭阶和蜗管分开。其外侧壁为蜗螺旋管内表面骨膜的增厚部分,有丰富的血管和结缔组织,该处上皮深面富有血管,称血管纹,一般认为与内淋巴的产生有关。其下壁由骨螺旋板和蜗管鼓壁(螺旋膜,又称基底膜)组成,与鼓阶相隔。在螺旋膜上有螺旋器(Corti 器),是听觉感受器。

3. 内耳的血管、淋巴和神经

(1) 内耳的血管

①动脉:来自迷路动脉,多发自小脑下前动脉或基底动脉,少数发自小脑下后动脉和椎动脉颅内段。迷路动脉进入内耳门后分为前庭支和蜗支,前庭支分布于椭圆囊、球囊和半规管;蜗支分为十多支,经蜗轴内的小管分布于蜗螺旋管。此外,由耳后动脉发出的茎乳动脉尚分布到部分半规管。这三支动脉皆为终动脉,不能相互代偿。颈椎肥大、椎动脉血运受阻、基底动脉供血不足可以影响内耳的血液供应,从而产生眩晕。

②静脉:内耳的静脉合成迷路静脉汇入岩上、下窦或横窦。

(2) 内耳的淋巴:内耳是否存在固定的淋巴管尚无定论。一般认为前庭内的外淋巴向后与半规管的外淋巴相通连,向前与耳蜗前庭阶内的外淋巴通连,继经蜗孔进入鼓阶。前庭内的外淋巴通过蜗水管向蛛网膜下腔引流。蜗水管位于颞骨岩部内,其外口位于颈静脉球窝的内侧,内听道下方,蜗水管内口位于蜗窗膜的内侧。

膜迷路内的内淋巴经内淋巴管引流至内淋巴囊,再经内淋巴囊进入周围的静脉丛内。

前庭导水管起于前庭内侧壁,向后下走行,开口于前庭导水管外口。内淋巴管和部分内淋巴囊位于前庭导水管内。前庭导水管外口位于颞骨岩部后面,距内耳门后外约11mm,呈裂缝状,常被一骨嵴遮盖,骨嵴对内淋巴囊有保护作用。

(3) 内耳的神经:内耳的神经即前庭蜗神经,由前庭神经和蜗神经组成,皆为特殊躯体感觉神经,前庭神经节内神经细胞的周围突由3支组成。上支称椭圆囊壶腹神经,穿前庭上区的小孔分布于椭圆囊斑和上膜半规管和外膜半规管的壶腹嵴;下支称球囊神经,穿前庭下区的小孔分布至球囊斑;后支称后壶腹神经,穿内听道底后下部的单孔分布至后膜半规管的壶腹嵴。

蜗神经由蜗螺旋神经节内神经细胞的中枢突组成,蜗螺旋神经节位于蜗轴螺旋管内,节细胞的周围突穿经骨螺旋板和基底膜,分布于螺旋器,节细胞的中枢突经蜗轴纵管,穿内听道底筛状区的螺旋孔裂,经内耳门入颅。

二、内耳 CT 影像解剖图

1. 轴位 CT 影像解剖图(由下向上观察) 见图 2-3-1~图 2-3-12。

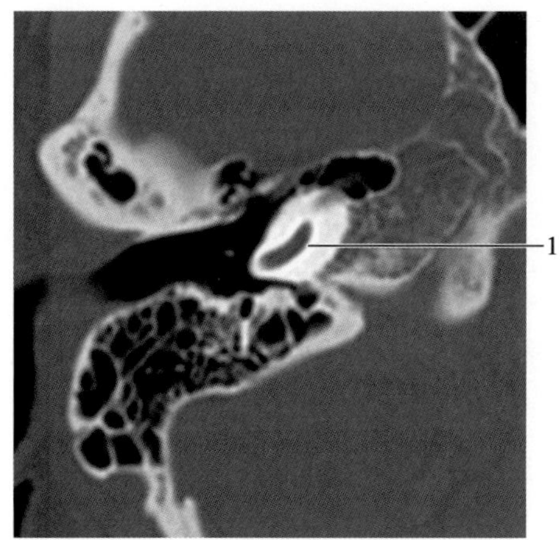

图 2-3-1　内耳轴位 CT 影像解剖图(一)
1. 耳蜗底旋。

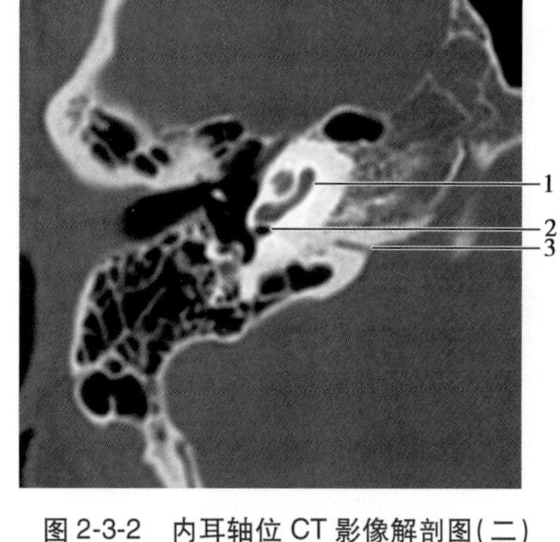

图 2-3-2　内耳轴位 CT 影像解剖图(二)
1. 耳蜗;2. 蜗窗龛;3. 耳蜗导水管。

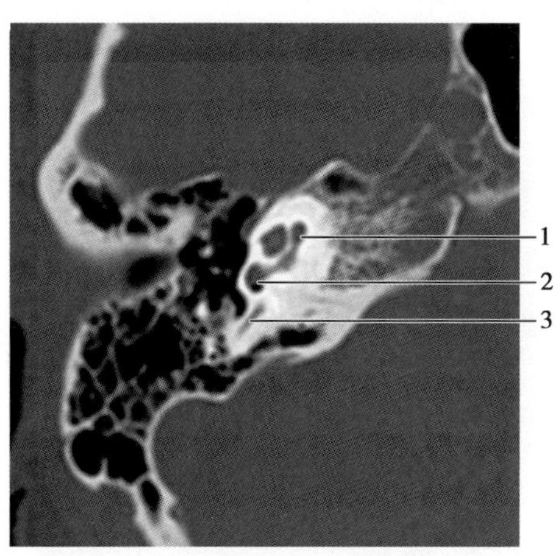

图 2-3-3　内耳轴位 CT 影像解剖图(三)
1. 耳蜗;2. 蜗窗;3. 后半规管。

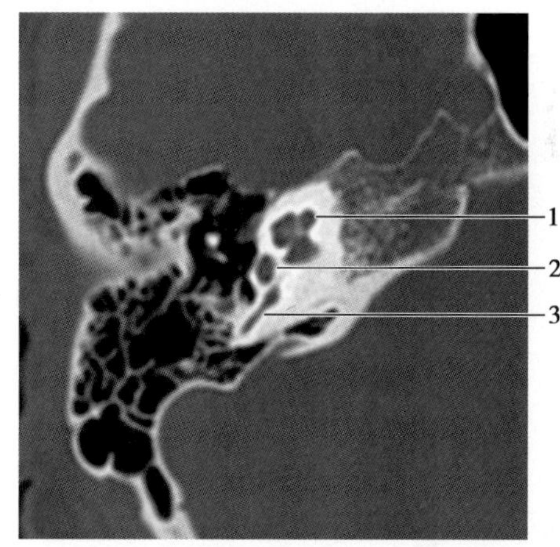

图 2-3-4　内耳轴位 CT 影像解剖图(四)
1. 耳蜗;2. 前庭;3. 后半规管。

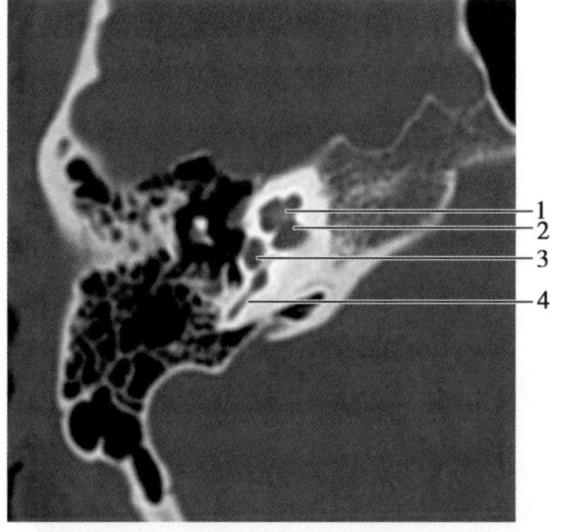

图 2-3-5　内耳轴位 CT 影像解剖图(五)
1. 蜗轴;2. 蜗神经管;3. 前庭;4. 后半规管。

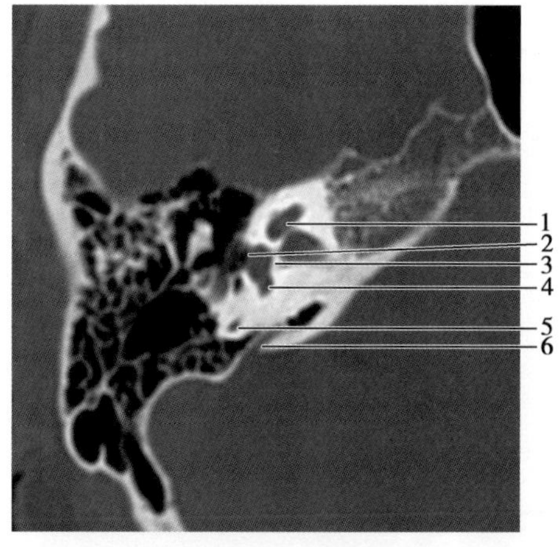

图 2-3-6　内耳轴位 CT 影像解剖图(六)
1. 骨螺旋板;2. 前庭窗;3. 前庭;4. 后半规管壶腹;5. 后半规管;6. 前庭导水管。

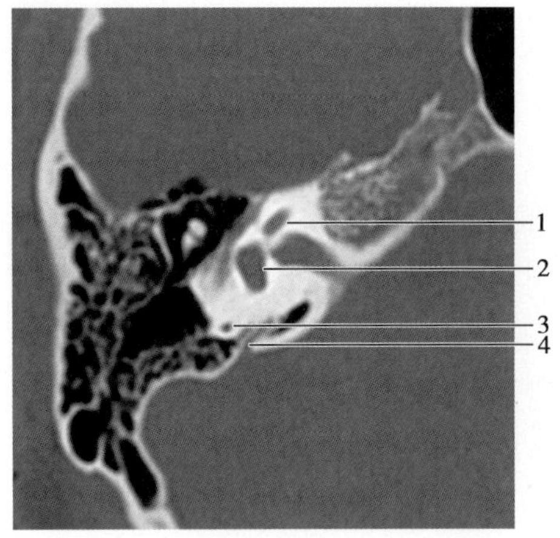

图 2-3-7　内耳轴位 CT 影像解剖图(七)
1. 耳蜗;2. 前庭;3. 后半规管;4. 前庭导水管。

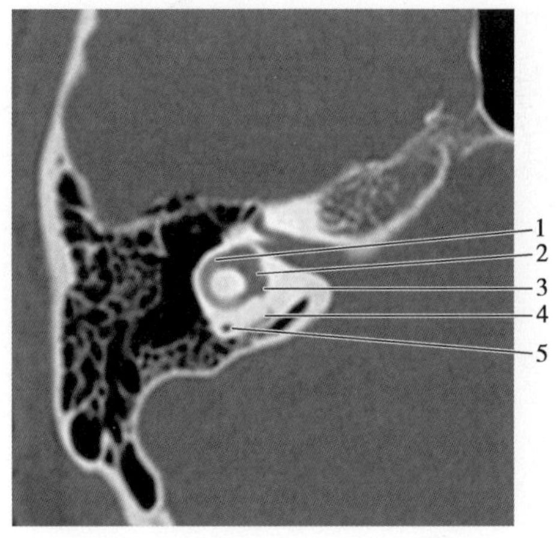

图 2-3-8　内耳轴位 CT 影像解剖图(八)
1. 外半规管;2. 前庭;3. 总骨脚;4. 前庭导水管;5. 后半规管。

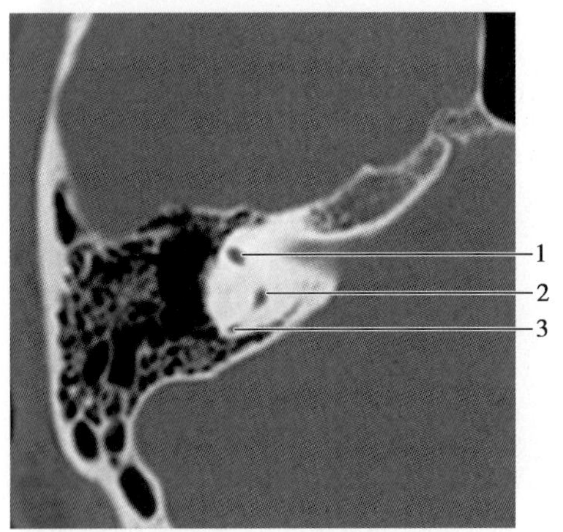

图 2-3-9　内耳轴位 CT 影像解剖图(九)
1. 前骨壶腹;2. 总骨脚;3. 后半规管。

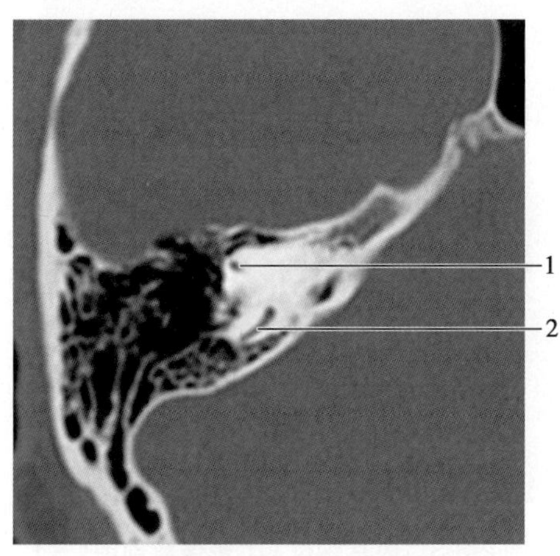

图 2-3-10　内耳轴位 CT 影像解剖图(十)
1. 上半规管;2. 后半规管。

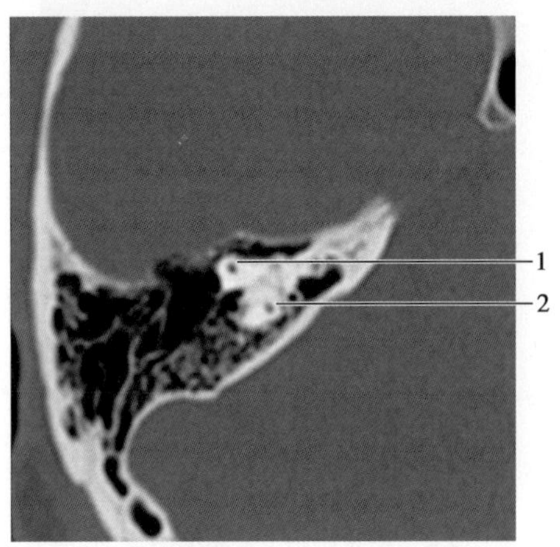

图 2-3-11　内耳轴位 CT 影像解剖图(十一)
1. 上半规管前支;2. 上半规管后支。

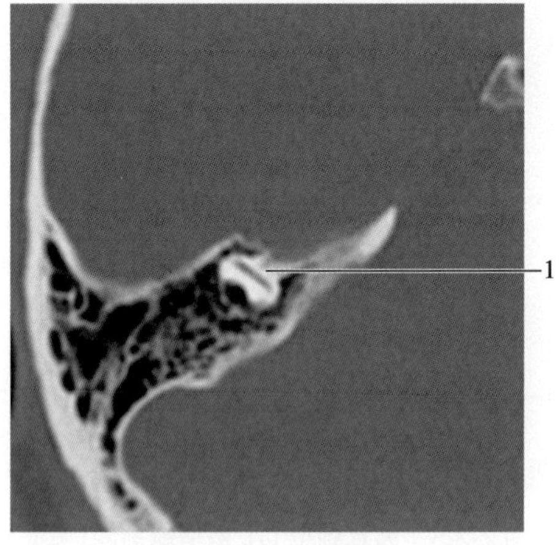

图 2-3-12　内耳轴位 CT 影像解剖图(十二)
1. 上半规管。

2. 冠状位 CT 影像解剖图(由前向后观察)　见图 2-3-13~图 2-3-21。

3. 重要结构 MPR 层面 CT 影像解剖图　见图 2-3-22~图 2-3-29。

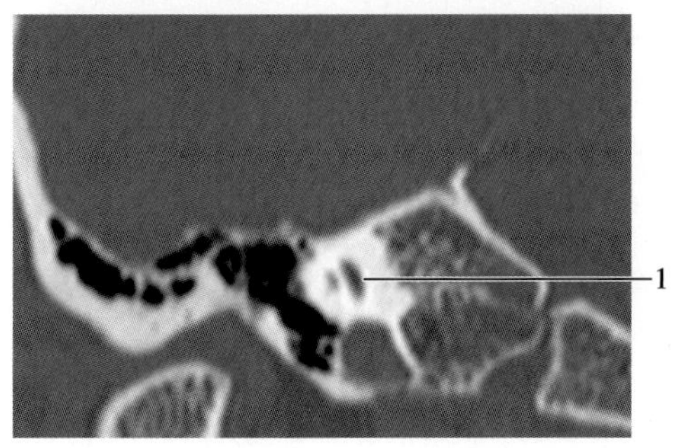

图 2-3-13　内耳冠状位 CT 影像解剖图(一)
1. 耳蜗。

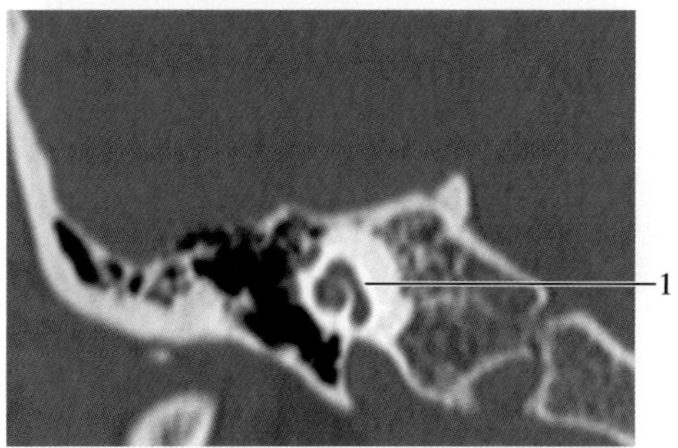

图 2-3-14　内耳冠状位 CT 影像解剖图(二)
1. 耳蜗。

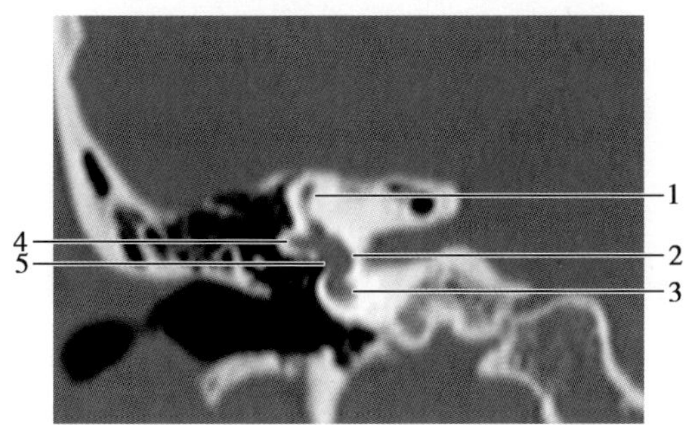

图 2-3-15　内耳冠状位 CT 影像解剖图(三)
1. 上半规管;2. 前庭;3. 耳蜗;4. 外半规管;5. 前庭窗。

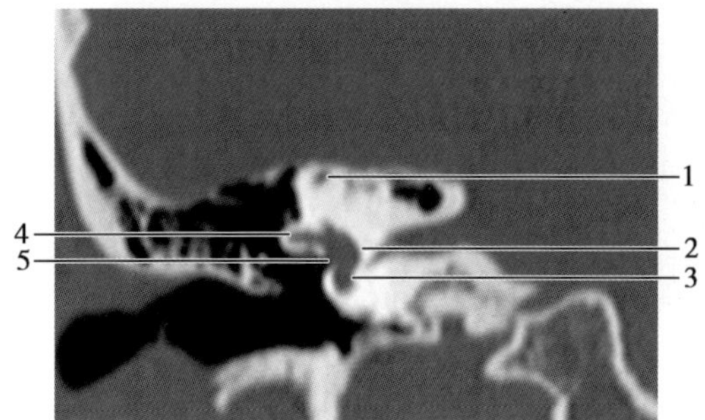

图 2-3-16　内耳冠状位 CT 影像解剖图(四)
1. 上半规管;2. 前庭;3. 耳蜗;4. 外半规管;5. 前庭窗。

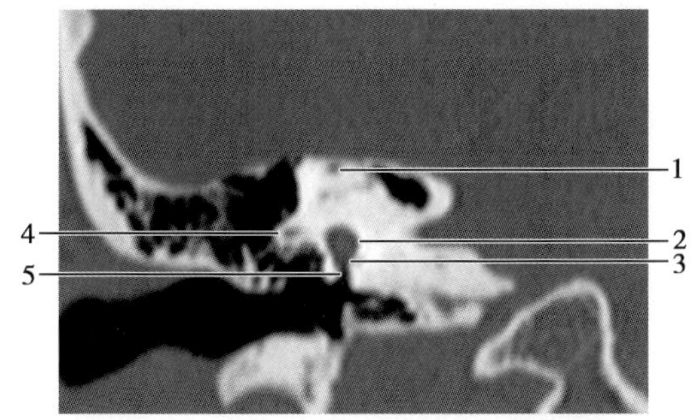

图 2-3-17　内耳冠状位 CT 影像解剖图(五)
1. 上半规管;2. 前庭;3. 蜗窗;4. 外半规管;5. 蜗窗龛。

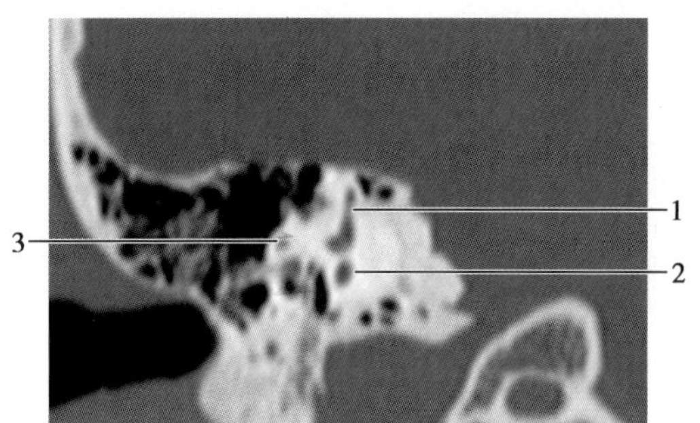

图 2-3-18　内耳冠状位 CT 影像解剖图(六)
1. 上半规管;2. 后半规管;3. 外半规管。

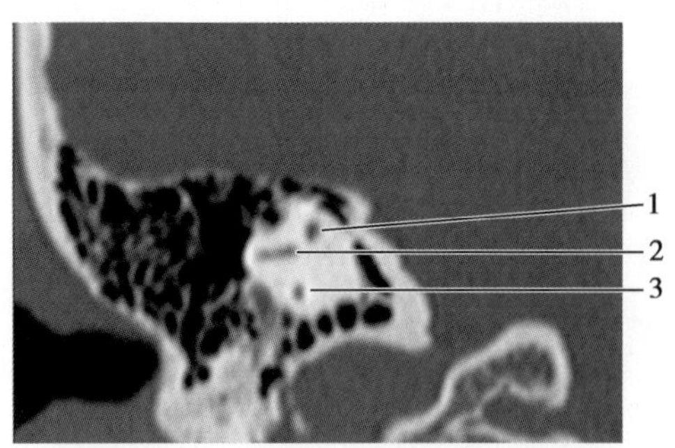

图 2-3-19　内耳冠状位 CT 影像解剖图(七)
1. 后半规管;2. 外半规管;3. 后半规管。

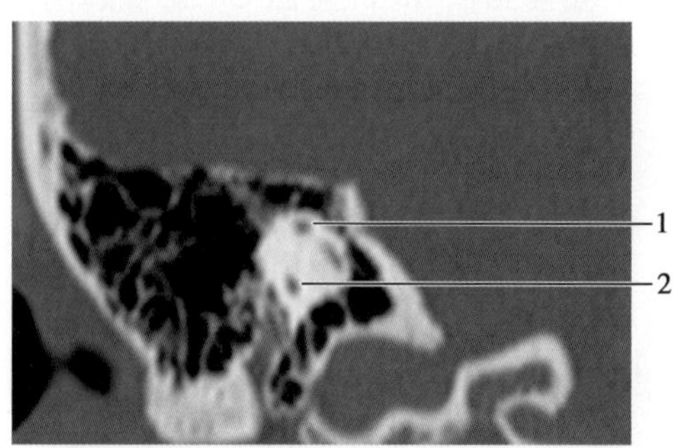

图 2-3-20　内耳冠状位 CT 影像解剖图(八)
1. 后半规管;2. 后半规管。

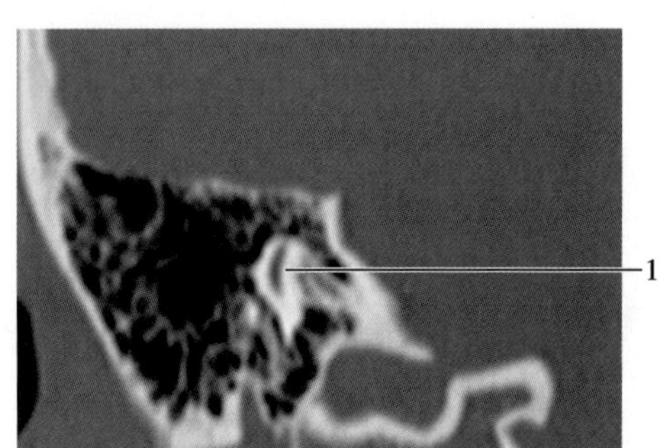

图 2-3-21　内耳冠状位 CT 影像解剖图(九)
1. 后半规管。

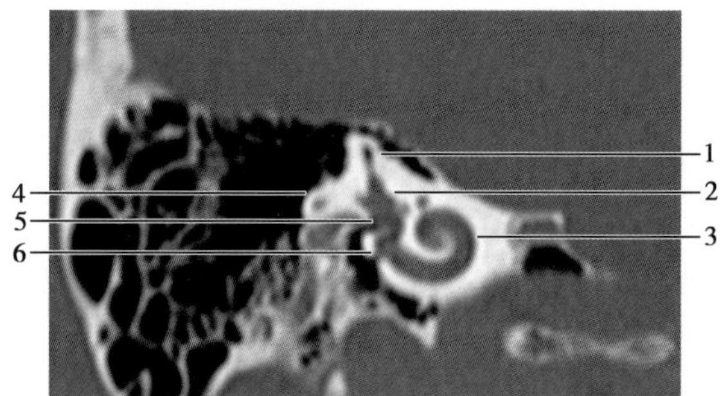

图 2-3-22　内耳重要结构 MPR 层面 CT 影像解剖图(一)
1. 上半规管;2. 前庭;3. 耳蜗;4. 外半规管;5. 前庭窗;6. 蜗窗。

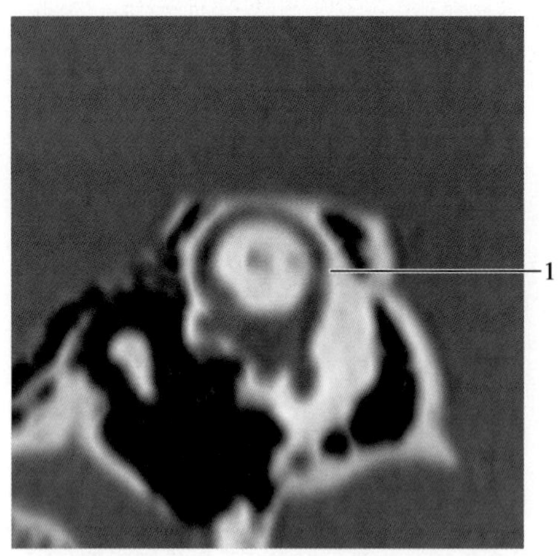

图 2-3-23　内耳重要结构 MPR 层面 CT 影像解剖图(二)
1. 上半规管。

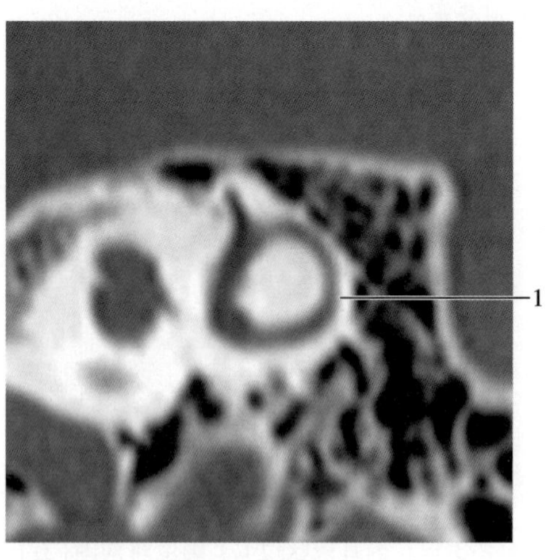

图 2-3-24　内耳重要结构 MPR 层面 CT 影像解剖图(三)
1. 后半规管。

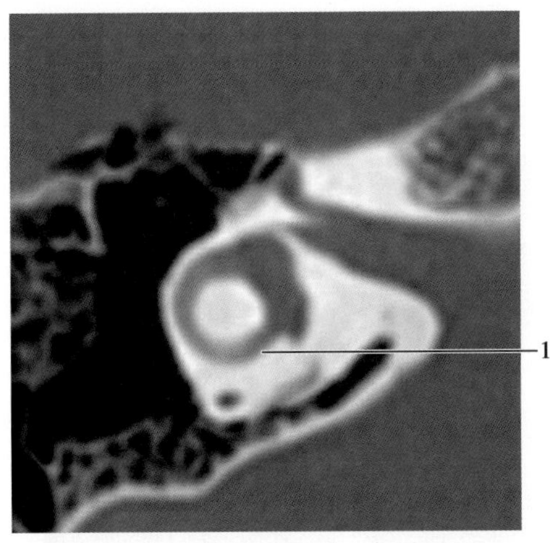

图 2-3-25　内耳重要结构 MPR 层面 CT 影像解剖图(四)

1. 外半规管

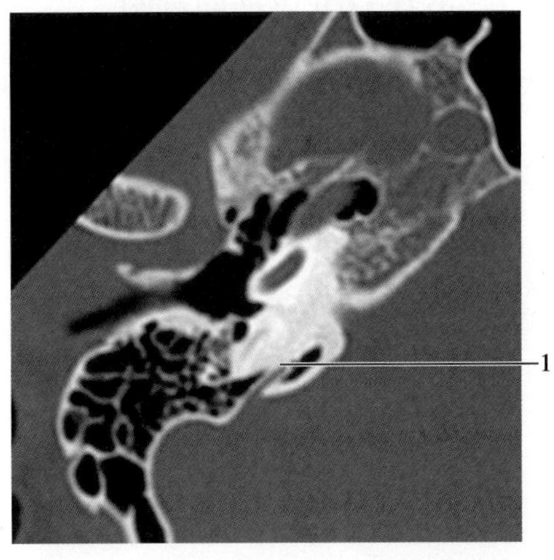

图 2-3-26　内耳重要结构 MPR 层面 CT 影像解剖图(五)

1. 前庭导水管。

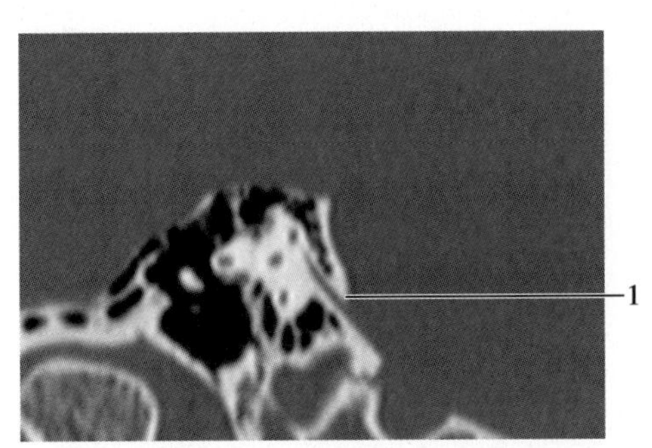

图 2-3-27　内耳重要结构 MPR 层面 CT 影像解剖图(六)

1. 前庭导水管。

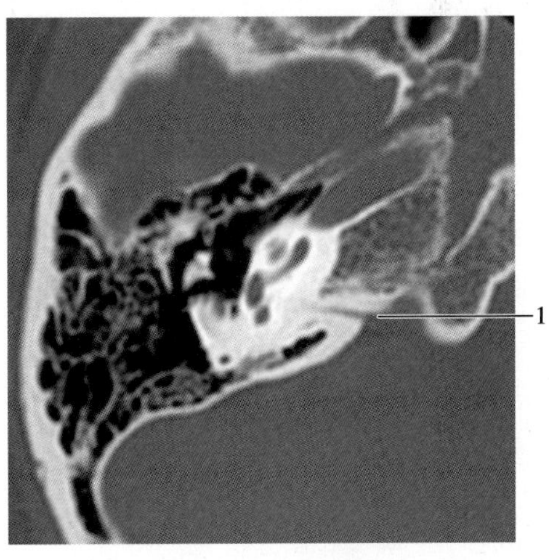

图 2-3-28　内耳重要结构 MPR 层面 CT 影像解剖图(七)

1. 耳蜗导水管。

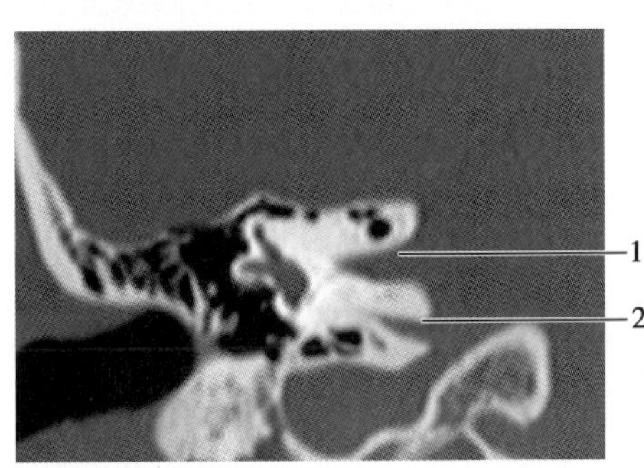

图 2-3-29　内耳重要结构 MPR 层面 CT 影像解剖图(八)

1. 内听道;2. 耳蜗导水管。

三、内耳 MRI 影像解剖图

1. 轴位(由下向上观察)　见图 2-3-30～图 2-3-38。

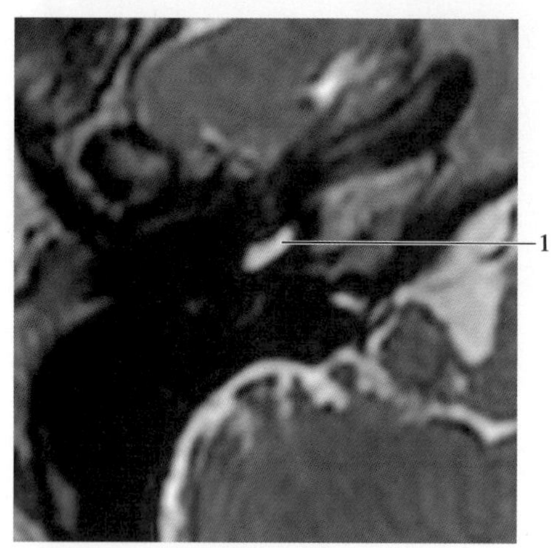

图 2-3-30　MRI 影像轴位解剖图(一)
1. 耳蜗底旋。

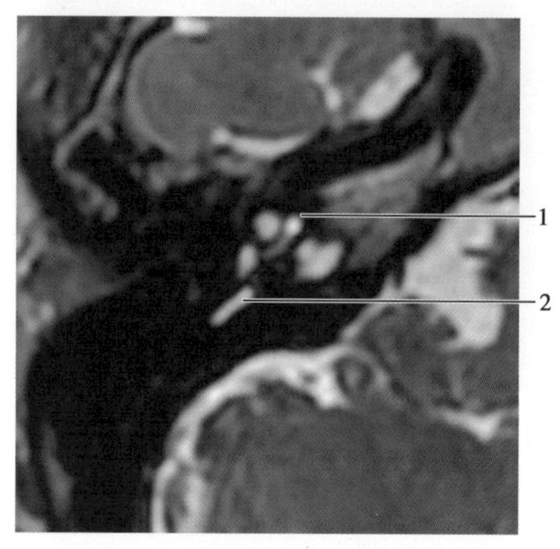

图 2-3-31　MRI 影像轴位解剖图(二)
1. 耳蜗;2. 后半规管。

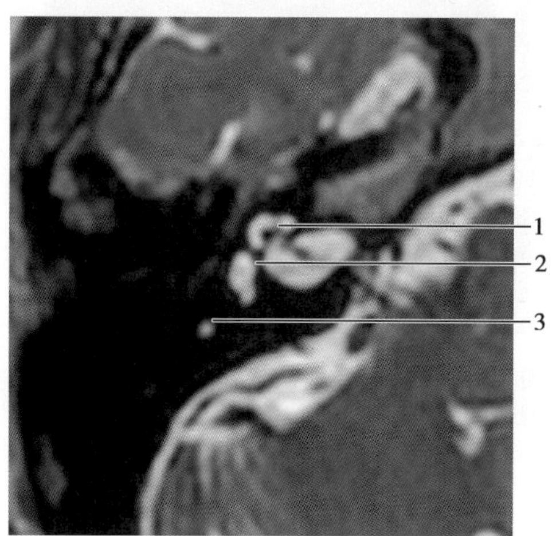

图 2-3-32　MRI 影像轴位解剖图(三)
1. 蜗轴;2. 前庭;3. 后半规管。

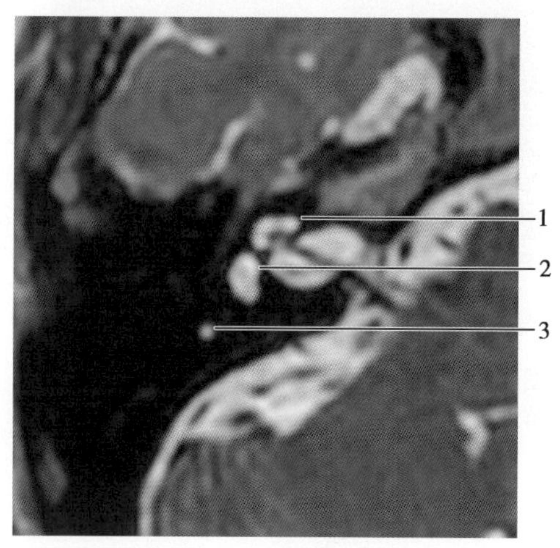

图 2-3-33　MRI 影像轴位解剖图(四)
1. 耳蜗;2. 前庭;3. 后半规管。

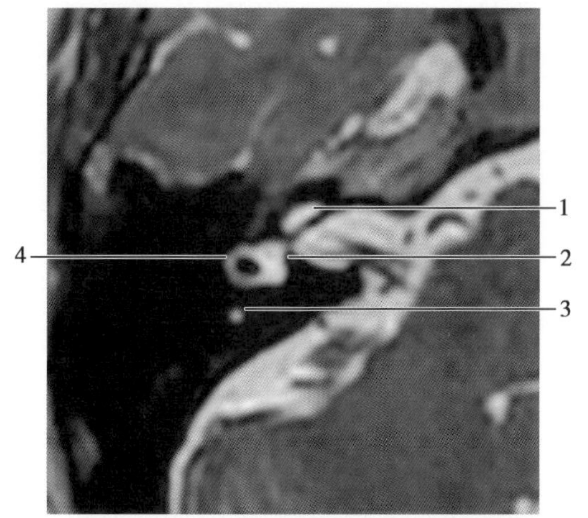

图 2-3-34　MRI 影像轴位解剖图(五)
1. 耳蜗;2. 前庭;3. 后半规管;4. 外半规管。

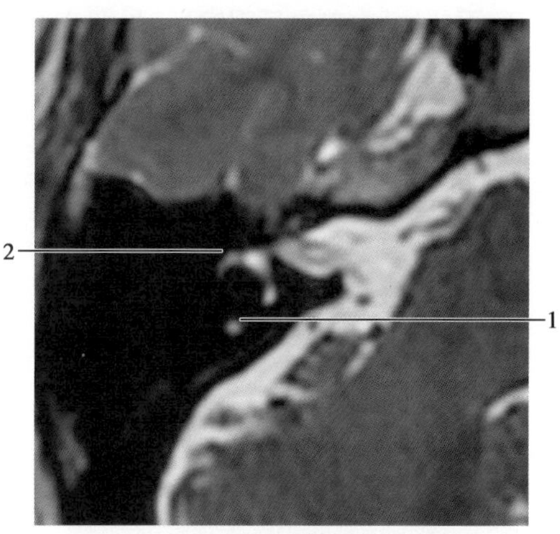

图 2-3-35　MRI 影像轴位解剖图(六)
1. 后半规管;2. 外半规管。

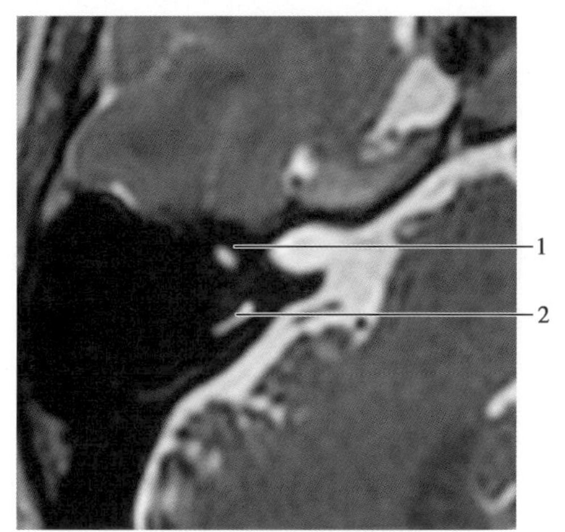

图 2-3-36　MRI 影像轴位解剖图(七)
1. 前骨壶腹;2. 后半规管。

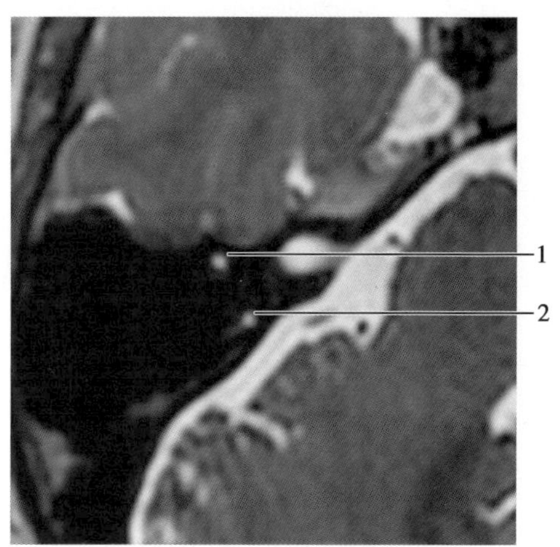

图 2-3-37　MRI 影像轴位解剖图(八)
1. 上半规管前支;2. 上半规管后支。

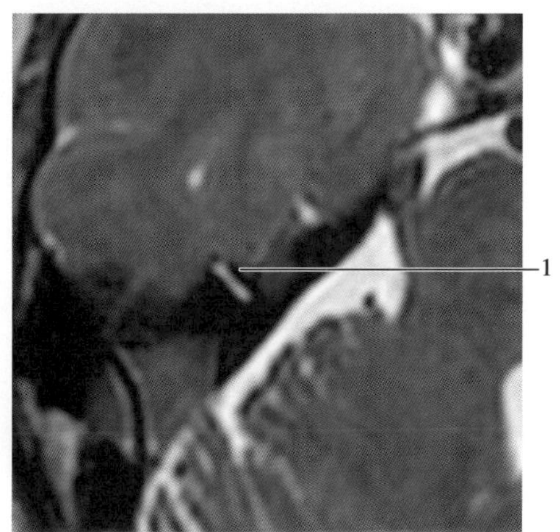

图 2-3-38　MRI 影像轴位解剖图(九)
1. 上半规管。

2. **冠状位(由前向后观察)** 见图 2-3-39～图 2-3-44。

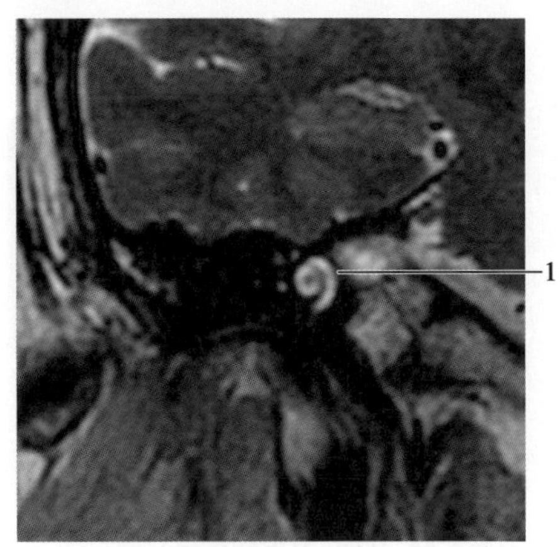

图 2-3-39　MRI 影像冠状位解剖图(一)
1. 耳蜗。

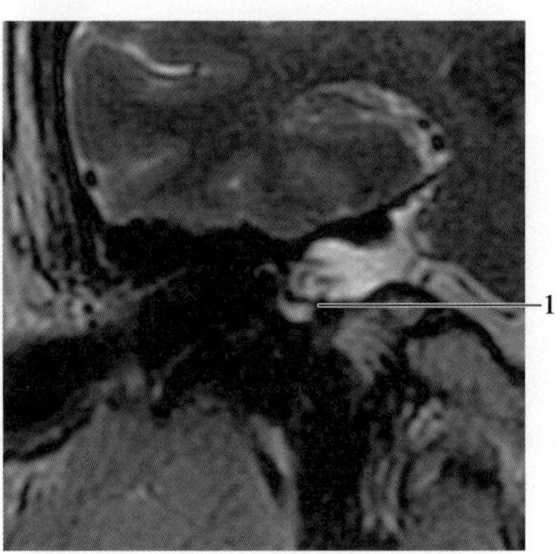

图 2-3-40　MRI 影像冠状位解剖图(二)
1. 耳蜗。

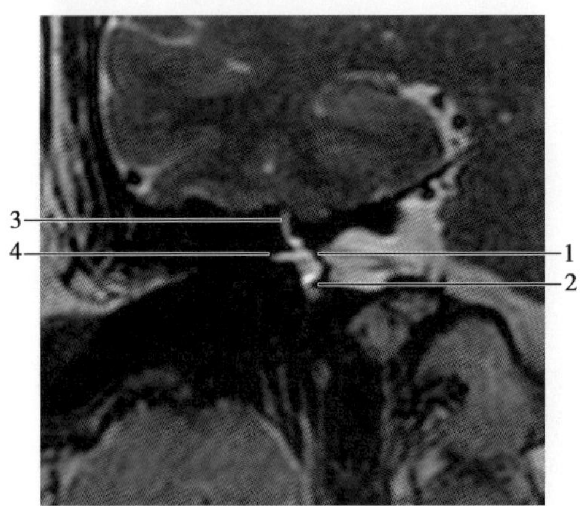

图 2-3-41　MRI 影像冠状位解剖图(三)
1. 前庭;2. 耳蜗;3. 上半规管;4. 外半规管。

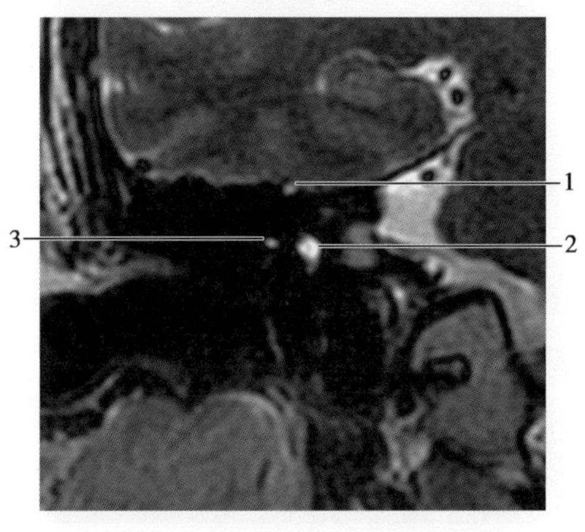

图 2-3-42　MRI 影像冠状位解剖图(四)
1. 上半规管;2. 前庭;3. 外半规管。

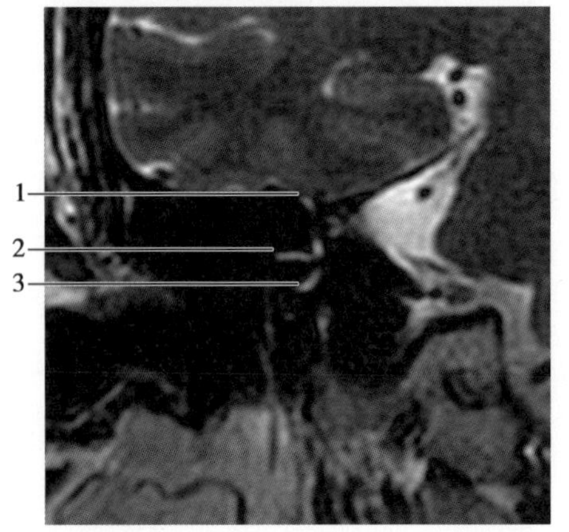

图 2-3-43　MRI 影像冠状位解剖图(五)
1. 上半规管;2. 外半规管;3. 后半规管。

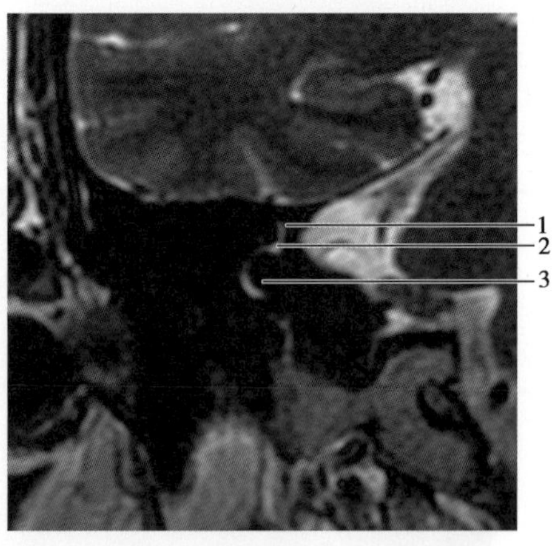

图 2-3-44　MRI 影像冠状位解剖图(六)
1. 上半规管;2. 总骨脚;3. 后半规管。

3. 3D 成像　见图 2-3-45、图 2-3-46。

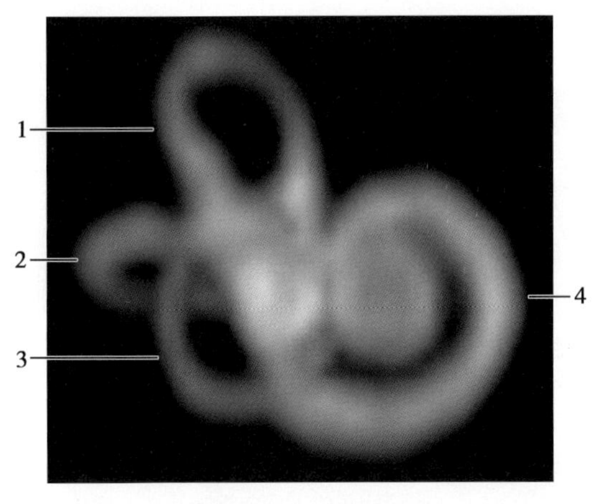

图 2-3-45　A/P 位
1. 上半规管；2. 外半规管；3. 后半规管；4. 耳蜗。

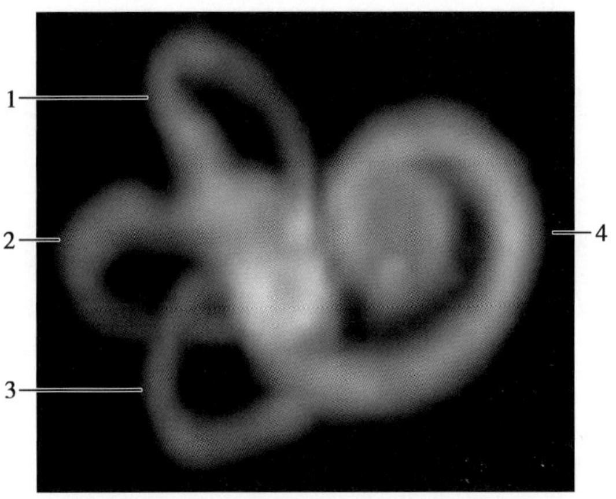

图 2-3-46　A/P 位向上旋转约 30°
1. 上半规管；2. 外半规管；3. 后半规管；4. 耳蜗。

第四节　面神经管、内听道与颈静脉孔

一、面神经管、内听道与颈静脉孔解剖基础

1. 面神经管　面神经管是一细长的骨性管道，起自内听道底面神经区，开口于茎乳孔，全长分为 3 段，迷路段（岩骨内段：自内听道底段至膝状神经节）、鼓室段（水平段：自膝状神经节至锥隆起）和乳突段（垂直段：自锥隆起至茎乳孔）。内有面神经走行，颞骨区面神经也分为 3 段，即迷路段、鼓室段及乳突段。面神经走行中有两个弯曲，第一个是迷路段与鼓室段交界处，称为膝状神经节，又称前膝部；第二个是鼓室段与乳突段交界处称为后膝部，又称锥曲。

2. 内听道　内听道位于颞骨岩部的后部，是一骨性管道，由内向外几乎水平走行，以外端狭小、内端略宽的"锥形"较多见。内侧内耳门开口于颅后窝前壁，正对桥小脑角间隙，呈卵圆形，后缘较锐而突起，前缘较平无明显边缘。外侧以一垂直有筛状小孔的骨板所封闭，即内听道底，它构成前庭和耳蜗内侧壁的大部分，可呈圆弧形或尖角形。内听道底由一前后方向走行横嵴（镰状嵴）分为两区，上区较小，又被垂直嵴（Bill 嵴）分为前后两部。前部为面神经管区，面神经自此进入骨管即为迷路段；后部为前庭上区，内有数小孔，穿过前庭上神经。下区较大，前方为蜗区，有许多呈螺旋状排列的小孔，为蜗神经纤维所通过；后方为前庭下区，有数个小孔，为前庭下神经的分支球囊神经所通过。前庭下区的后下方还有一单孔，为前庭下神经的分支后壶腹神经（单神经）走行。内听道内的血管主要为迷路动、静脉。

3. 颈静脉孔　颈静脉孔位于颅后窝，是一具有内、外口和球部的不规则管道。由岩锥底面后缘和枕骨斜坡组成，位于岩骨内侧面的下方。后内侧是枕骨外侧部及舌下神经管，后外侧边为颈静脉结节，前边为岩骨，总体方向由后外向前内，前部较尖，后面宽，由于岩骨和枕骨的颈静脉突发育不同，可以形成不同的形状。其中以葫芦形单孔为多见，两孔和三孔相对少见。

颈静脉孔分为神经部和血管部。前内侧的神经部，有岩下窦和舌咽神经、迷走神经、副神经复合束通过，后外侧的血管部有颈内静脉和咽升动脉脑膜支通过。但两部分在颈静脉孔内并无完全分隔将静脉和神经分开。

二、面神经管、内听道与颈静脉孔 CT 影像解剖图

1. 面神经管 CT 影像解剖图（图 2-4-1～图 2-4-3）

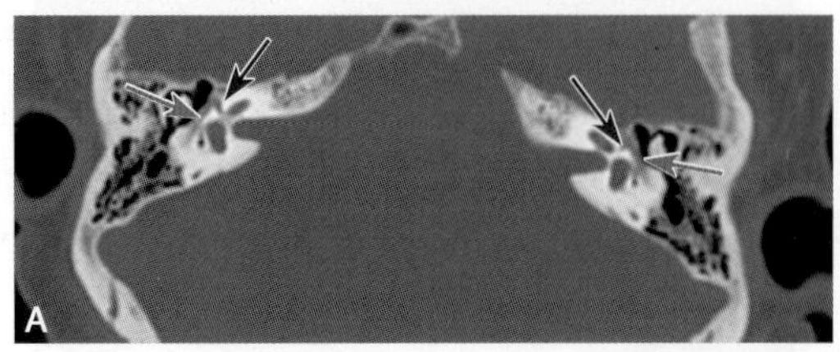
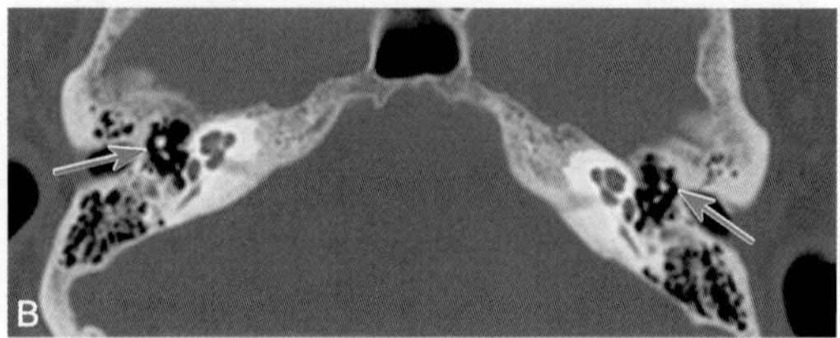

图 2-4-1　面神经管轴位 CT 图像
A. 面神经管迷路段（红色箭头）、鼓室段（蓝色箭头）；B. 面神经管乳突段（绿色箭头）。

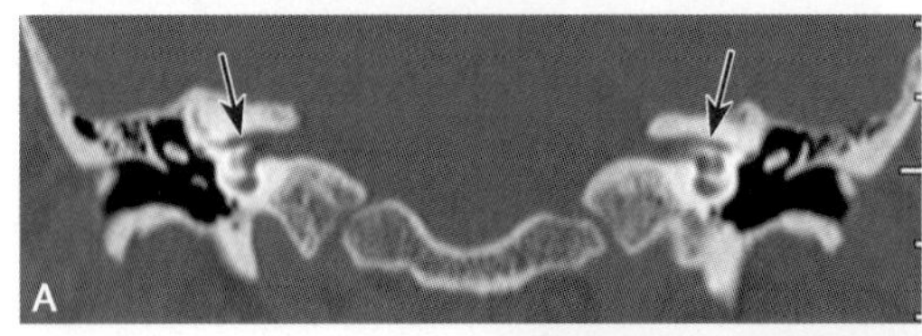
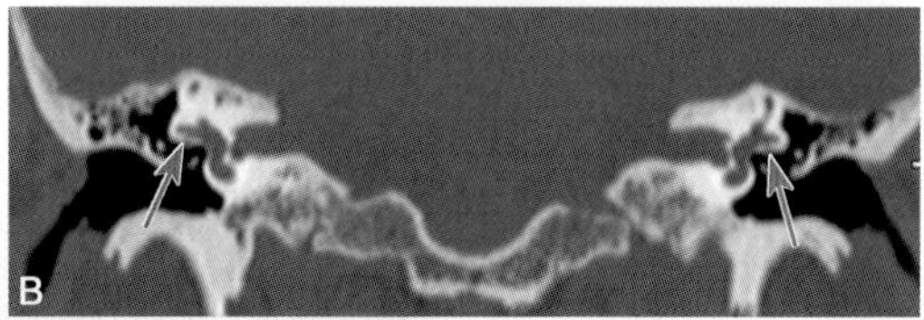
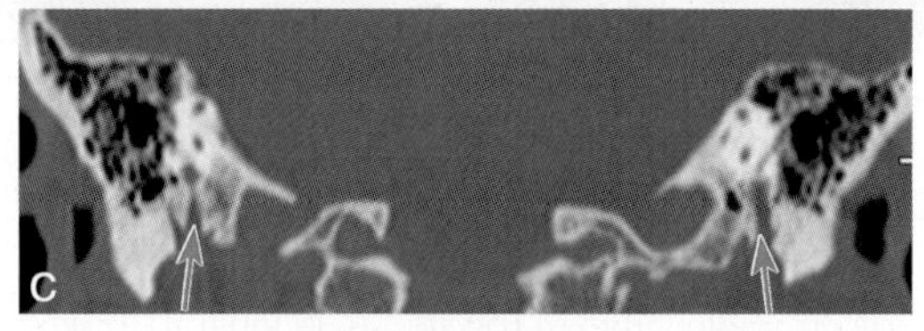

图 2-4-2　面神经管冠状位 CT 图像
A. 面神经管迷路段（红色箭头）；B. 面神经管鼓室段（蓝色箭头）；C. 面神经管乳突段（绿色箭头）。

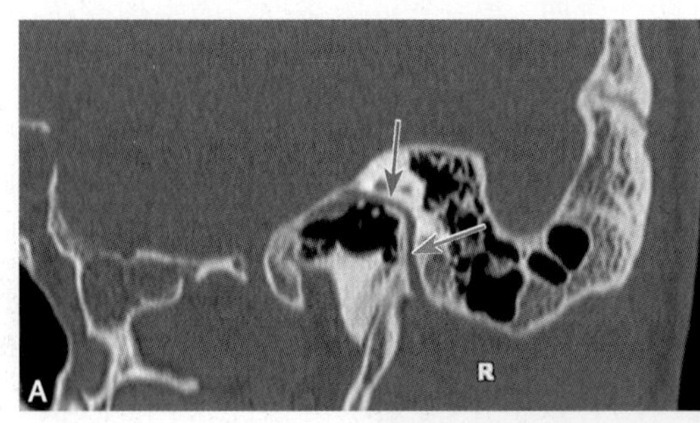

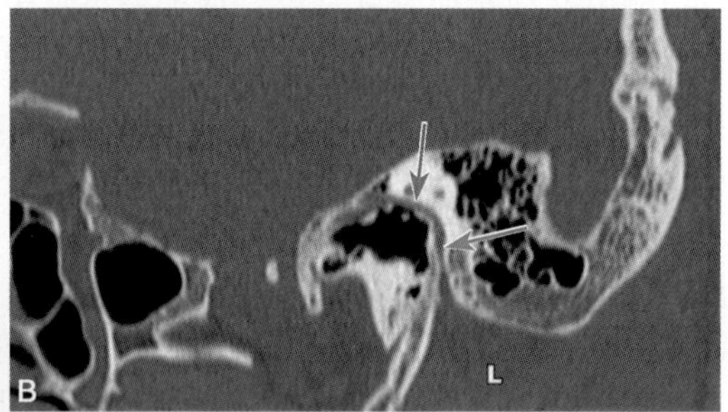

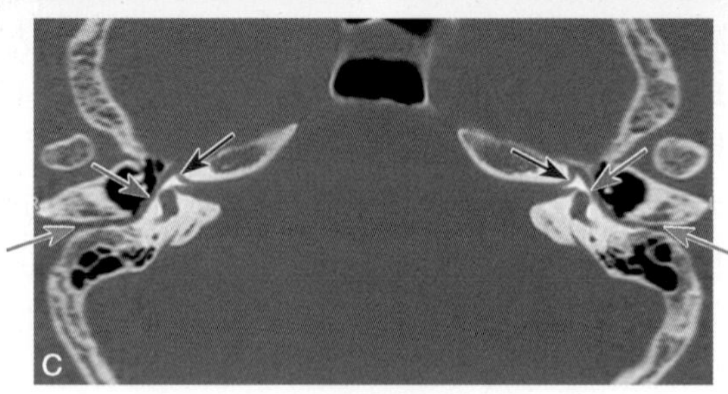

图 2-4-3　面神经管重建 CT 图像
A. 右侧面神经管（鼓室段，蓝色箭头；乳突段，绿色箭头）；B. 左侧面神经管（鼓室段，蓝色箭头；乳突段，绿色箭头）；C. 双侧面神经管（迷路段，红色箭头；鼓室段，蓝色箭头；乳突段，绿色箭头）。

2. 内听道 CT 影像解剖图(图 2-4-4、图 2-4-5)

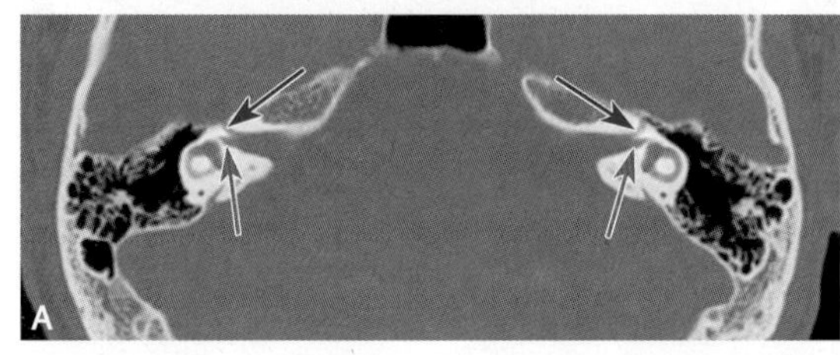

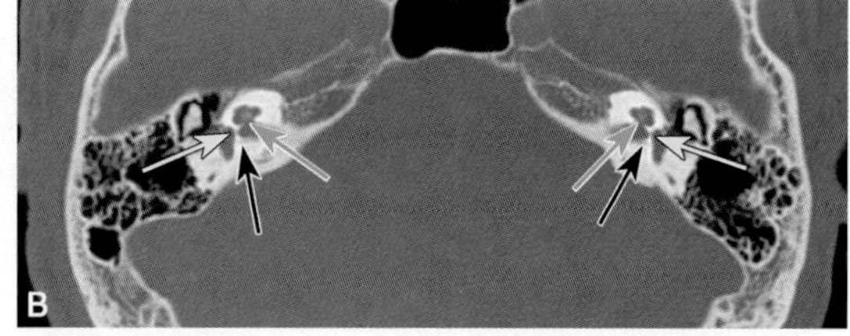

图 2-4-4　内听道轴位 CT 图像

A. 面神经管层面内听道(面神经管,红色箭头;前庭上神经管,紫色箭头);B. 蜗神经管层面内听道(蜗神经管,绿色箭头;前庭下神经管,黄色箭头;单孔,黑色箭头)。

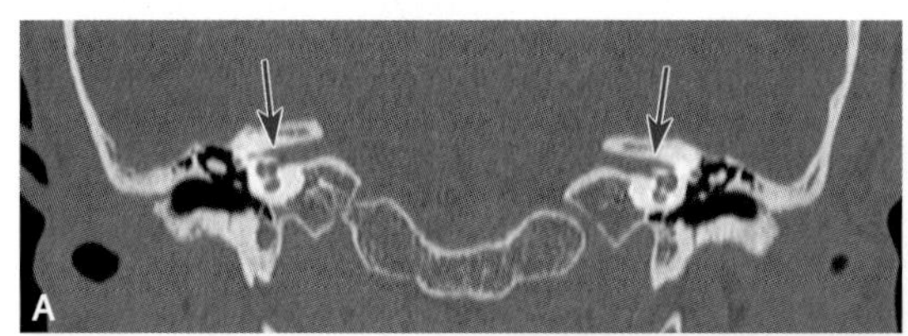

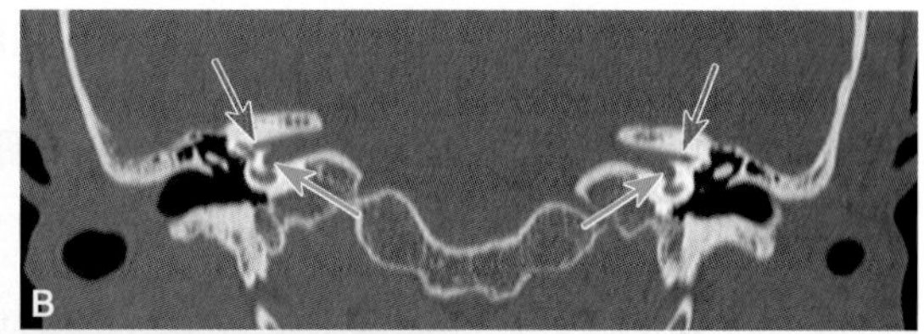

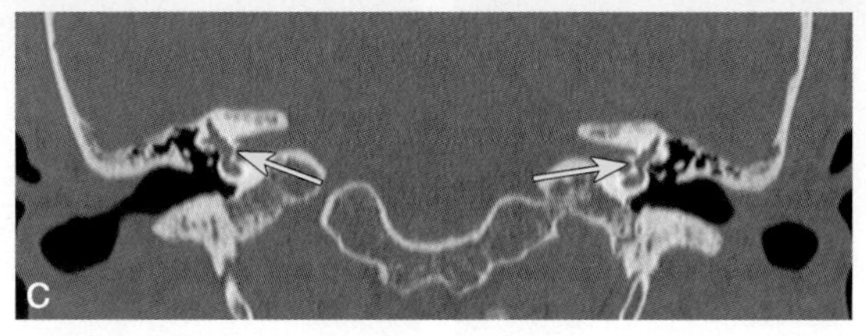

图 2-4-5　内听道冠状位 CT 图像

A. 面神经管(红色箭头);B. 前庭上神经管(紫色箭头),蜗神经管(绿色箭头);C. 前庭下神经管(黄色箭头)。

3. 颈静脉孔 CT 影像解剖图(图 2-4-6、图 2-4-7)

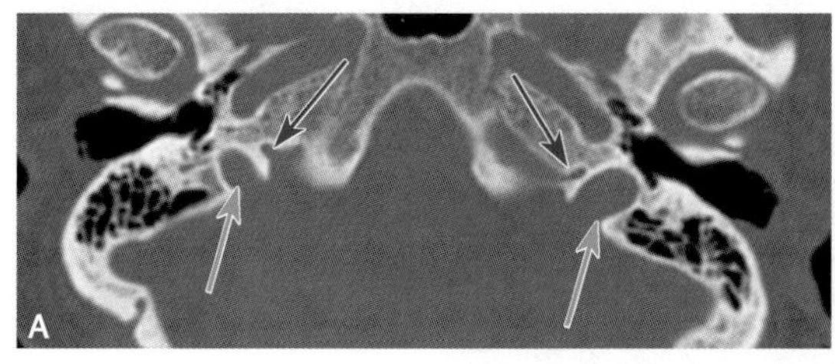

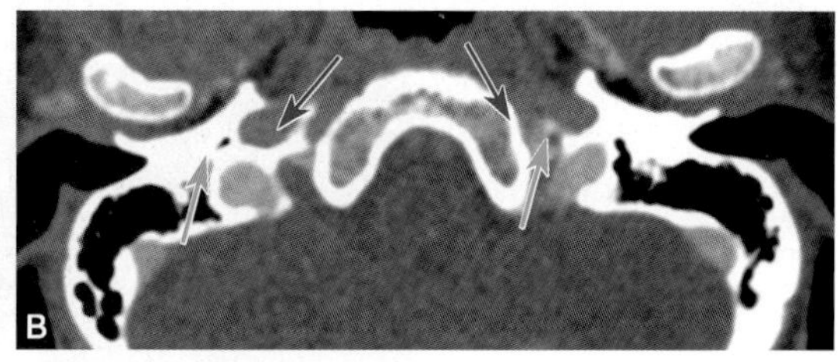

图 2-4-6　颈静脉孔球部轴位 CT 图像

A. 颈静脉孔球部(神经部,红色箭头;血管部,绿色箭头);B. 颈静脉孔球部 CTV(神经部,红色箭头;血管部,绿色箭头)。

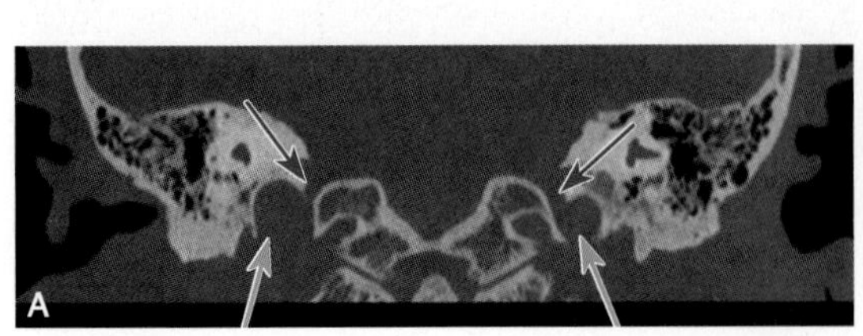

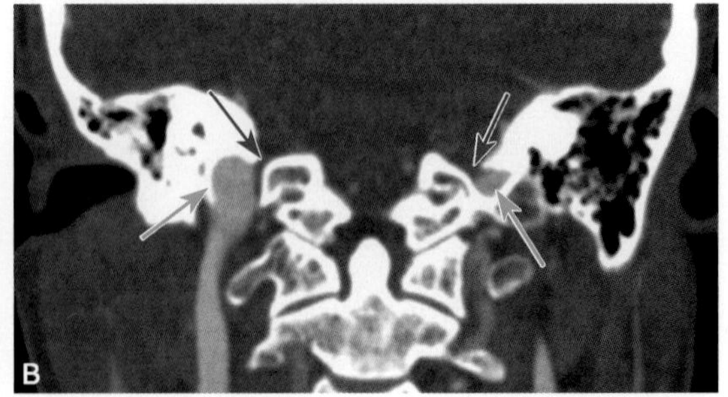

图 2-4-7 颈静脉孔球部冠状位 CT 图像

A. 颈静脉孔球部(神经部,红色箭头;血管部,绿色箭头);B. 颈静脉孔球部 CTV(神经部,红色箭头;血管部,绿色箭头)。

三、面神经管、内听道与颈静脉孔 MRI 影像解剖图

1. 面神经管 MRI 影像解剖图(图 2-4-8、图 2-4-9)

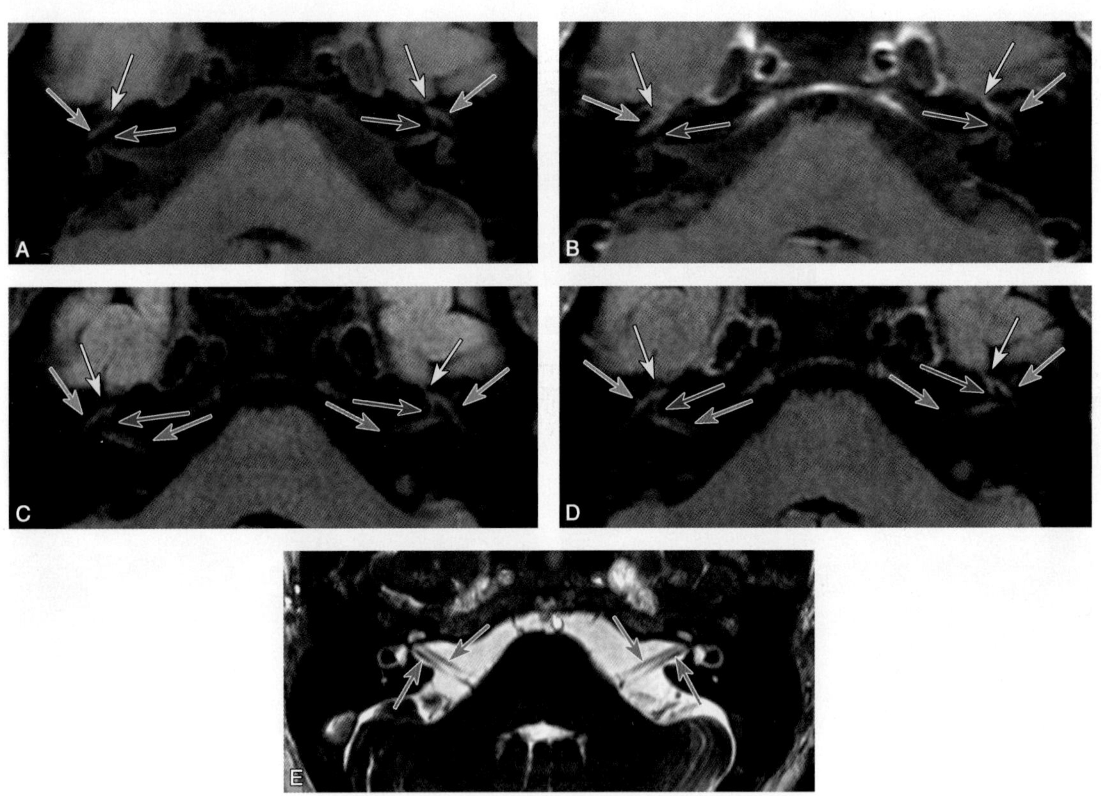

图 2-4-8 面神经管轴位 MRI 图像

A. 面神经管轴位 T_1WI(迷路段,红色箭头;膝状神经节,黄色箭头;鼓室段,蓝色箭头);B. 面神经管轴位增强 T_1WI(迷路段,红色箭头;膝状神经节,黄色箭头;鼓室段,蓝色箭头);C. 面神经管轴位 T_2 FLAIR(内听道段,灰色箭头;迷路段,红色箭头;膝状神经节,黄色箭头;鼓室段,蓝色箭头);D. 面神经管轴位增强 T_2 FLAIR(内听道段,灰色箭头;迷路段,红色箭头;膝状神经节,黄色箭头;鼓室段,蓝色箭头);E. 面神经管内听道段轴位 FIESTA(内听道段,灰色箭头;蜗前庭神经,紫色箭头)。

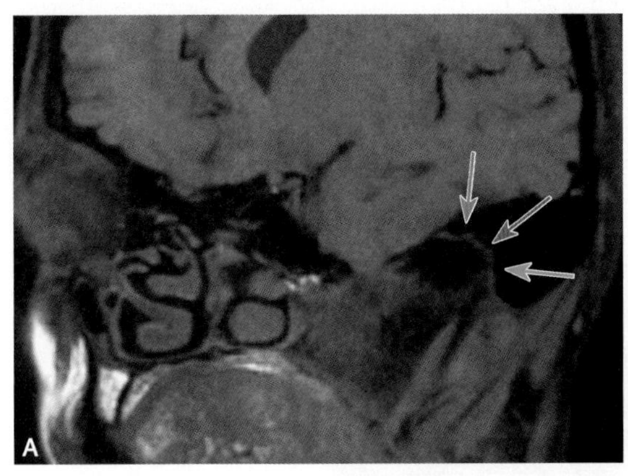

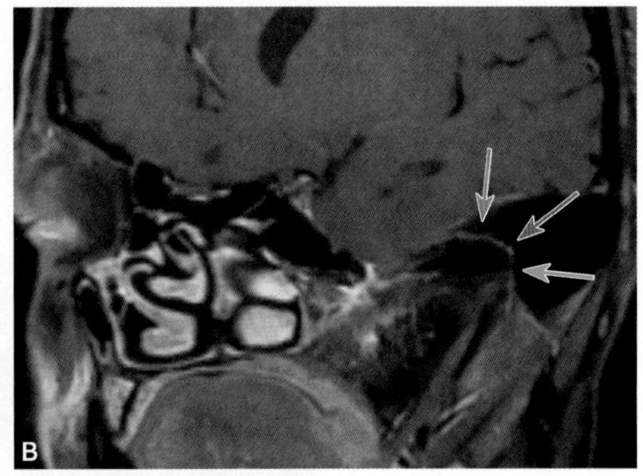

图 2-4-9　面神经管斜矢状位 MRI 图像

A. 面神经管斜矢状位 T_1WI(鼓室段,蓝色箭头;锥曲,紫色箭头;乳突段,绿色箭头);B. 面神经管斜矢状位增强 T_1WI(鼓室段,蓝色箭头;锥曲,紫色箭头;乳突段,绿色箭头)。

2. 内听道 MRI 影像解剖图(图 2-4-10、图 2-4-11)

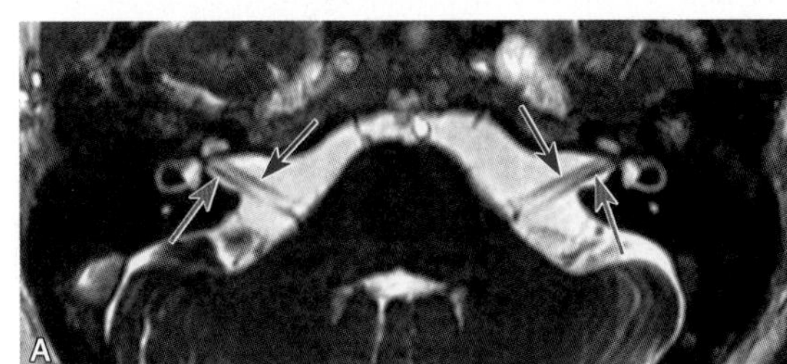

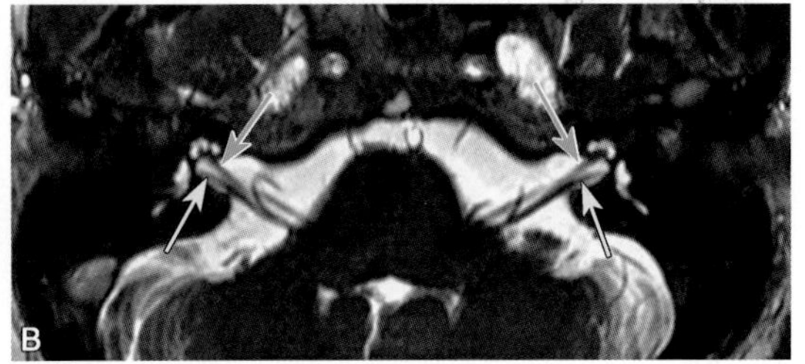

图 2-4-10　内听道轴位 MRI 图像

A. 面神经层面 FIESTA(面神经管,红色箭头;前庭上神经管,紫色箭头);B. 蜗神经层面 FIESTA(蜗神经管,绿色箭头;前庭下神经管,黄色箭头)。

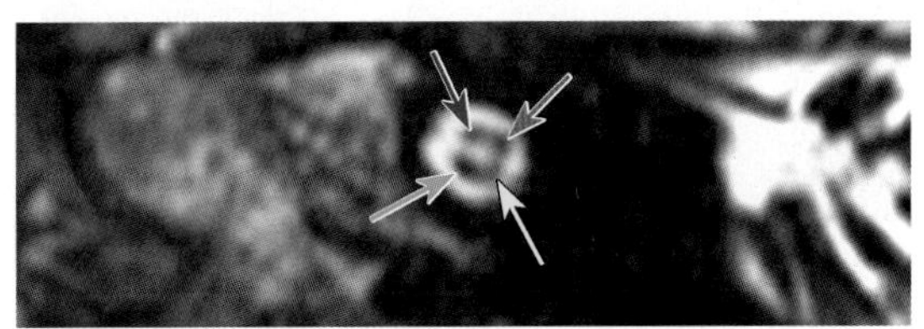

图 2-4-11　内听道底 MRI 图像

面神经管(红色箭头),蜗神经管(绿色箭头),前庭上神经管(紫色箭头),前庭下神经管(黄色箭头)。

3. 颈静脉孔 MRI 影像解剖图(图 2-4-12、图 2-4-13)

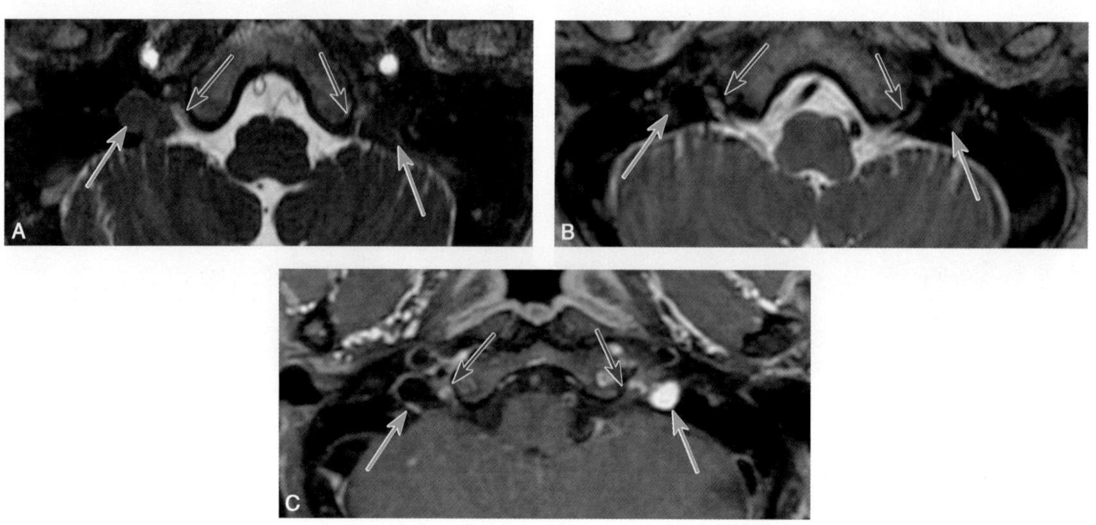

图 2-4-12　颈静脉孔球部轴位 MRI 图像

A. 颈静脉孔球部 FIESTA(神经部,红色箭头;血管部,绿色箭头);B. 颈静脉孔球部 T_2WI(神经部,红色箭头;血管部,绿色箭头);C. 颈静脉孔球部增强 T_1WI(神经部,红色箭头;血管部,绿色箭头)。

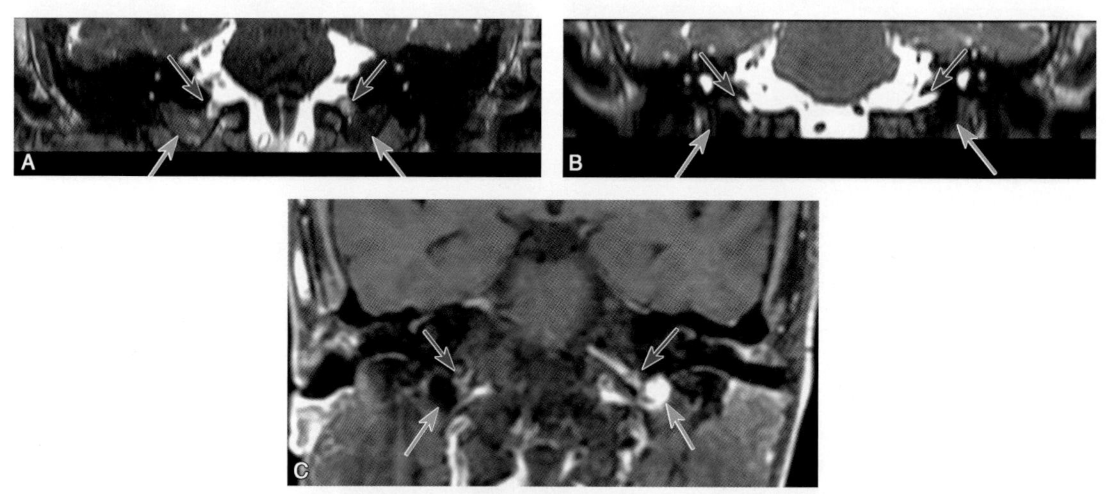

图 2-4-13　颈静脉孔球部冠状位 MRI 图像

A. 颈静脉孔球部 FIESTA(神经部,红色箭头;血管部,绿色箭头);B. 颈静脉孔球部增强 T_1WI(神经部,红色箭头;血管部,绿色箭头);C. 颈静脉孔球部增强 T_1WI(神经部,红色箭头;血管部,绿色箭头)。

练习题

1. 单项选择题

(1) 外耳道的前壁、下壁和后壁大部分由哪部分构成

A. 颞颌关节　　B. 颞骨岩部　　C. 颞骨鼓部

D. 颞骨鳞部　　E. 颞骨乳突部

(2) 构成鼓室前壁的是
A. 鼓室盖　B. 颈动脉管骨壁　C. 颞骨鼓部
D. 颞骨鳞部　E. 乳突窦口

(3) 乳突气房可分4型,最常见的是
A. 硬化型　B. 板障型　C. 混合型
D. 气化型　E. 以上全对

(4) 以下关于耳蜗的叙述,**错误**的是
A. 耳蜗由蜗轴和蜗螺旋管构成
B. 蜗螺旋管是由松质骨围成的骨管
C. 近蜗顶侧的管腔为前庭阶,起自前庭;中间是膜性的蜗管;近蜗底侧者为鼓阶
D. 蜗孔在蜗顶处,由骨螺旋板和膜螺旋板与蜗轴围成,是前庭阶和鼓阶的唯一通道
E. 耳蜗骨壁由骨密质围成

(5) 蜗管中被认为与内淋巴的产生有关的是
A. 血管纹　B. 螺旋器　C. 内淋巴囊
D. 蜗窗　E. 螺旋膜

(6) 螺旋器位于
A. 前庭膜　B. 基底膜　C. 鼓膜
D. 耳石膜　E. 前庭

(7) 蜗窗膜又称
A. 前庭膜　B. 蜗窗龛膜　C. 第二鼓膜
D. 紧张部鼓膜　E. 松弛部鼓膜

(8) 面神经垂直段通过鼓室
A. 外壁　B. 内壁　C. 前壁　D. 后壁　E. 上壁

(9) 关于砧骨豆状突的叙述,正确的是
A. 参与形成砧锤关节　B. 参与形成砧镫关节
C. 位于砧骨窝内　D. 位于砧骨体前外方
E. 位于砧骨体后外方

(10) 耳部CT冠状位扫描,后半规管层面显示
A. 鼓窦　B. 听小骨　C. 耳蜗
D. 鼓膜　E. 面神经隐窝

(11) 鼓岬为下列何种结构的所在处
A. 耳蜗底转　B. 蜗窗　C. 外半规管
D. 前庭窗　E. 鼓膜

(12) 鼓窦前壁是
A. 乳突皮质　B. 上鼓室　C. 乳突气房
D. 外半规管　E. 以上均不对

2. 简答题

(1) 简述外耳道解剖。
(2) 简述鼓室六壁结构。

（3）简述鼓室内结构。
（4）简述内耳解剖。

选择题答案：C　B　D　B　A　B　C　D　B　A　A　B

第三章

耳部常见疾病的影像诊断

第一节 外耳道病变

一、先天性外耳畸形

【简介】

先天性外耳畸形(congenital malformations of the external ear)是一种常见的先天性外耳发育异常。病因与遗传、染色体变异以及胚胎发育过程受到药物或病毒感染等因素有关。外耳由耳廓及外耳道构成,外耳畸形可分为先天性耳廓畸形、先天性外耳道畸形及先天性耳前瘘管。耳廓畸形与外耳道畸形常同时存在。患儿常在出生时即被发现有耳廓及外耳道的畸形,且常伴有中耳畸形,听力障碍多为传导性聋。治疗主要是手术治疗,包括耳廓再造、外耳道及听力重建、佩戴义耳等,以提高听力为首要目的。

【影像学表现】

1. 外耳道闭锁,CT上可表现为骨性闭锁与膜性闭锁。骨性闭锁显示外耳道骨部为骨组织结构充填,无中空的外耳道腔。闭锁板可完全封闭外耳道,也可不完全封闭外耳道,CT上显示鼓部下部未完全融合。膜性闭锁则表现为外耳道鼓部为软组织影填塞,但膜性闭锁较少见。

2. 外耳道狭窄指外耳道前后径或垂直径<4mm。

3. 有时鼓室外下壁可见局部骨质缺损,自鼓室通于其下软组织,导致上窄下宽的喇叭样的垂直外耳道形成。

4. HRCT是外耳检查首选的检查方法,可以明确了解外耳畸形的类型和程度。

【典型病例展示】

病例 1　患者，男，2 岁，左耳自幼传导性聋（图 3-1-1）。

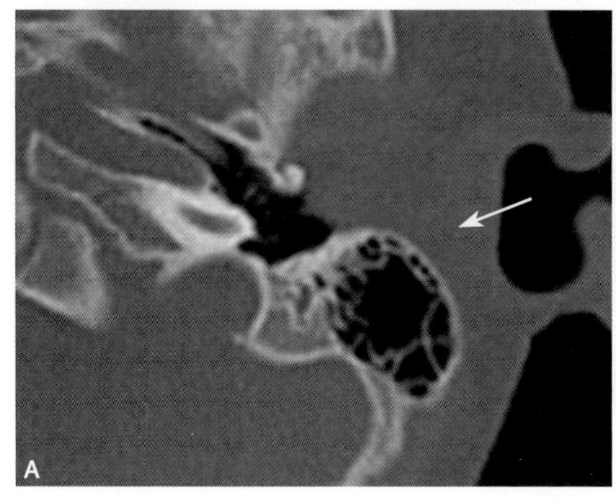

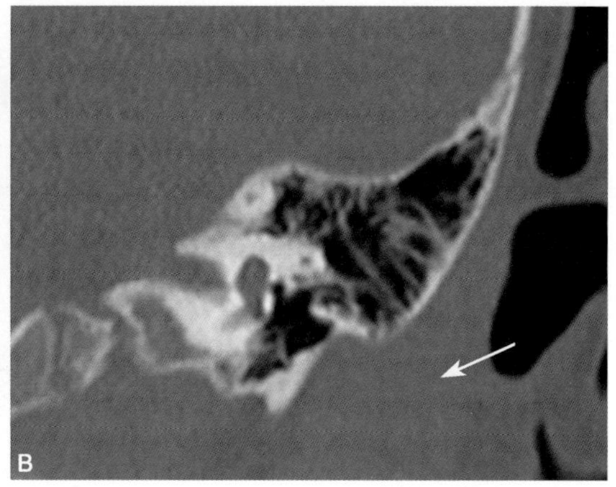

图 3-1-1　左侧外耳道膜性闭锁

A. 平扫 CT 轴位；B. 冠状位骨窗；左侧鼓骨未发育，骨性外耳道未形成，正常外耳道位置可见软组织密度影代替（箭头）。

病例 2　患者，女，2 岁，右耳自幼耳聋（图 3-1-2）。

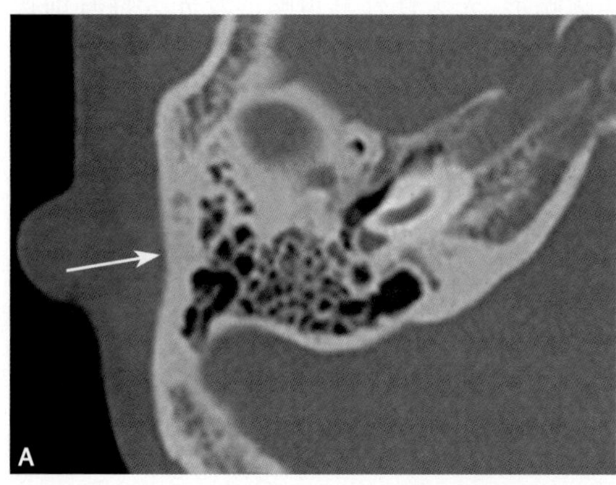

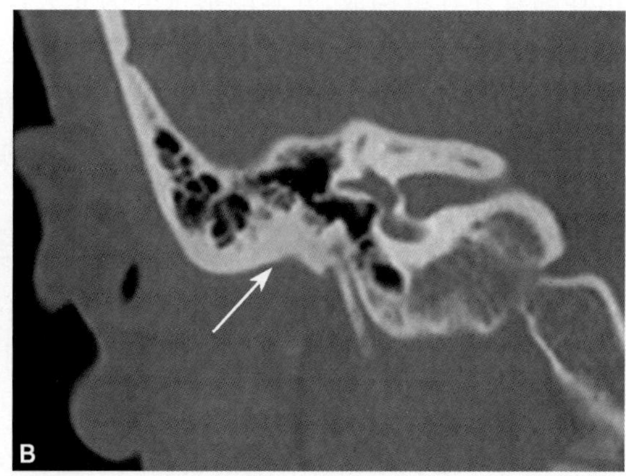

图 3-1-2　右侧外耳道骨性闭锁

A. 平扫 CT 轴位；B. 冠状位骨窗；右侧外耳道骨性闭锁（箭头），鼓室腔狭小。

【诊断思路与诊断要点】

患者常可见耳廓的形态异常，在 HRCT 图像上外耳道闭锁表现为无外耳道影像，代替以骨性闭锁板或软组织影。外耳道狭窄<4mm。

二、外耳道胆脂瘤

【简介】

外耳道胆脂瘤（external auditory canal cholesteatoma）又称获得性外耳道胆脂瘤，是外耳道皮肤受各种病变的长期刺激，致使局部皮肤生发层中的基底细胞生长活跃、角化上皮细胞脱落异常增多、排出受阻，堆积于外耳道内，形成团块。久之，其中心腐败、分解、变性，产生胆固醇结晶。由于胆脂瘤中含有蛋白分解酶,使局部骨质溶解吸收使外耳道扩大。目前病因尚不明确,根据其病因分为先天性、外伤性、医源性、自发性、阻塞性和感染性。外耳道胆脂瘤患者病变初期临床症状多较轻,伴感染时可出现耳部流脓,此时外耳道胆脂瘤常伴肉芽形成,耳镜常可见耳内有脱落上皮碎屑、肉芽或息肉。好发年龄为 40~75 岁,单侧多见,也可侵犯双耳。治疗主要是手术切除。

【影像学表现】

高分辨率颞骨 CT 可见外耳道膨大变形,其内可见软组织肿块,大小不等,形态多不规则,较大时呈类圆形膨胀性肿块。局部骨质可见吸收变薄或破坏,以后壁破坏多见,病变可扩展到中耳,其角化物和胆脂瘤在 CT 上呈等或略低密度灶,增强后一般无强化。在胆脂瘤的诊断中,骨质破坏是一个很重要的诊断依据。MRI 表现,在 T_1WI 上呈等信号或低信号,信号可均匀也可不均匀。T_2WI 呈高信号,DWI 呈明显高信号,增强后病灶本身不强化,周围炎性假包膜可强化。

外耳道胆脂瘤的发展分为 3 期:Ⅰ期,胆脂瘤压迫外耳道骨壁呈局限性较表浅的小凹,鼓膜未受侵犯;Ⅱ期,胆脂瘤局限于外耳道并形成囊袋,骨壁受侵蚀;Ⅲ期,胆脂瘤破坏外耳道侵入上鼓室、乳突。

最佳检查方法为 HRCT。

【典型病例展示】

病例　患者,男,2 岁,右耳流脓 2 个月(图 3-1-3)。

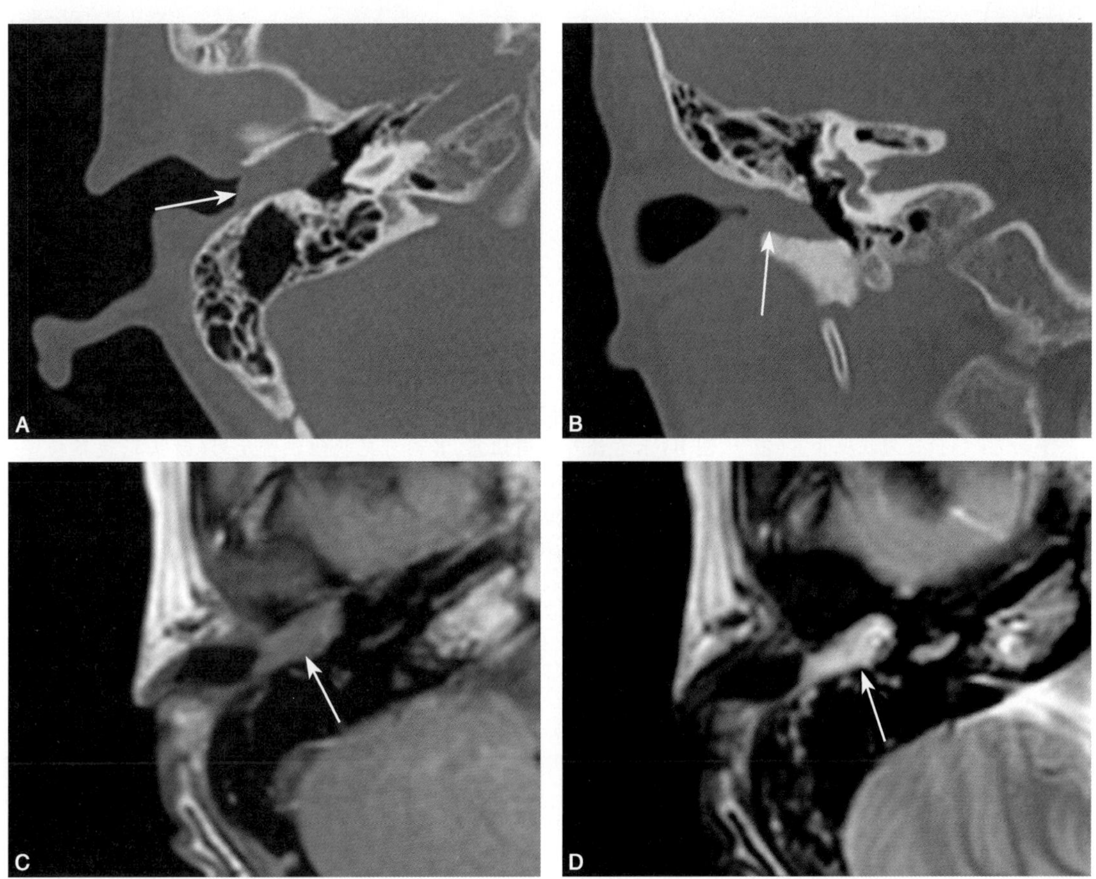

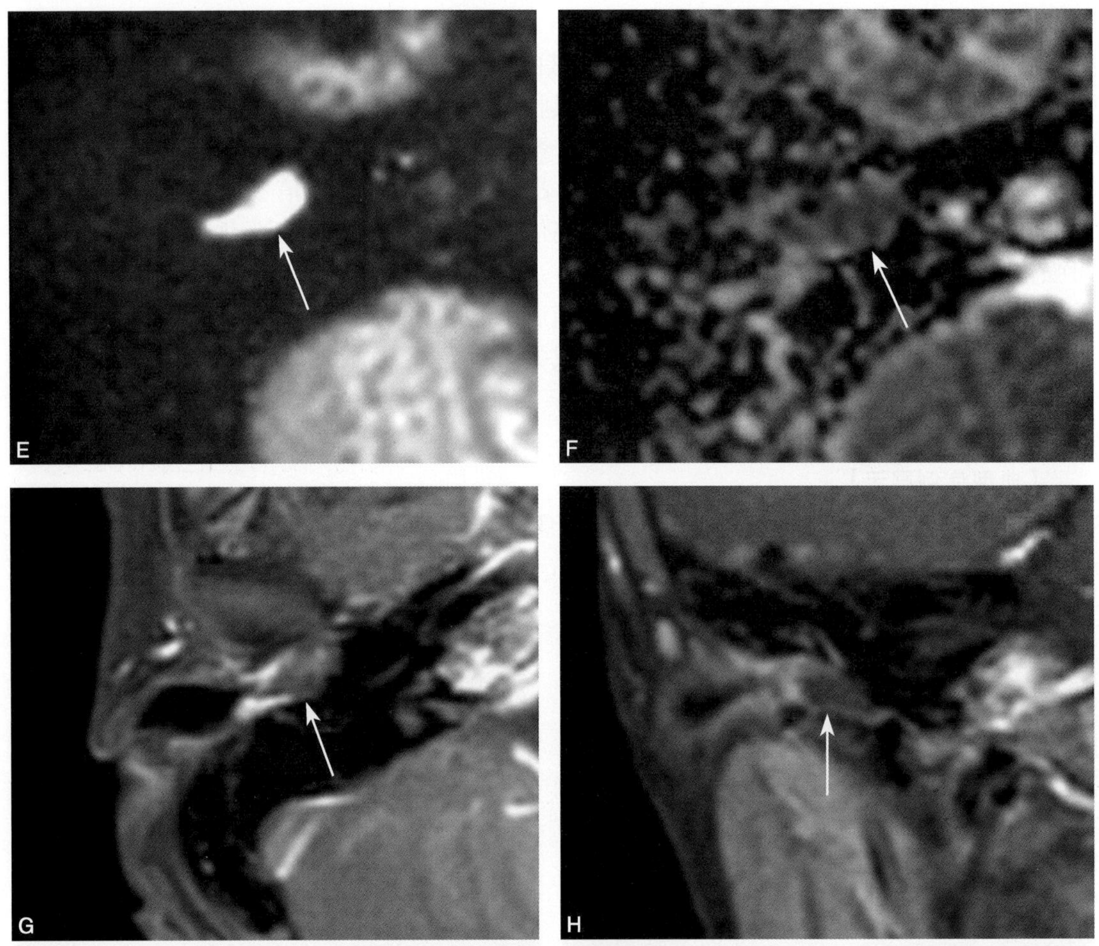

图 3-1-3　外耳道胆脂瘤

平扫 CT 轴位及冠状位骨窗(图 A、图 B)示右侧外耳道阻塞,其内可见软组织密度影(箭头),边界较清,骨质未见异常改变。MRI 示外耳道异常信号影(箭头),轴位 T_1WI(图 C)可见条状低信号影,T_2WI(图 D)呈高信号影,DWI(图 E)呈高信号,ADC 图(图 F)呈低信号,增强后轴位及冠状位(图 G、图 H)可见边缘强化。右侧中耳鼓室、乳突区及岩尖可见斑点状不均匀长 T_1、长 T_2 信号影,边界欠清晰,增强后边缘强化,考虑炎症。

【诊断思路与诊断要点】

CT 图像特点：外耳道扩大，外耳道内膨胀性软组织肿块，骨质吸收变薄或有骨质破坏，增强后病变中央无强化，外周环形强化。

MRI 图像特点：T_1WI 呈等信号或低信号，T_2WI 呈高信号，DWI 呈明显高信号，增强后病变中央无强化，外周环形强化。

三、恶性外耳道炎

【简介】

恶性外耳道炎（malignant external otitis），又称坏死性外耳道炎（necrotizing external otitis），为严重感染性病变，多见于免疫力低下的老年人、糖尿病及免疫抑制或免疫功能低下者；病原体主要为铜绿假单胞菌，少数病例由葡萄球菌、克雷伯菌、曲霉菌或多种细菌混合感染所致。病变起自外耳道骨部与软骨部结合部下壁，常引起外耳道骨髓炎和进行性广泛坏死。临床表现为外耳道持续性疼痛、分泌物及传导性聋；晚期可导致第Ⅶ、Ⅸ～Ⅻ脑神经麻痹。Kraus 根据病变进展程度不同，在临床上将恶性外耳道炎分为 3 期：Ⅰ期是炎症局限于外耳道及乳突气房；Ⅱ期是Ⅰ期表现合并颅底骨髓炎及脑神经麻痹；Ⅲ期是Ⅱ期合并炎症扩展至颅内。

【影像学表现】

早期只有软组织感染改变，CT 表现为外耳道和耳廓黏膜增厚肿胀；晚期 CT 表现为外耳道软组织肿胀和邻近深部间隙蜂窝织炎或脓肿以及骨质破坏，骨质破坏一般从外耳道下壁开始，逐渐累及其他壁，边缘不整；蜂窝织炎及脓腔可向任意方向播散，向前下可累及腮腺、颞下颌关节、颞下窝，向后累及乳突气房，向内累及鼓室及岩尖，向上累及颅中窝底，向外累及颞肌及颞部皮下软组织，表现为受累区域软组织肿胀，密度不均匀。

外耳道及周围软组织影在 T_1WI 呈低信号，T_2WI 呈混杂信号；T_1WI 显示受累的下颌骨和颅底骨质的骨髓腔脂肪高信号影被低信号影取代；增强后 T_1WI 显示弥漫的软组织影和骨髓腔低信号影不均匀强化，脓肿不强化，颞底脑膜增厚强化。

【典型病例展示】

病例 1　患者，男，79 岁，右侧耳痛伴流脓，脓中带血（图 3-1-4）。

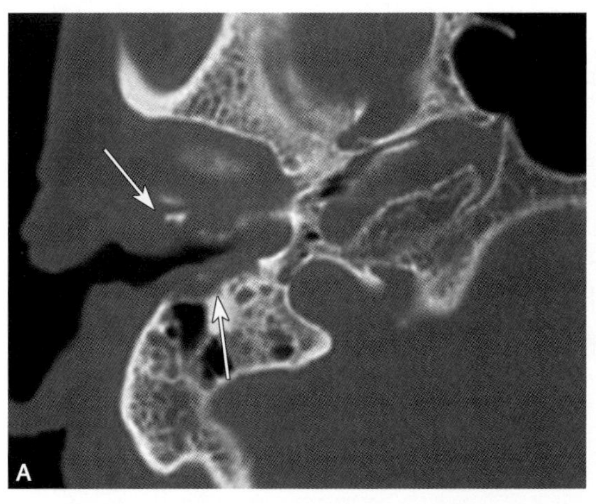

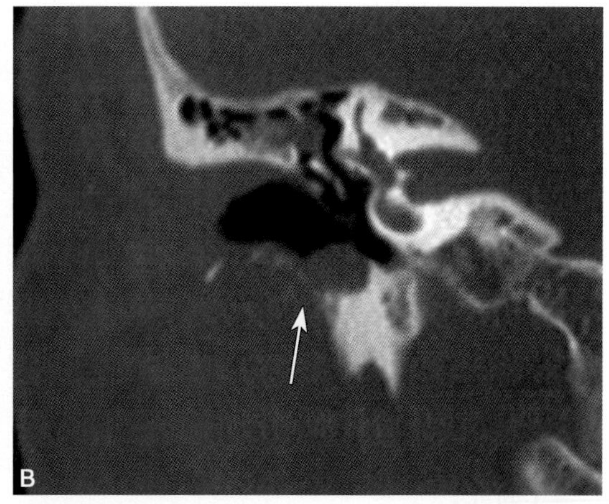

图 3-1-4　右侧恶性外耳道炎

平扫 CT 轴位骨窗（图 A）示右侧外耳道及耳周软组织肿胀，外耳道壁前壁及后壁部分骨质破坏缺损，累及右侧颞颌关节窝（箭头），乳突蜂房内密度增高。平扫 CT 冠状位骨窗（图 B）示右侧外耳道内软组织影破坏外耳道下壁（箭头）。

病例 2　患者,男,70 岁,糖尿病病史多年,左侧外耳道流脓伴持续性耳痛(图 3-1-5)。

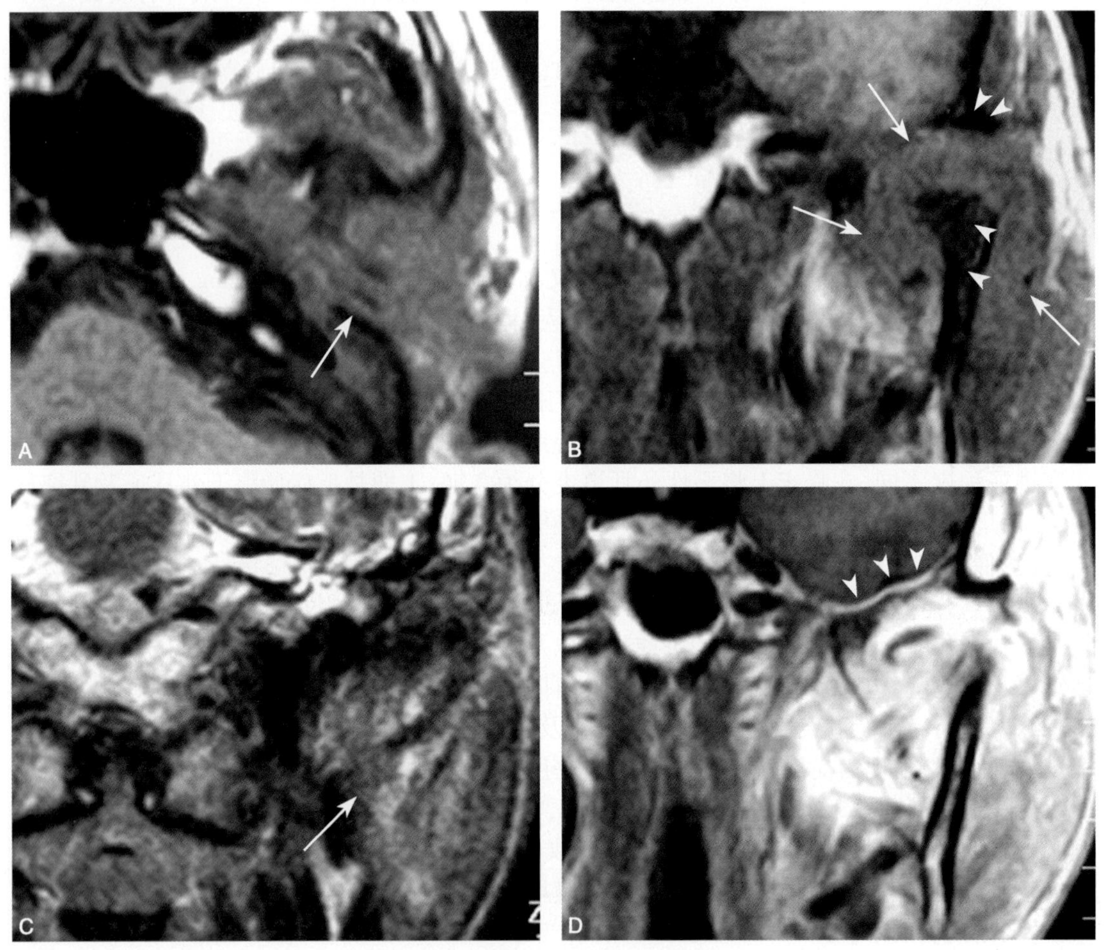

图 3-1-5　左侧恶性外耳道炎

MRI 示左侧颞骨区、颅中窝底和颞下窝弥漫性不规则软组织影,轴位和冠状位 T_1WI(图 A、图 B)病变呈等信号(长箭头),颅底、下颌骨的下颌头和升支骨髓脂肪高信号影为低信号影取代(短箭头);冠状位 T_2WI(图 C)病变呈混杂信号(箭头);增强冠状位 T_1WI(图 D)病变弥漫性强化,范围较大(箭头),左侧颞底脑膜增厚强化(箭头)。

【诊断思路与诊断要点】

老年糖尿病患者或免疫功能低下的患者出现外耳道炎性肿胀、骨质破坏和局部软组织蜂窝织炎或脓肿,高度提示本病。CT 显示细微的骨皮质破坏,对诊断至关重要;MRI 显示外耳道周围软组织病变范围及下颌骨和颅底骨质的骨髓腔受累、颅内侵犯较好。

四、外耳道骨瘤、骨疣

【简介】

外耳道骨瘤(external auditory canal osteoma)为罕见的骨性外耳道良性、局限性、带蒂的骨性肥大,表面覆盖正常黏膜,病灶通常为单侧,可附着于鼓鳞缝或鼓乳缝,最常见于外耳道骨-软骨结合部附近。外耳道骨疣(external auditory canal exostoses)是长期接触冷水导致的骨性外耳道良性肥大，多见于冲浪者，又称冲浪耳，多双侧发病，常发生于外耳道峡部内侧，病变宽基底，呈环形或分叶状。临床表现为外耳道壁局部隆起的硬性肿物、外耳道狭窄，表面皮肤无异常；通常无症状，多为意外发现。

【影像学表现】

外耳道骨瘤常发生于单侧外耳道，典型为单发病灶。病灶通常较小，多为卵圆形，最常见于外耳道骨-软骨结合部附近。CT 表现为骨性外耳道局灶性带蒂的骨性肥大。外耳道骨疣常双耳发病，多位于外耳道峡部内侧，CT 表现为骨性外耳道宽基底或局灶性圆周性骨性肥大，不同程度外耳道狭窄。外耳道骨瘤和骨疣边缘光滑，骨性肿块表面软组织正常，未见软组织肿块，可导致蜡质样物质、鳞状碎屑堆积或继发性胆脂瘤、浆液性中耳炎。

【典型病例展示】

病例 1　患者，男，23 岁，左侧传导性听力下降（图 3-1-6）。

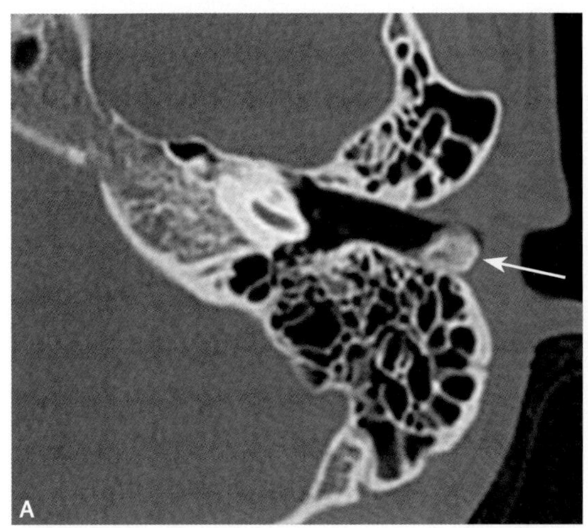

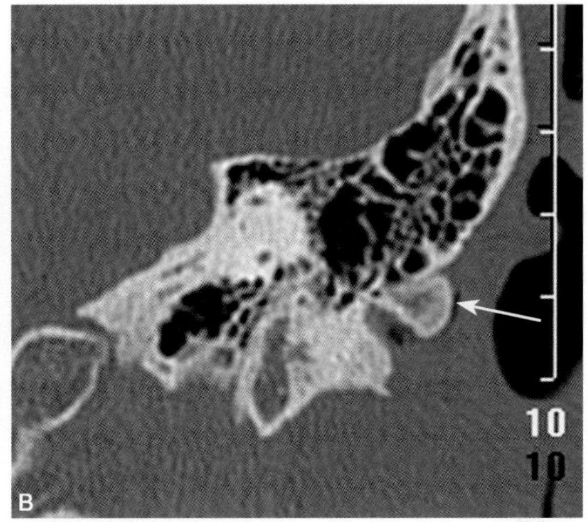

图 3-1-6　左侧外耳道骨瘤

平扫 CT 轴位和冠状位骨窗（图 A、图 B）示来源于左侧外耳道后上壁的类圆形骨性密度肿块（箭头）突入到左侧外耳道内，外耳道狭窄。

病例 2　患者，男，50 岁，双耳不适（图 3-1-7）。

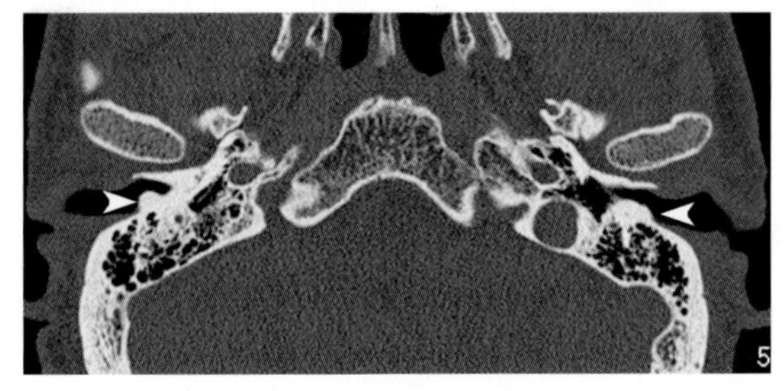

图 3-1-7　双侧外耳道骨疣

平扫 CT 轴位骨窗示双侧外耳道峡部内侧骨性密度肿块，左侧病变呈扁平状（箭头），右侧病变呈类圆形（箭头），突入到左侧外耳道内，双侧外耳道狭窄。

【诊断思路与诊断要点】

外耳道内局灶性、带蒂的类圆形或卵圆形骨性肿块可诊断本病，单侧发病者为外耳道骨瘤，而双侧发病者则为外耳道骨疣。CT 是最佳影像学检查方法；MRI 对外耳道骨瘤的诊断价值有限。

五、外耳道乳头状瘤

【简介】

外耳道乳头状瘤(papilloma of external auditory canal)是一种常见的良性肿瘤，占耳部良性肿瘤的 78.9%，并且 95.2%的耳部乳头状瘤发生于外耳道。在中国南方常见，多生长于外耳道外侧段，男性多于女性。目前认为该病是由于人乳头瘤病毒(HPV)感染引起的上皮局部增生所致。该病毒的特性是只侵犯破损的皮肤、黏膜，瘤体只生长于表皮，不侵犯皮下组织。慢性化脓性中耳炎及外耳道炎的脓液、异物长期存留和经常挖耳等慢性刺激可诱发，有恶变可能。临床表现为传导性聋和/或耳出血。

【影像学表现】

关于外耳道乳头状瘤影像学表现的报道罕见，表现为外耳道内孤立生长的软组织肿块，无骨质侵蚀及鼓室和鼓膜侵犯，生长缓慢。

【典型病例展示】

病例　患者，男，30 岁，左耳痒(图 3-1-8)。

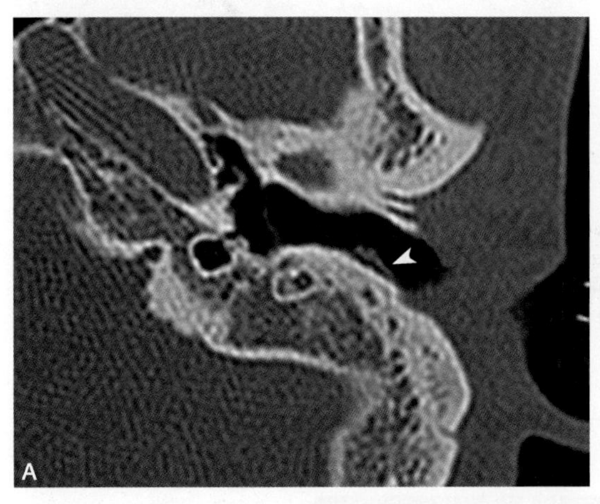

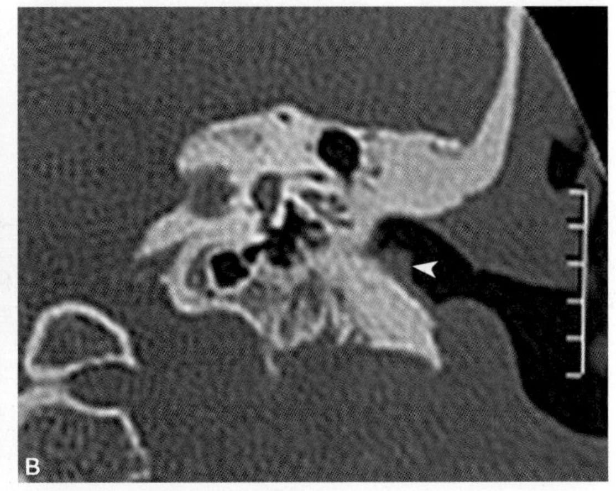

图 3-1-8　左侧外耳道乳头状瘤

平扫 CT 轴位和冠状位骨窗(图 A、图 B)示起源于外耳道后下壁的软组织密度肿块，以宽基底与外耳道黏膜相连(箭头)，向外耳道内突出，边缘不光整，外耳道腔窄。

【诊断思路与诊断要点】

外耳道乳头状瘤表现为与皮肤或黏膜呈广基底相连的软组织肿块，亦可呈圆形或椭圆形，好发于外耳道软骨部而无骨质破坏者。CT 是首选检查方法，可以显示软组织肿块及骨质情况。MRI 显示肿块累及范围更佳。

六、外耳道癌、中耳癌

【简介】

外耳道癌(cancer of external auditory canal)、中耳癌(cancer of middle ear)较少见，发病率

为耳部疾病的 1/5 000~1/1 300，多见于中老年人。病理多为鳞癌，少数为基底细胞癌及腺癌，也可见原发腺样囊性癌。临床表现早期有传导性聋、外耳道分泌物，分泌物呈水样，可带血或有臭味，耳痛剧烈，晚期常有面瘫。耳镜检查可见外耳道灰白色软组织肿物，表面不平常有溃疡，易出血，常并发感染。

【影像学表现】

CT 表现：外耳道内软组织肿块，早期无骨质破坏；肿瘤较大时可见外耳道骨壁溶骨性破坏，边缘不规则，浸润生长。外耳道癌可累及耳廓、中耳腔、乳突、颞骨其他部分、颅中窝、颅后窝、颞下窝及颞下颌关节等部位。中耳癌可累及鼓室、耳蜗、面神经管、颈静脉球窝及岩尖等部位。

MRI 表现：肿瘤 T_1WI 呈略低信号影，T_2WI 常呈略高信号；增强后强化，较小的肿瘤均匀强化，较大的肿瘤由于坏死而呈不均匀强化。伴/不伴有耳廓前后、腮腺内淋巴结肿大或中心发生坏死。

【典型病例展示】

病例 1　患者，女，54 岁，左耳痛，溢液数年（图 3-1-9）。

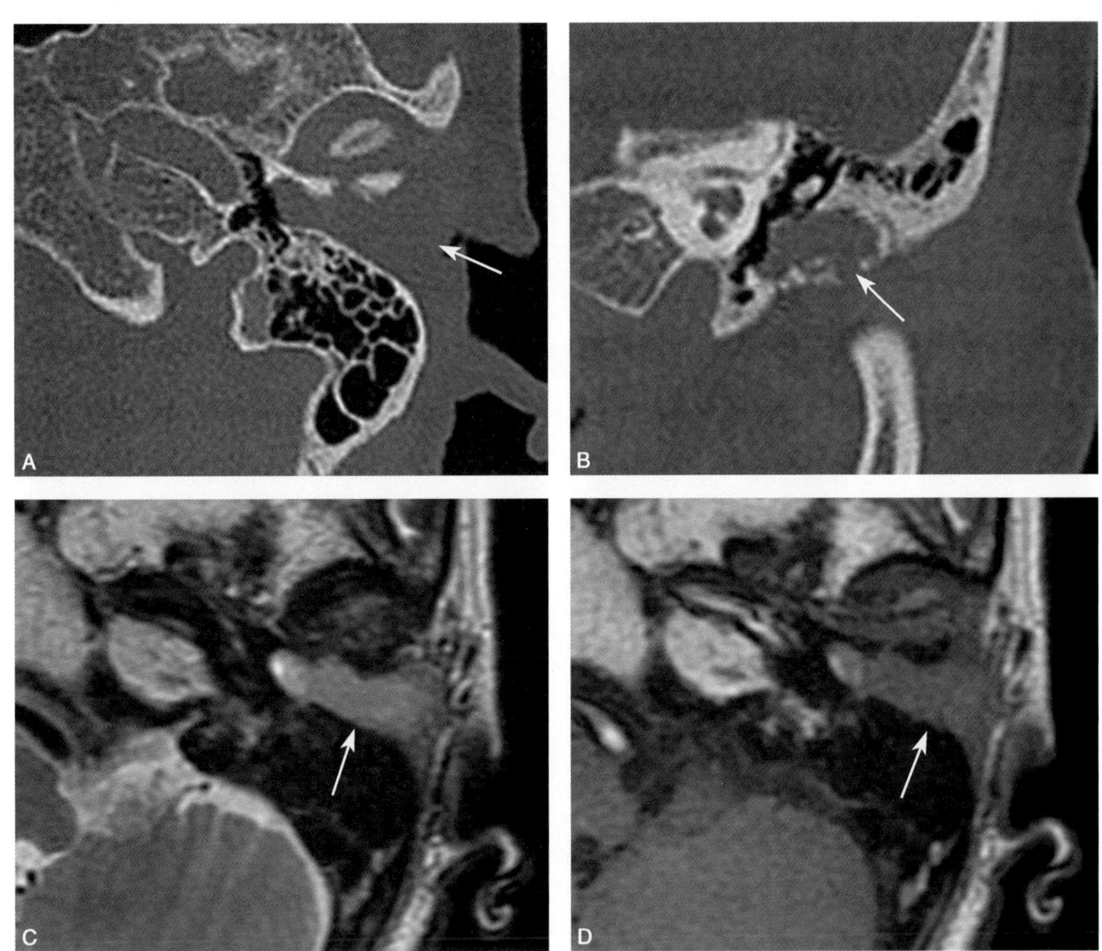

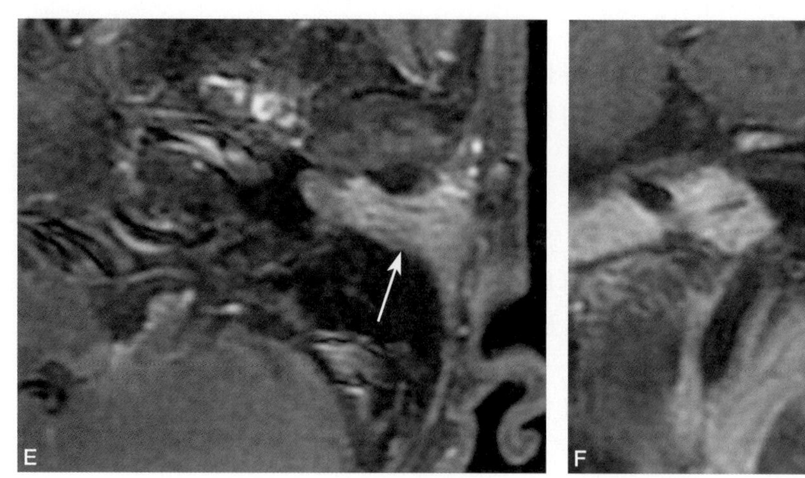

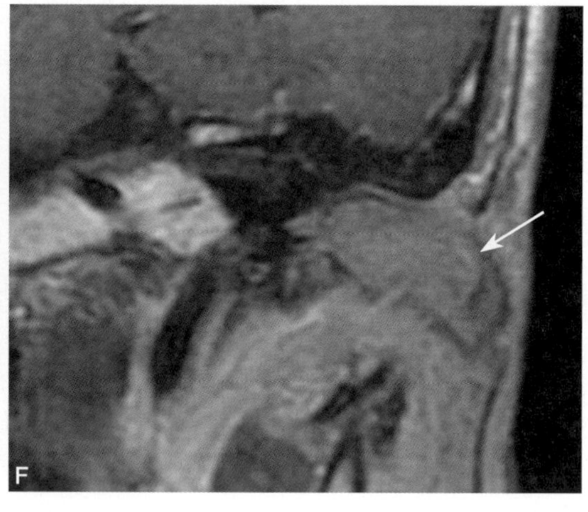

图 3-1-9　左侧外耳道鳞癌

平扫 CT 轴位及冠状位骨窗（图 A、图 B）示左侧外耳道内软组织密度肿块（箭头），外耳道前壁、下壁溶骨性骨质破坏（箭头）。MRI 示外耳道内软组织肿块，轴位 T_2WI（图 C）病变呈略高信号（箭头），轴位 T_1WI（图 D）病变呈略低信号（箭头），增强后轴位、冠状位 T_1WI（图 E、图 F）病变中度不均匀强化（箭头）。

病例 2　患者，男，51 岁，右耳痛，流水带血（图 3-1-10）。

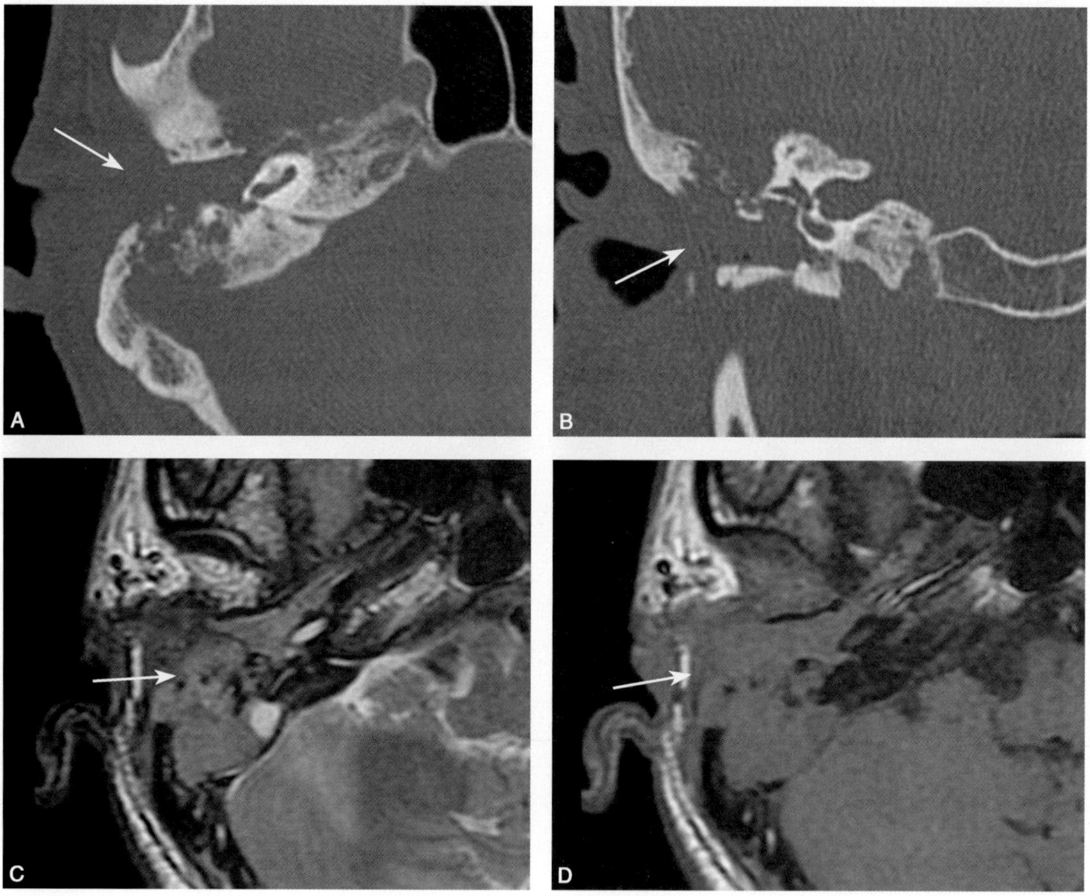

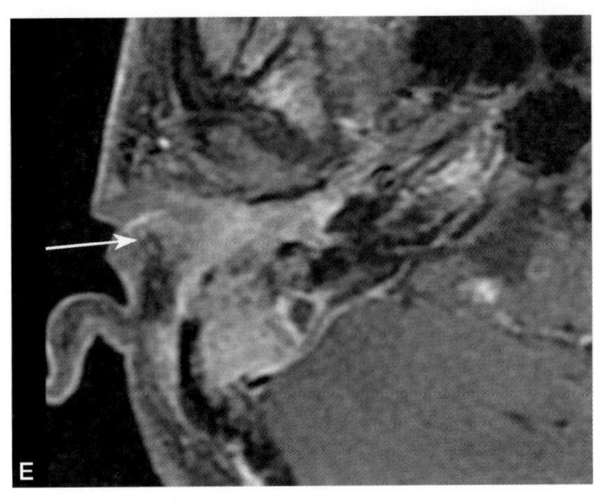

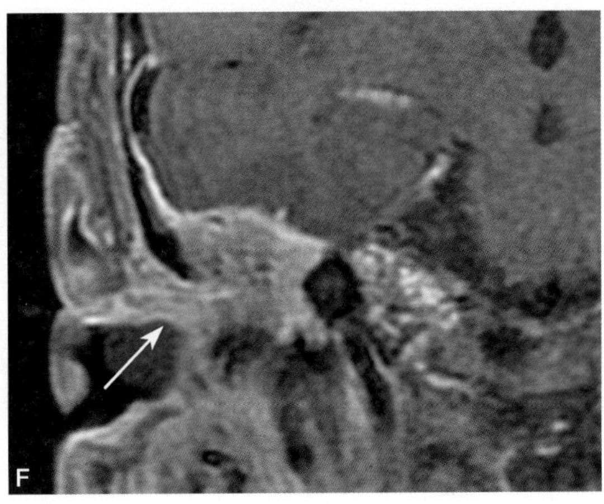

图 3-1-10　右侧中耳鳞癌

平扫 CT 轴位及冠状位骨窗(图 A、图 B)示右侧鼓室、乳突内软组织密度肿块(箭头),突入外耳道内,周围骨质及听小骨溶骨性破坏。MRI 示右侧鼓室、乳突及外耳道内软组织肿块(箭头),轴位 T_2WI(图 C)病变呈略高信号,轴位 T_1WI(图 D)病变呈略低信号,增强轴位、冠状位 T_1WI(图 E、图 F)病变中度不均匀强化,右侧颞底脑膜增厚强化。

【诊断思路与诊断要点】

外、中耳软组织肿块伴有溶骨性骨质破坏时需要考虑外耳道癌、中耳癌的可能性,不能确定外耳道病变是良性病变还是恶性病变时需行活检确诊。CT 可显示骨质破坏及软组织肿块,是首选检查方法;MRI 显示肿瘤强化及范围较好。

外耳道病变影像诊断思路

深藏在骨骼包围中的中耳和内耳一般的物理学检查不易达到,与其不同的是,外耳可直观地观察到,病史及耳镜检查对外耳道疾病的诊断具有重要意义,活检取材较为方便。影像学检查主要用于评价病变的侵犯范围及并发症等情况。外耳道疾病可分为:①先天发育性疾病;②耳部炎性疾病;③耳部肿瘤性疾病。

先天发育性疾病在患者出生即出现,表现为外耳道狭窄、外耳道膜性闭锁和外耳道骨性闭锁,耳镜及影像学检查诊断不难。外耳道狭窄表现为外耳道前后径或垂直径小于 4mm。外耳道膜性闭锁时,骨性外耳道可正常,但其中充以软组织。外耳道骨性闭锁无外耳道影像,代之以骨性闭锁板。影像学检查除了诊断外耳道畸形外,还需要明确是否合并中、内耳畸形,并进一步评价外中耳畸形的类型,对临床确定能否进行手术重建以及明确手术路径至关重要。

外耳道胆脂瘤在耳镜中可见胆脂瘤白皮,其特征性的 CT 表现为外耳道内膨胀性生长的软组织影,周围破坏骨质边缘光整;特征性的 MRI 表现为病变无强化,而 DWI 明显弥散受限。根据患者耳痛、分泌物的临床表现,免疫力低下的老年或糖尿病患者的特定发病人群,以及起源于外耳道并向各方向扩展的炎性病变伴有骨质破坏的影像学表现,诊断恶性外耳道炎不难,切不可仅根据外耳道骨质破坏而诊断为恶性肿瘤。

外耳道肿瘤性疾病大部分为良性,其中 80% 为乳头状瘤,瘤体只生长于表皮而不侵犯皮下组织,表现为呈广基底生长且无骨质破坏的软组织肿块。外耳道骨瘤质地坚硬,影像学表现为特征性骨质密度而容易诊断,常单耳发病,双耳发病者见于外耳道骨疣。外耳道癌、中耳癌少见，并且组织学分类较多，因为恶性肿瘤呈浸润性生长而出现软组织肿块及溶骨性骨质破坏，较大的肿瘤由于坏死而呈不均匀强化。随着病变进展，可侵犯邻近结构和/或出现淋巴结转移。

因此，在诊断外耳道疾病时，在全面分析影像学表现的同时，须紧密结合患者发病年龄、临床表现及耳镜检查。

第二节 中耳病变

一、先天中耳畸形

【简介】

中耳由鼓室、咽鼓管、鼓窦及乳突构成，各部位的畸形可合并出现，也可单独发生，其中最常见的先天中耳畸形(congenital malformations of the middle ear)是鼓室畸形和听骨链的畸形。听小骨畸形的表现较多，主要有听小骨的完全缺如、部分缺如或形态异常、关节融合、位置异常。听小骨异常最常见镫骨的异常，包括先天性缺如或镫骨脚畸形。临床上主要表现为听力下降或丧失，主要造成传导性聋。

【影像学表现】

1. 鼓室腔畸形表现为鼓室腔狭窄。

2. 听小骨畸形的具体形式　主要包括3种：

(1) 听小骨融合固定：可表现为砧锤关节融合，即砧骨体与锤骨头相融合，也可表现为锤骨、砧骨、镫骨三骨融合。

(2) 听小骨未发育或部分未发育：表现为听小骨缺如或部分缺如，包括砧骨体缺如，砧骨长脚缺如或短小，豆状突缺如，镫骨缺如，单脚镫骨，镫骨头、颈或脚部分缺如等。

(3) 听小骨粘连固定：包括锤骨头与鼓室盖、锤骨外侧突与鼓室上隐窝的外侧壁、砧骨体与鼓室上隐窝的内侧壁、镫骨底板与前庭窗或耳蜗岬等的粘连固定。

3. 最佳检查方法为HRCT。

【典型病例展示】

病例　患者，女，20岁，右耳自幼传导性聋(图3-2-1)。

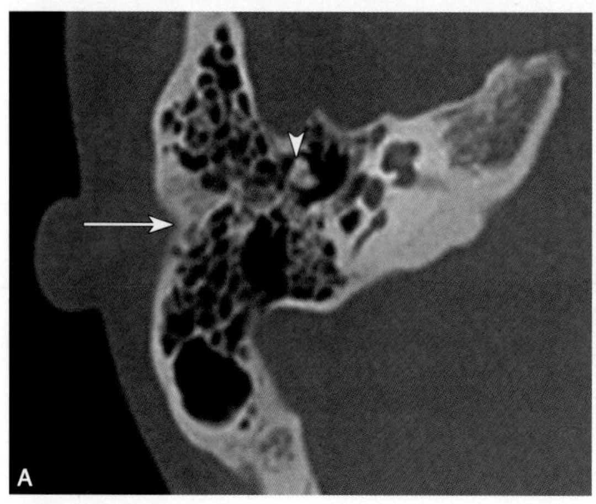

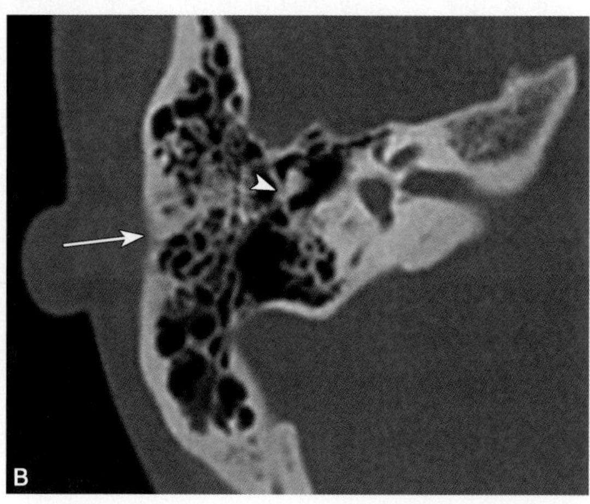

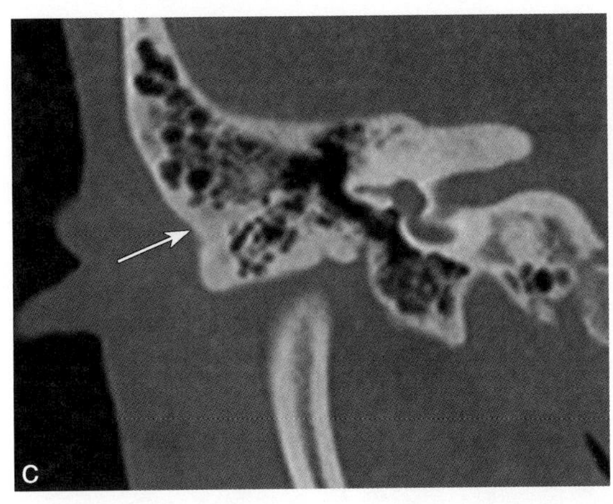

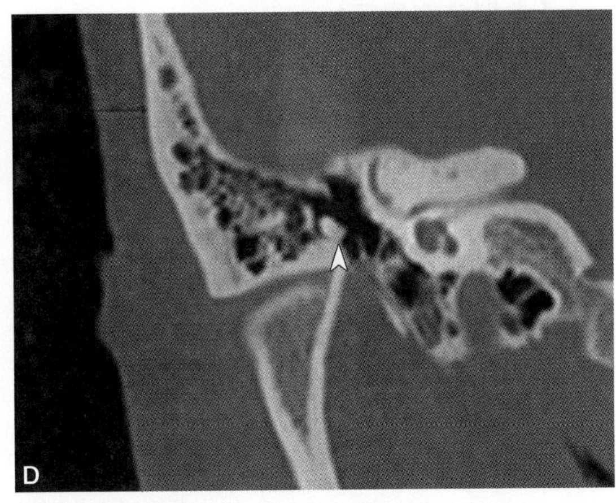

图 3-2-1　右侧外中耳畸形

平扫 CT 轴位(图 A、图 B)及冠状位(图 C、图 D)骨窗示右侧外耳道骨性闭锁(长箭头),乳突呈气化型,鼓室腔狭小。听小骨形态异常,砧锤关节形态不自然,锤骨头与鼓室外侧壁部分粘连(短箭头),砧骨长脚发育异常,镫骨形态异常,砧镫关节未形成。面神经管乳突段前移、鼓室段下移。

【诊断思路与诊断要点】

HRCT 检查可清楚地显示中耳畸形,出现鼓室腔狭窄及听小骨异常,常提示存在中耳畸形,中耳畸形常伴发外耳畸形。临床上可出现听力异常。

二、分泌性中耳炎

【简介】

中耳乳突炎是一种临床上常见的疾病,是累及中耳及乳突蜂房的感染性疾病。分泌性中耳炎是以中耳、乳突积液及听力下降为特征的中耳非化脓性炎性疾病,又称渗出性中耳炎、黏液性中耳炎、浆液性中耳炎、卡他性中耳炎、浆液-黏液性中耳炎、非化脓性中耳炎、无菌性中耳炎、鼓室积液。在儿童发病率最高,是引起小儿听力下降最常见的原因之一。咽鼓管功能障碍、中耳腔的感染及炎症可能与分泌性中耳炎的发病有关,免疫因素也可能参与发病过程。病变早期无明显症状,进展期可出现不同程度的发热、耳痛、耳鸣及听力下降。治疗需要及时清除积液、改善中耳通气来提高听力。

【影像学表现】

CT 表现:为鼓室、鼓室窦及乳突蜂房内的软组织影,密度均匀,也可看到鼓膜增厚,通常不伴有骨质破坏。若病变进展为慢性中耳炎,可出现邻近乳突气房间隔、骨皮质破坏,呈虫蚀样。增强后中耳、乳突气房内软组织影可见强化。

MRI 表现:T_1WI 呈等或低信号,T_2WI 呈高信号,信号均匀。增强后病变呈弥漫强化。

最佳检查方法为 HRCT。

【典型病例展示】

病例 1　患者,男,64 岁,右耳听力下降(图 3-2-2)。

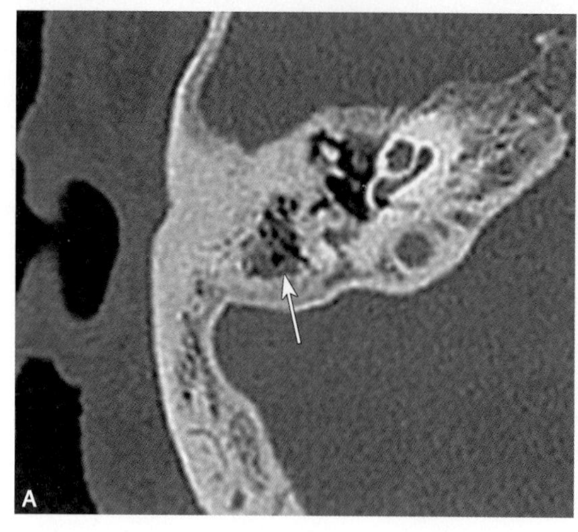

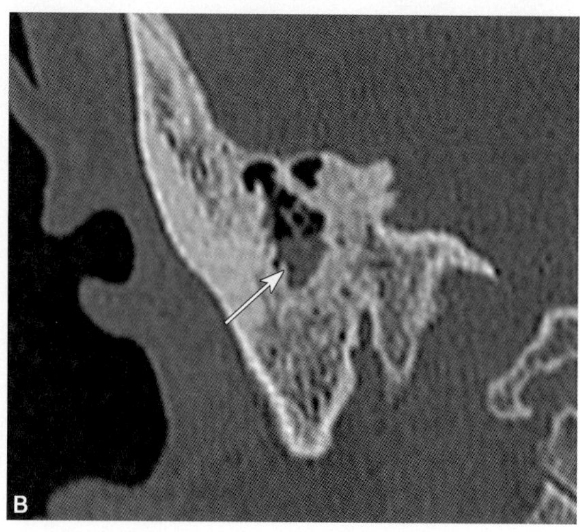

图 3-2-2　右耳分泌性中耳炎

平扫 CT 轴位及冠状位骨窗(图 A、图 B)示右侧乳突呈板障型,乳突蜂房、乳突窦及鼓室内软组织密度填充(箭头),包绕听小骨。听小骨形态、密度、位置及砧锤关节及砧镫关节未见异常改变。

病例 2　患者,女,34 岁,左耳听力下降(图 3-2-3)。

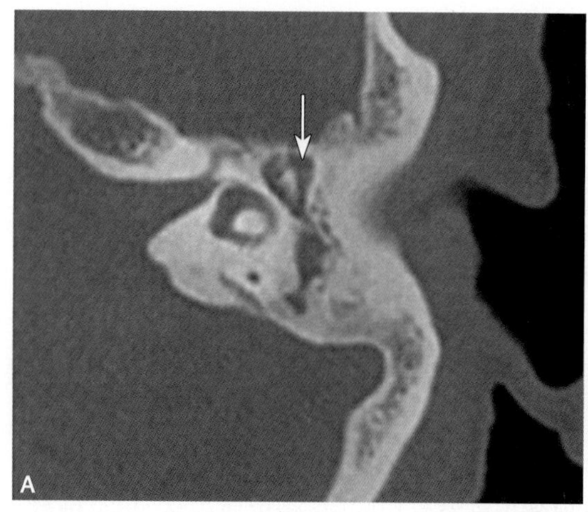

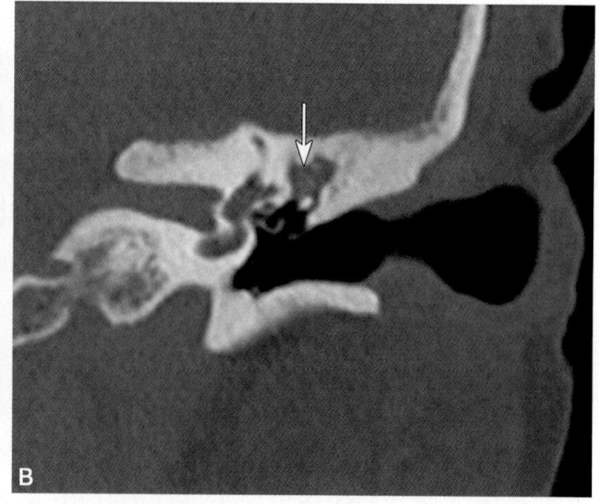

图 3-2-3　左耳分泌性中耳炎

平扫 CT 轴位及冠状位骨窗(图 A、图 B)示左侧鼓膜增厚。乳突呈混合型,乳突蜂房、乳突窦及鼓室内可见软组织影(箭头),部分包绕听小骨,遮盖前庭窗,听小骨形态、密度、位置及砧锤关节未见异常改变。

【诊断思路与诊断要点】

CT 图像上显示中耳及乳突内软组织影,鼓膜增厚,增强后软组织影可见强化。

MRI 图像上 T_1WI 呈等或低信号,T_2WI 呈高信号,信号均匀。

临床上出现耳鸣及听力下降。

三、化脓性中耳炎

【简介】

化脓性中耳炎为累及中耳或乳突气房的化脓性感染性疾病，分为急性化脓性中耳炎及慢性化脓性中耳炎。急性化脓性中耳炎常表现为急性中耳炎的并发症，常为上呼吸道及鼻咽部感染，沿咽鼓管通道累及中耳，致病菌为化脓性细菌，临床上早期无明显症状，进展期可出现不同程度发热、耳痛、耳鸣。

慢性化脓性中耳炎常为急性炎症迁延不愈、咽鼓管功能紊乱等原因引起，分为单纯型、骨疡型及胆脂瘤型。单纯型表现为黏膜充血、水肿，患耳间断流脓，一般无臭味；骨疡型伴有骨质破坏，患耳持续性流脓，有臭味；胆脂瘤型常伴有严重骨质破坏及邻近组织受累，患耳长期流脓，有恶臭味。

CT 有利于观察颞骨骨质改变。MRI 由于其高软组织分辨率及多种功能成像技术的应用，为化脓性中耳炎的临床术前诊断及判断颅内外并发症提供大量有效信息。

【影像学表现】

中耳、乳突气房内见软组织密度影，可伴有骨质破坏。

CT 表现：急性化脓性中耳炎及单纯型慢性化脓性中耳炎的病灶边界清晰，呈等密度，密度均匀，多无骨质破坏；骨疡型、胆脂瘤型慢性化脓性中耳炎，中耳、乳突气房内见软组织密度影，伴邻近乳突气房间隔、骨皮质破坏，呈虫蚀样。增强扫描病变边缘强化。

MRI 表现：T_1WI 呈等或低信号，T_2WI 呈高信号，胆脂瘤型可呈稍低信号，胆脂瘤型在 DWI 上呈明显高信号。增强后病灶及胆脂瘤边缘强化。

【典型病例展示】

病例 1　患者，男，32 岁，双耳听力下降 3 年（图 3-2-4）。

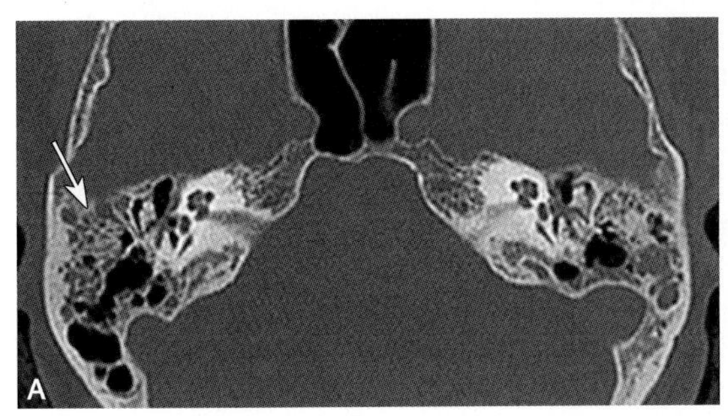

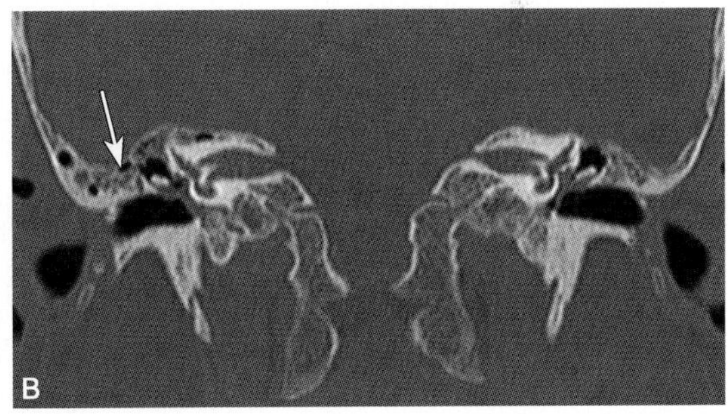

图 3-2-4　双侧单纯型中耳炎

平扫 CT 轴位及冠状位骨窗（图 A、图 B）示双侧中耳乳突区、鼓室内见大量软组织密度增高影（箭头），双侧听骨链完整，双侧鼓膜增厚，部分包裹砧骨长脚，听骨链及鼓室盾板骨质完整，未见异常改变。

病例 2　患者，男，52 岁，双耳闷胀感 1 个月余伴听力下降（图 3-2-5）。

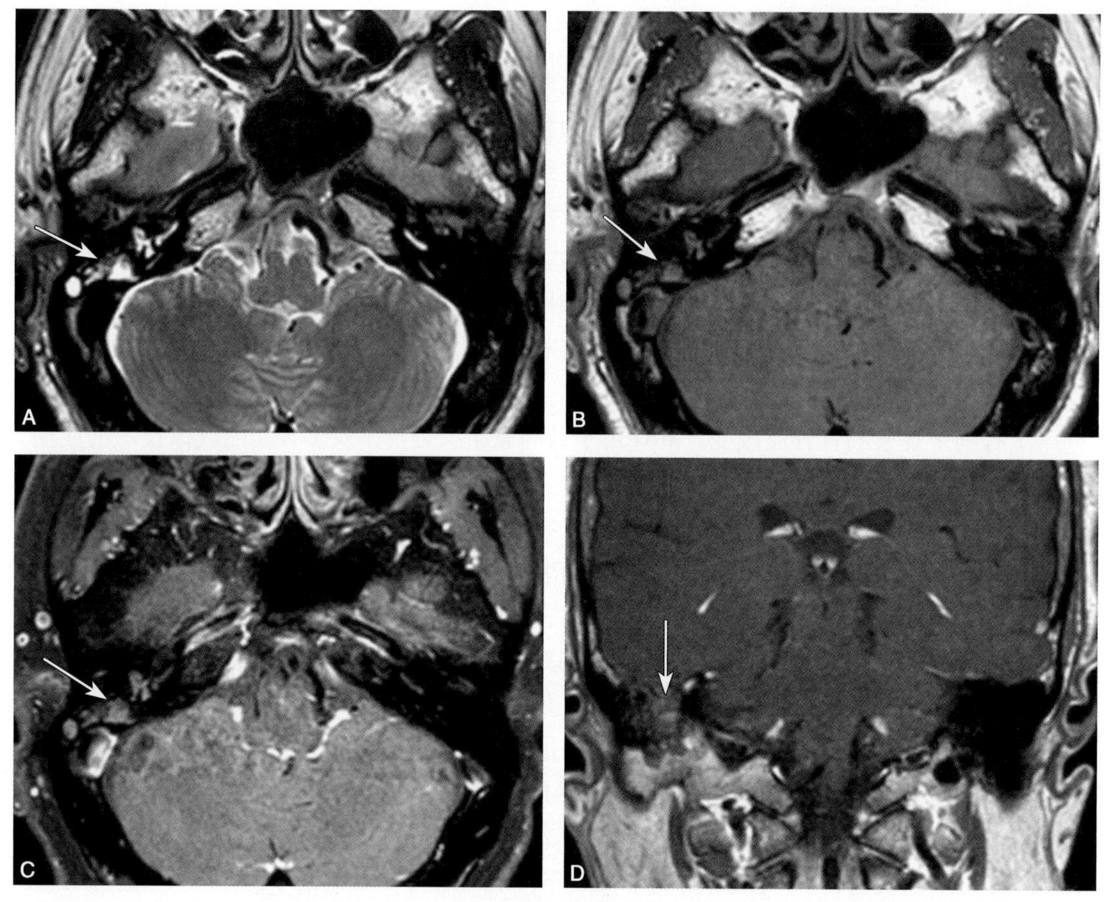

图 3-2-5　右侧胆脂瘤型中耳炎

MRI 示右侧中耳乳突区、鼓室内异常信号（箭头），轴位 T_2WI（图 A）上病变呈高信号，轴位 T_1WI（图 B）病变呈等信号，增强轴位、冠状位 T_1WI（图 C、图 D）病变无明显强化。

【诊断思路与诊断要点】

CT 图像特点：中耳、乳突气房内软组织密度充填影。胆脂瘤型、骨疡型伴骨质破坏，骨质破坏边缘清晰，可伴有硬化边。

MRI 图像特点：T_1WI 呈均匀等或低信号，T_2WI 呈高信号，胆脂瘤型 DWI 呈高信号，增强后病灶边缘强化。

四、胆脂瘤

【简介】

胆脂瘤（cholesteatoma）为角化上皮及上皮碎片形成的团块，可分为先天性和后天性。先天性胆脂瘤起源于胚胎性残余上皮，可见于岩尖、乳突和中耳。后天性胆脂瘤常见，继发于骨膜穿孔或鼓膜内陷袋。影像上按照胆脂瘤发生的部位分为上鼓室胆脂瘤、鼓窦胆脂瘤、中耳乳突胆脂瘤、外耳道胆脂瘤、岩尖胆脂瘤。患者常出现耳漏、听力下降、脓液较厚伴有臭味。鼓膜松弛部或后上边缘穿孔，松弛部内陷袋或痂皮。上鼓室胆脂瘤通常流脓不多。可发生于各个年龄段,发病无明显性别差异。

【影像学表现】

外耳道、上鼓室、鼓室窦区膨胀性软组织影,外耳道扩大,鼓室盾板吸收、变钝,Prussak 间隙增宽。

CT 表现:岩尖先天性胆脂瘤多发生于岩尖内耳周围,呈不规则骨缺损区,边界清楚,可破坏内耳、面神经管等结构。外耳道胆脂瘤表现为外耳道膨大变形,骨质压迫性吸收变薄,膨大的外耳道内常有低密度软组织影,鼓室、鼓室窦一般不受累。通常外耳道胆脂瘤在引流后遗留膨大的外耳道腔。起源于骨膜松弛部的胆脂瘤常沿着上鼓室-鼓室窦入口-鼓室窦的行径扩展。早期的上鼓室胆脂瘤,CT 表现为上鼓室扩大,Prussak 间隙增宽,鼓室盾板变钝,听小骨及鼓膜嵴破坏。乳突常呈慢性炎症改变。起源于鼓膜紧张部后上区的胆脂瘤,早期表现为后鼓室和鼓室窦入口的软组织小团块影,无鼓室或鼓室窦扩大,类似于一般的慢性中耳炎,若伴有砧骨长脚破坏,需考虑有无胆脂瘤的可能。胆脂瘤向周围扩展可破坏颅骨、乙状窦前壁、内耳、乳突外板,引起一系列并发症,内耳破坏以外半规管破坏最多见。增强 CT 病变无强化。

MRI 表现:T_1WI 呈等或低信号,T_2WI 呈高信号,DWI 上呈明显高信号。增强后胆脂瘤边缘明显强化。

【典型病例展示】

病例 1　患者,男,32 岁,左耳听力下降(图 3-2-6)。

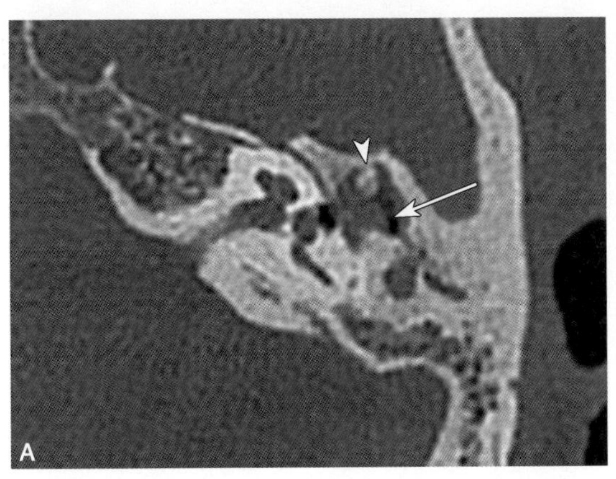

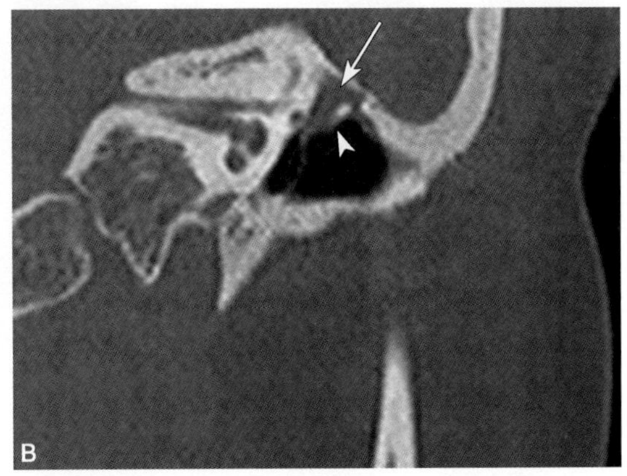

图 3-2-6　左耳胆脂瘤

平扫 CT 轴位骨窗(图 A)示左侧乳突窦、鼓室内软组织密度增高影(长箭头),呈膨胀性生长,周围骨质硬化,锤骨柄不完整(短箭头),CT 冠状位骨窗(图 B)示听骨链不完整,鼓室盾板变钝。

病例 2　患者，男，52 岁，左耳流脓伴听力下降 2 年余（图 3-2-7）。

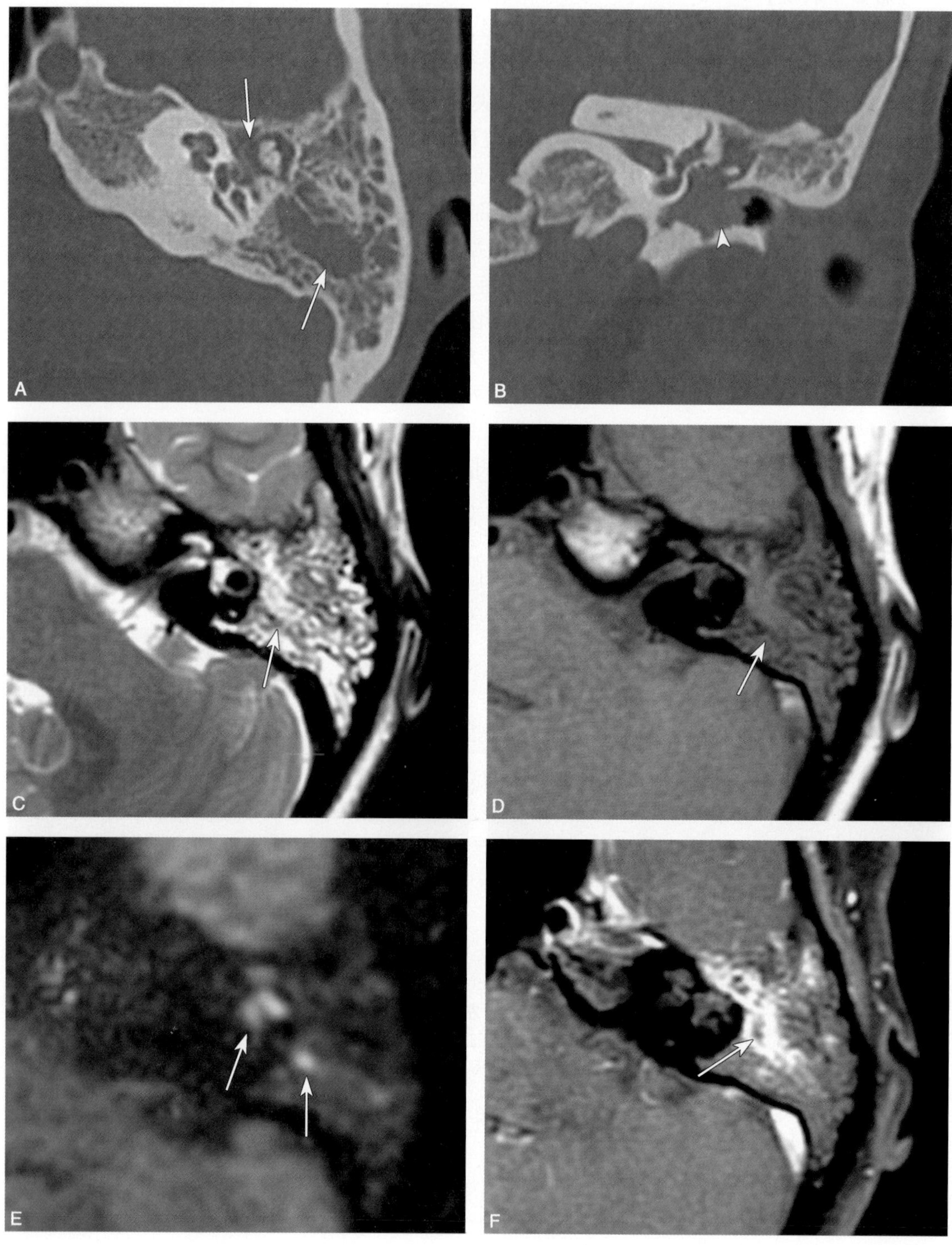

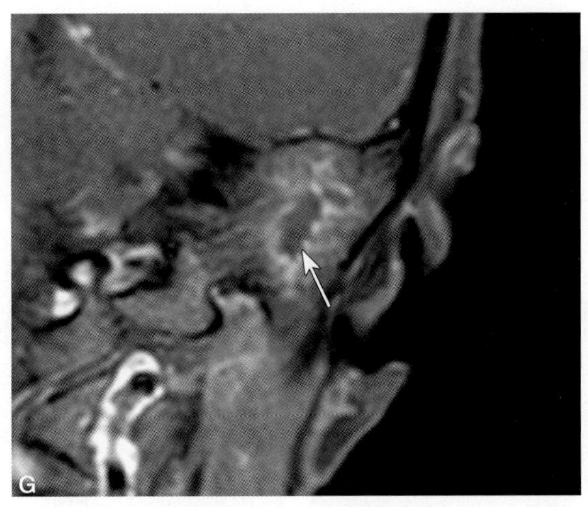

图 3-2-7　左耳胆脂瘤

平扫 CT 轴位及冠状位骨窗（图 A、图 B）显示左侧中耳乳突区、乳突窦、鼓室内见软组织密度影（箭头），边缘骨质硬化，听小骨及鼓室盾板骨质破坏（箭头）。MRI 示左侧中耳乳突区、乳突窦及鼓室内异常信号（箭头），T_2WI（图 C）上病变呈高信号，T_1WI（图 D）病变呈等信号，DWI（图 E）病变内部呈明显高信号，外部呈低信号，增强轴位、冠状位 T_1WI（图 F、图 G）病变内部呈边缘强化，外部无强化。

【诊断思路与诊断要点】

CT 图像特点：HRCT 为首选检查方法。中耳、乳突气房、岩尖、外耳道内膨胀性生长的肿块伴骨质破坏，骨质破坏边缘清晰，可伴有硬化边。

MRI 图像特点：T_1WI 呈均匀等或低信号，T_2WI 呈高信号，DWI 呈高信号，增强后胆脂瘤边缘强化。

五、胆固醇肉芽肿

【简介】

胆固醇肉芽肿（cholesterol granulomas）为中耳、乳突、岩尖气房或鼓室由于炎性肉芽组织填充而形成的膨胀性病变。各种原因导致黏膜肿胀，使其气房之间的通道受阻，受阻的气房内气体被吸收，出现真空现象，形成的负压造成血管破裂，血液中的红细胞破裂，一部分形成胆固醇结晶，反复出血造成肉芽组织形成。胆固醇肉芽肿通常伴有慢性中耳炎。大体病理所见为无内衬上皮的棕色囊性肿物，镜下见内含胆固醇结晶及陈旧性出血，有纤维包膜。中耳胆固醇肉芽肿临床表现为传导性聋、眩晕，岩尖、乳突胆固醇肉芽肿多无症状。乳突根治术为首选治疗手段。

【影像学表现】

中耳、乳突或岩尖膨胀性生长的肿块，多呈类圆形，边缘光滑。

CT 表现：平扫 CT 示中耳、乳突或岩尖类圆形软组织密度影，边缘光滑，邻近骨质无压迫及破坏，晚期病变周围骨质受压。岩尖胆固醇肉芽肿发生骨质破坏较常见。增强后病变边缘轻度强化。

MRI 表现：T_1WI 呈高信号，T_2WI 中央呈高信号，周围呈低信号。DWI 无高信号病变，增强后边缘轻度强化。

【典型病例展示】

病例 1　患者，男，62 岁，左耳闷胀感 5 年伴听力下降（图 3-2-8）。

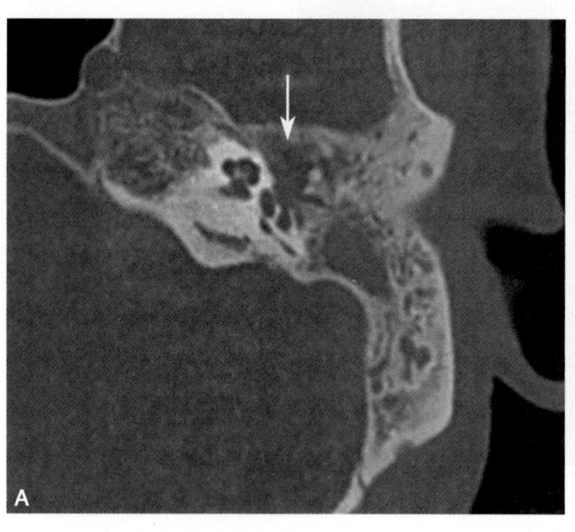

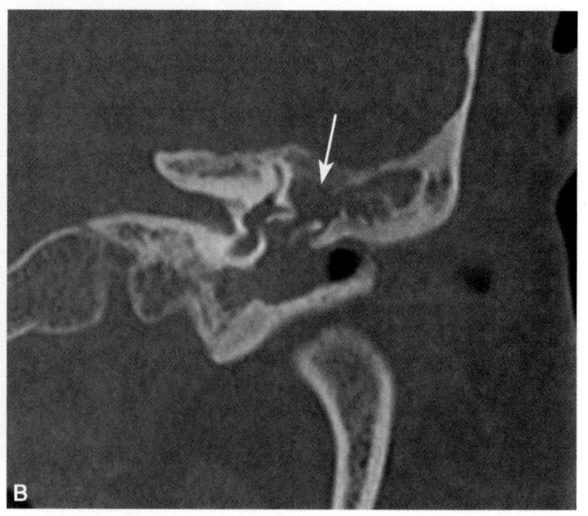

图 3-2-8　左耳胆固醇肉芽肿

平扫 CT 轴位及冠状位骨窗（图 A、图 B）示左侧中耳乳突区、鼓室内软组织密度增高影（箭头），周围骨质未见异常改变，听骨链完整。

病例 2　患者，男，52 岁，左耳流脓、听力下降 1 年余（图 3-2-9）。

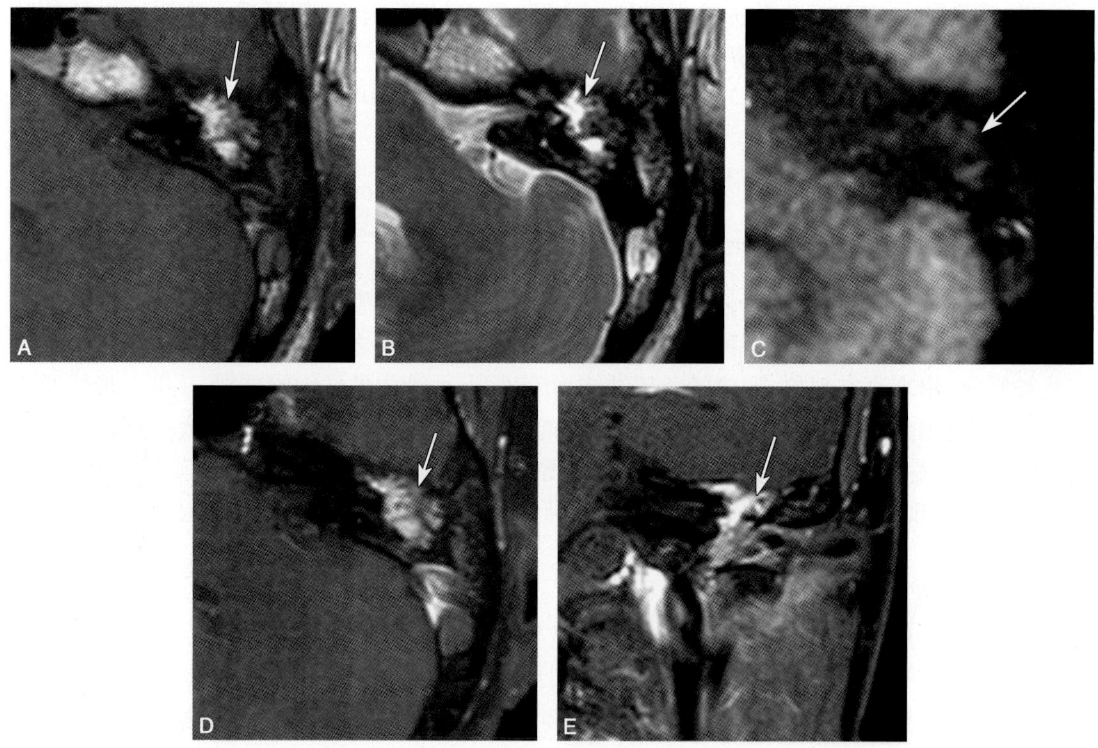

图 3-2-9　左耳胆固醇肉芽肿

MRI 示左侧中耳乳突区、鼓室内异常信号（箭头），轴位 T_1WI（图 A）上病变呈中等信号，部分呈高信号，轴位 T_2WI（图 B）病变呈明显高信号，DWI 图像（图 C）呈略低信号。增强轴位、冠状位 T_1WI（图 D、图 E）病变周围部呈边缘强化，高信号部分无明显强化。

【诊断思路与诊断要点】

CT 图像特点：HRCT 为首选检查方法。中耳、乳突气房、岩尖肿块不伴骨质膨胀性改变。

MRI 图像特点：T_1WI 呈高信号，T_2WI 呈高信号，增强后边缘轻度强化。

六、中耳外伤

【简介】

听骨链外伤会导致听骨链骨折、脱位，骨皮质及脑膜、鼓膜破损，导致脑脊液漏入中耳，沿外耳道流出，出现脑脊液耳漏，占头部外伤的 1%～2%。多为颞骨骨折所致，其中以纵行骨折更常见。外伤常导致听骨链及其韧带或肌腱受损，砧骨的长脚与镫骨连接比较薄弱，最容易发生脱位及骨折，创伤严重时，镫骨、锤骨也可发生骨折。外伤后出现听力下降，常为传导性聋。常伴有鼓膜破裂、外耳道流血。脑脊液耳漏急性期漏出液体常带血色，稍久则变为黄色，慢性期漏出液常为清亮水样。如不及时治疗，可能会出现永久性耳聋，脑脊液耳漏患者如不及时治疗，可能进展为脑膜炎。

【影像学表现】

听骨链骨质不连续，常累及砧骨。

CT 表现：听骨链出现边界清楚，线样低密度影。可伴有砧锤关节脱位。CT 冠状位及矢状位有助于观察轻微的侧方脱位或骨折。脑脊液耳漏为颞骨骨折间接征象，中耳及乳突气房内可见软组织密度增高影填充。

MRI 表现：对骨折、脱位的诊断价值有限，有助于评价膜迷路的情况。脑脊液耳漏可见脑脊液长 T_1 长 T_2 信号贯穿于颞骨进入中耳。增强扫描可出现脑膜炎及脑脓肿征象。

【典型病例展示】

病例 1　患者，男，62 岁，右耳部外伤 1 小时（图 3-2-10）。

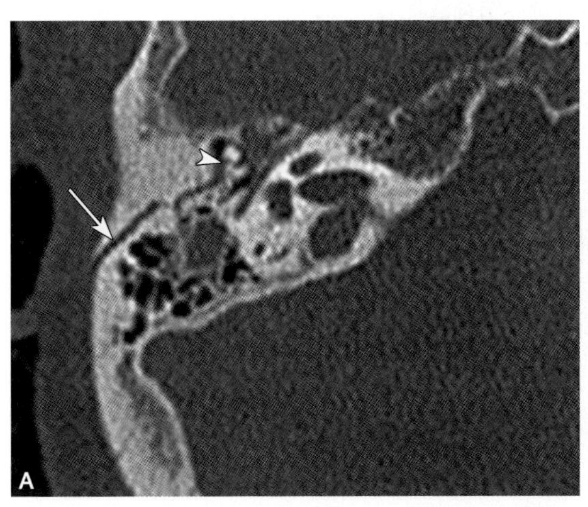

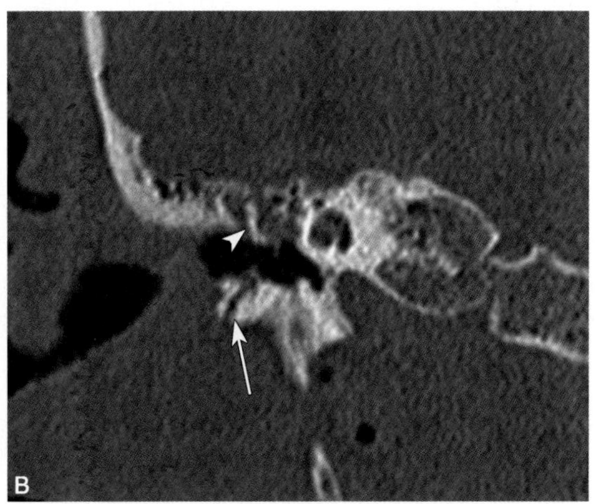

图 3-2-10　右侧颞骨纵行骨折伴听骨链骨折和砧锤关节脱位

平扫 CT 轴位及冠状位骨窗（图 A、图 B）示右侧颞骨乳突部线状透亮影（长箭头），累及听小骨，砧锤关节脱位（短箭头），锤骨头、砧骨体、砧骨长脚骨质不连续，乳突蜂房内见大量软组织密度增高影。

病例 2　患者,男,52 岁,右耳外伤后 1 个月余(图 3-2-11)。

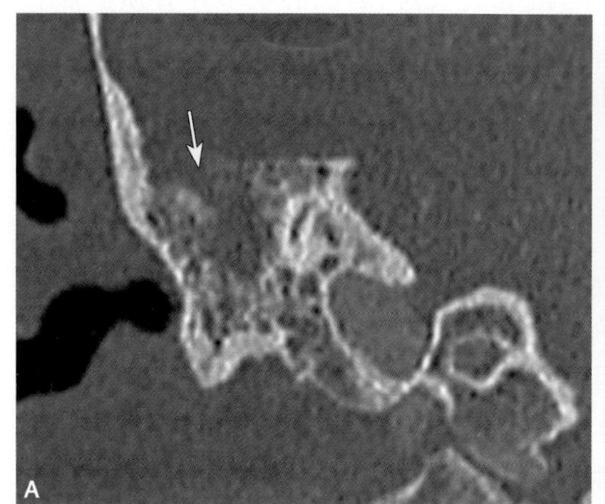

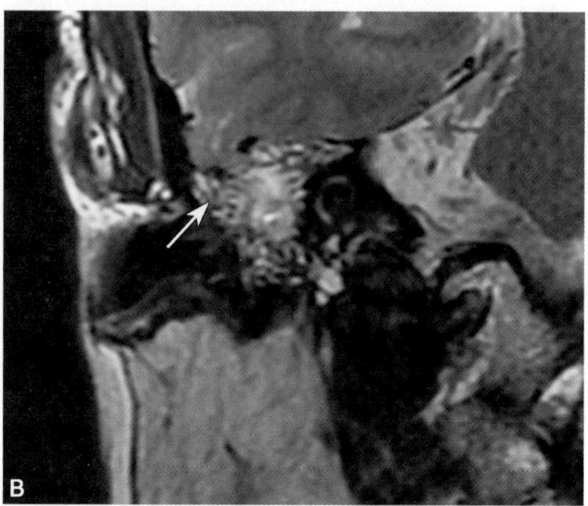

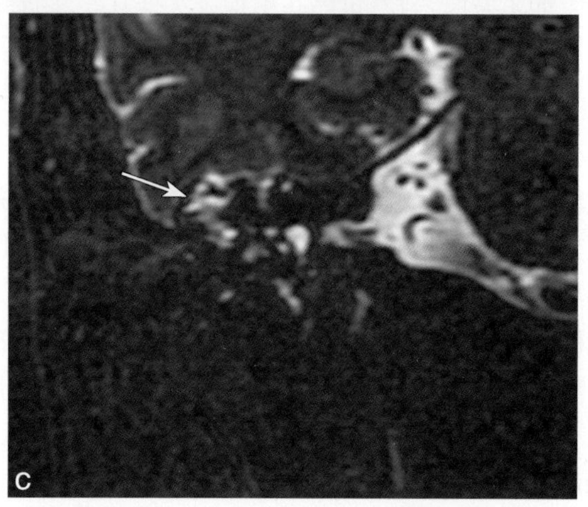

图 3-2-11　右侧颞骨骨折伴脑脊液耳漏

平扫 CT 冠状位骨窗(图 A)示右侧颞骨乳突部线状透亮影,乳突蜂房内见大量软组织密度增高影,鼓室顶盖骨质模糊、不完整(箭头)。MRI 冠状位 T_2WI(图 B)示右侧乳突蜂房内大量高信号影(箭头),中颅底高信号脑脊液向下移位,冠状位水成像(图 C)示右侧中颅底脑脊液高信号影与中耳乳突内高信号影线状相连(箭头)。

【诊断思路与诊断要点】

CT 图像特点:HRCT 为首选检查方法。耳部外伤后出现听力下降提示听骨链骨折、脱位。听骨链出现线状低密度影或脱位征象。

MRI 图像特点:有助于评价脑脊液耳漏,可见脑脊液长 T_1 长 T_2 信号贯穿于颞骨进入中耳。增强扫描可用于评价颅内并发症的情况。

七、中耳癌

具体内容见本章第一节。

八、鼓室体瘤

【简介】

鼓室体瘤(tympanic body tumor)占全身肿瘤的 0.03%,颞骨副神经节瘤的 10%。鼓室体瘤根据 Glasscock-Jackson 分类法又可分为 4 型。Ⅰ型：肿瘤局限于鼓岬处；Ⅱ型：肿瘤充满中耳腔；Ⅲ型：肿瘤充满鼓室，并侵及乳突；Ⅳ型：肿瘤充满鼓室，向乳突、外耳道及颈内动脉前方咽鼓管扩展。其中，以Ⅱ型最多见。该病病因不明，但有家族性发病倾向。肿瘤大体略呈分叶状，紫红色，表面光滑，一般有包膜。镜下肿瘤由上皮样细胞组成，间质血管网丰富，嗜铬反应呈阴性。最常见症状为单侧搏动性耳鸣，与脉搏一致，镜下见鼓膜后方深红色肿块，可以有搏动。鼓室体瘤多见于中年人，一般为 30~60 岁。多见于女性，男女之比为 1∶5。此病多属良性，生长缓慢，病程可达 15~20 年而病情无进展。预后较好，治疗后复发率为 25%，5 年治愈率可达 60%以上，若肿瘤侵入颅内通常预后不佳。手术切除为首选治疗方法。

【影像学表现】

鼓室内血供丰富的肿块，出现“盐-胡椒征”。

CT 表现：鼓岬表面或下鼓室内软组织影，伴有中耳炎时，CT 对于较小的鼓室体瘤极易漏诊。通常不伴有囊变、坏死或钙化。

MRI 表现：T_1WI 呈中等信号，内部可见散在点、条状低信号，为血管流空影，并可见小片状高信号影，为病灶内出血。T_2WI 呈高信号，增强后 T_1WI 肿瘤明显强化，出现“盐-胡椒征”，可清楚显示肿瘤累及的范围。

【典型病例展示】

病例　患者，男，62 岁，右耳听力下降 1 年余，耳镜见蓝色鼓膜(图 3-2-12)。

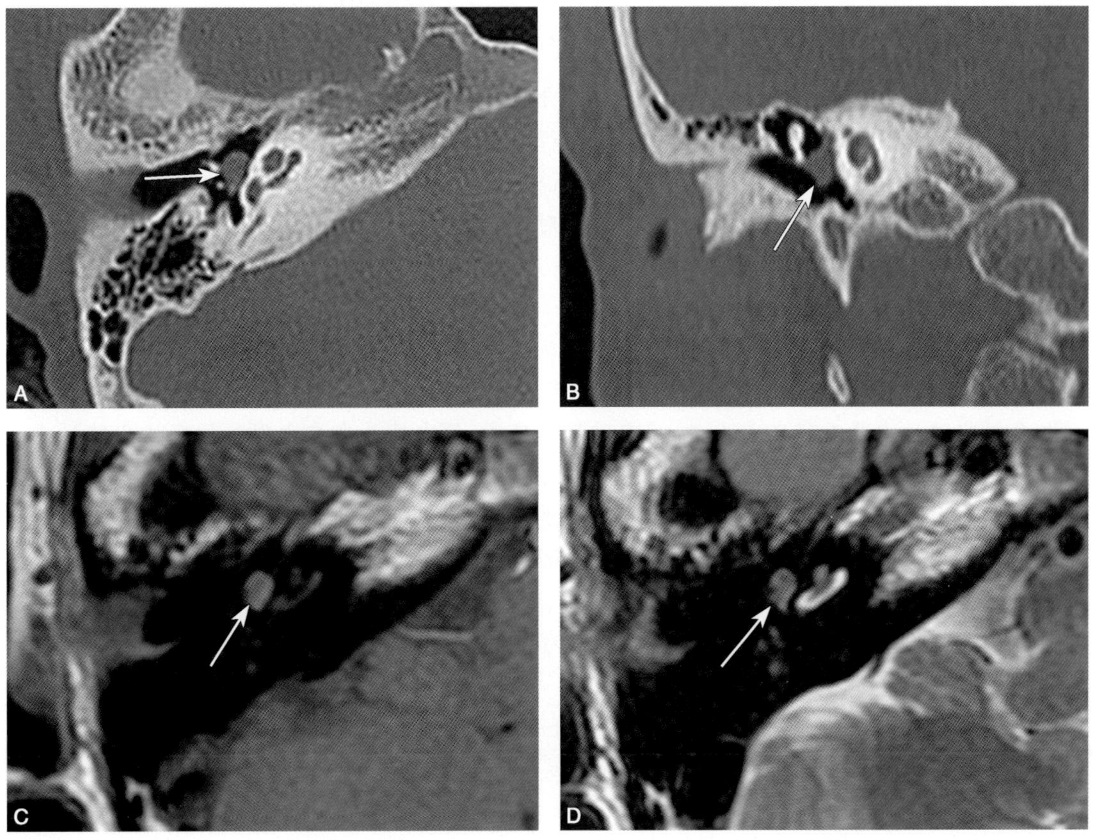

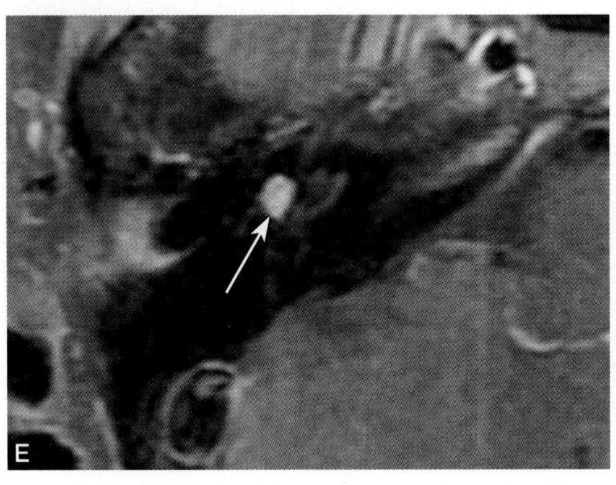

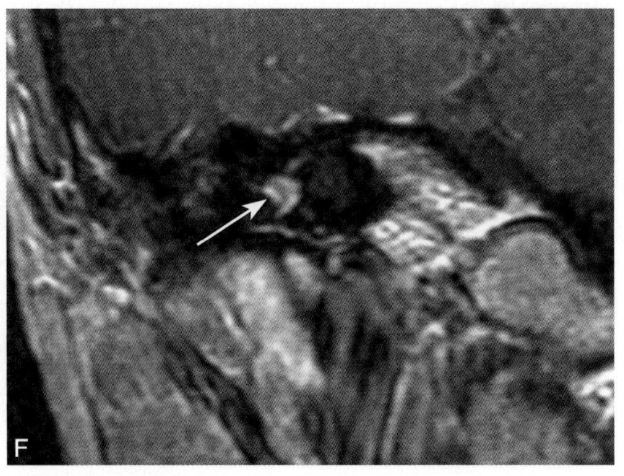

图 3-2-12　右侧鼓室体瘤

平扫 CT 轴位及冠状位骨窗（图 A、图 B）示右侧鼓室内鼓岬区一类圆形软组织密度影（箭头），边缘清晰，余外中耳诸结构未见异常改变。MRI 示右侧鼓岬区异常信号影（箭头），轴位 T_1WI（图 C）上病变呈等信号，轴位 T_2WI（图 D）病变呈等信号，增强轴位、冠状位 T_1WI（图 E、图 F）病变明显不均匀强化。

【诊断思路与诊断要点】

CT 图像特点：与中耳炎不易鉴别。

MRI 图像特点：T_1WI 呈中等信号，内部见血管流空影，T_2WI 呈明显高信号，增强后显著强化，出现“盐-胡椒征”。

中耳病变影像诊断思路

中耳深藏于颞骨，与外耳道之间有鼓膜分隔，耳镜等临床检查不能直接窥及。影像学检查在中耳病变的性质及范围评估、手术路径制定以及治疗后复查等方面具有重要作用。中耳疾病可分为发育畸形、炎性疾病、外伤及肿瘤性疾病。

中耳内包括气体、骨质、肌肉韧带，自然对比好，因此 HRCT 是诊断中耳发育畸形的最佳方法。在中耳发育畸形中以听小骨畸形最为多见，表现为听小骨部分或全部未发育、听小骨融合而导致关节间隙显示不清、肌肉韧带发育不良导致的听小骨粘连固定。

中耳炎是中耳最常见病变，根据病程不同可分为急性、慢性，根据致病源不同可分为分泌性、化脓性、结核性等。不同类型的中耳炎好发年龄不同，影像学表现也存在差异。如急性化脓性中耳炎好发于儿童、病变进展速度快，颅内外并发症出现早。慢性化脓性中耳炎病程长，根据病变膨胀性生长与否、有无骨质破坏以及骨质破坏边缘的形态可进一步鉴别单纯型、肉芽肿性和胆脂瘤型中耳炎。先天性胆脂瘤和胆脂瘤型中耳炎的发病部位不同，其中先天性胆脂瘤好发于鼓室内侧，而胆脂瘤型中耳炎则好发于 Prussak 间隙。结核性中耳炎病变内常有死骨形成。在 CT 上，胆固醇肉芽肿与胆脂瘤相似，但骨质破坏相对较轻，磁共振是鉴别两者的重要方法，因为胆固醇结晶的形成，胆固醇肉芽肿表现为特征性的短 T_1 长 T_2 信号。

颞骨骨折是颅面部外伤的常见骨折部位之一，HRCT 可明确显示骨折的类型，并且评价骨折是否累及重要结构，如听小骨、面神经管等。肿瘤性病变在中耳并不常见，中耳癌表现为占位性生长的软组织肿块并可引起特征性的虫噬样骨质破坏。鼓室球瘤的发病位置比较特殊，好发于下鼓室，并且属于富血供肿瘤而表现为明显强化，部分肿瘤可出现特征性的“盐-胡椒征”。

因此，在诊断中耳疾病时，需要充分结合临床病史、全面分析影像学表现的同时，重点寻找特征性影像学表现，可获得理想的诊断效果。

第三节　内耳病变

一、先天内耳畸形

先天内耳畸形是儿童神经性听力下降（耳聋）的重要原因之一。内耳来源于听板和听囊，均由外胚层衍生，故听囊原基发育异常可导致前庭、半规管、耳蜗、内淋巴囊及前庭导水管畸形，而非听囊发育异常可导致内听道畸形。遗传因素、基因突变或其他外部因素等导致发育停止变异而产生内耳畸形。一般胚胎发育障碍的时间越早，造成的畸形程度越重。

内耳畸形包括膜迷路畸形和骨迷路畸形两大类，其中前者占了80%，主要发生在毛细胞水平，后者约占20%。由于胚胎期骨迷路发育在妊娠4~8周，而膜迷路成熟较晚，在8~24周，因此骨迷路畸形者膜迷路一定畸形，同时，骨迷路畸形所致形态学异常可通过影像学检查来明确。

随着近年来CT和MRI技术的革新以及人工耳蜗植入的广泛开展，临床医师对内耳畸形的分类越来越重视。但目前的分类标准尚不统一，多依据耳发育学和解剖部位将内耳畸形分为耳蜗畸形、前庭畸形、半规管畸形、前庭导水管畸形、内听道畸形、听神经畸形，以及由内耳发育畸形引发的先天性脑脊液耳漏。

（一）耳蜗畸形

1. 迷路完全未发育

【简介】

迷路完全未发育（complete labyrinthine aplasia，CLA），又称Michel畸形，仅占耳蜗畸形的不到1%，是一种罕见的显性遗传的严重内耳畸形，因内耳结构中蜗管最早发育，故耳基板分化若停滞在胚胎第3周，则会导致包括耳蜗、前庭、半规管、前庭导水管及耳蜗导水管在内的广泛内耳结构完全不发育。听力学检查显示完全无反应或者极重度感音神经性聋。该畸形行人工耳蜗植入无效，听觉脑干植入术可使部分患者恢复听力。

【影像学表现】

有的CLA内耳仅为未分化的胚胎原基，有的则为一单纯囊腔。可单侧或双侧发病。

CT表现：内耳迷路结构（包括耳蜗、前庭、半规管）完全缺失，未发育，内听道狭窄或闭塞。

MRI表现：T_2WI示迷路区无正常迷路内液性高信号影。同时伴有以下几种不同的表现：①CLA伴岩骨发育不全，中耳腔扁平、位置后移，MRI示前庭蜗神经缺失，面神经畸形亦常见；②CLA伴岩骨以及耳囊发育正常，内听道及面神经可显示正常。

【典型病例展示】

病例1　患者，女，15岁，自幼左耳极重度感音神经性聋（图3-3-1）。

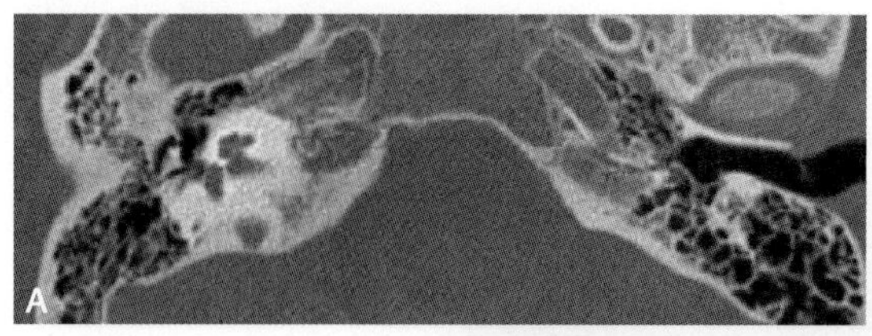
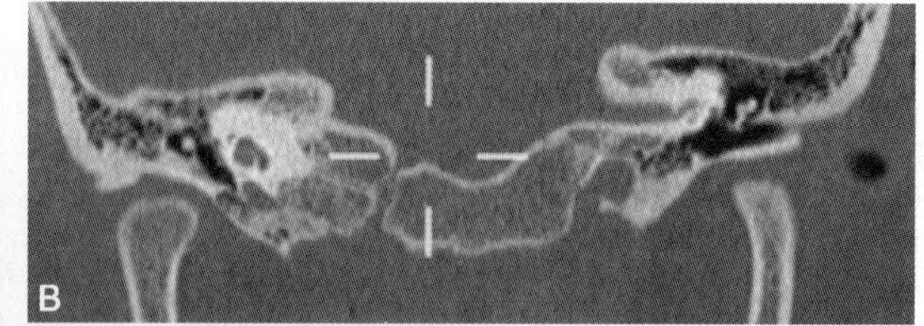
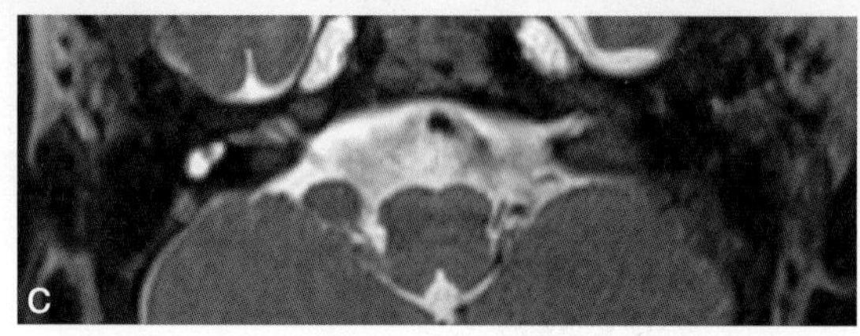

图 3-3-1　迷路完全未发育影像学表现

颞骨 CT 平扫轴位（图 A）、冠状位（图 B）及耳部 MRI T_2WI 轴位（图 C）示左侧内耳结构（耳蜗、前庭、半规管）完全缺失，未发育。

【诊断思路与诊断要点】

CLA 与影像学表现有关的病理特点主要为包括耳蜗、前庭、半规管、前庭导水管及耳蜗导水管在内的广泛内耳结构完全不发育。颞骨 HRCT 为首选检查方法。

CT 图像特点：耳蜗、前庭和半规管整个内耳结构缺如，为骨质代替，可伴有岩骨的发育不全。

MRI 图像特点：T_2WI 示内耳迷路区无正常迷路液性高信号影。

2. 耳蜗未发育

【简介】

耳蜗未发育（cochlea aplasia，CA）即没有耳蜗，为胚胎时期 3 周末发育障碍所致。因胚胎耳基板分化障碍停止所致耳蜗完全未发育，但前庭系统发育，面神经的迷路段多移至正常耳蜗的位置。可单侧或双侧发病。患者出生后即对声音完全无反应或低频极重度听力损失，纯系振动反应，行人工耳蜗植入无效，听觉脑干植入是仅有的可行手段。

【影像学表现】

CT 表现：颞骨迷路区正常耳蜗形态缺失，内听道前方耳蜗区见致密骨组织，中耳腔内壁无骨岬凸起。

MRI 表现：T_2WI 和 3D 内耳水成像示正常耳蜗信号缺如。前庭及半规管发育，可正常或不正常，一般伴前庭系统正常时，CA 常是双侧对称的，而伴前庭扩大时，CA 则不对称。

【典型病例展示】

病例 2　患者，女，9 岁，自幼双耳极重度感音神经性聋（图 3-3-2）。

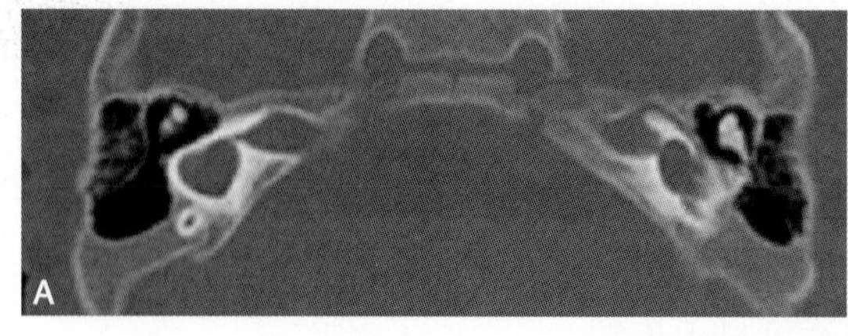
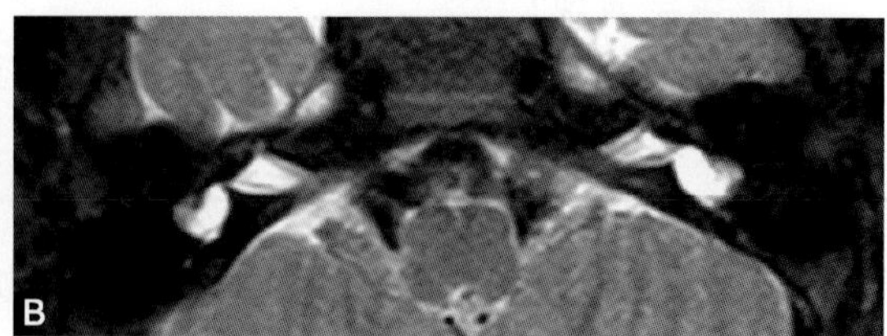

图 3-3-2　耳蜗未发育影像学表现

颞骨 CT 平扫轴位（图 A）示双侧颞骨迷路区正常耳蜗形态缺失伴前庭腔显著扩大。耳部 MRI T_2WI 轴位（图 B）示正常耳蜗高信号影缺如。前庭与外半规管融合呈囊状。

【诊断思路与诊断要点】

CA 与影像学表现有关的病理特点主要为耳蜗完全未发育，但前庭系统发育。颞骨 HRCT 为首选检查方法。

CT 图像特点：颞骨迷路区正常的耳蜗形态缺失，内听道前方为致密骨组织。

MRI 图像特点：T_2WI 和 3D 内耳水成像上正常耳蜗高信号影缺如，且一定伴有前庭结构(可正常或不正常)的显示才可诊断该病，否则属于 CLA 畸形。

3. 共腔畸形

【简介】

共腔畸形(common cavity，CC)占先天性感音神经性聋的 5%，仅次于 Modini 畸形。由听囊在胚胎第 4 周晚期至第 5 周发育停止所致的严重内耳畸形。此期虽听板已分化成"听囊"，但耳蜗、前庭和半规管始基尚未完全形成。CC 呈类圆形，其内含有耳蜗和前庭神经成分，耳蜗与前庭形成共腔、蜗轴未发育。患者听神经细胞稀少或缺如，常伴内听道及听神经发育异常，可伴或不伴半规管及听神经畸形。临床表现为极重度感音神经性聋。听力学检测示低频可测得听阈，人工耳蜗植入治疗有效。

【影像学表现】

CT 表现：耳蜗与前庭融合成一类圆形囊状腔，有时中间有一骨性分隔将耳蜗和前庭分成相连的两个腔。

MRI 表现：耳蜗与前庭形成共腔，腔内充满液体信号。患者可伴或不伴有半规管的异常。3D-CISS 或 3D-FIESTA 水成像序列有助于进一步明确是否合并内听道及听神经的发育异常。

【典型病例展示】

病例 3　患者，男，13 岁，自幼左耳极重度感音神经性聋(图 3-3-3)。

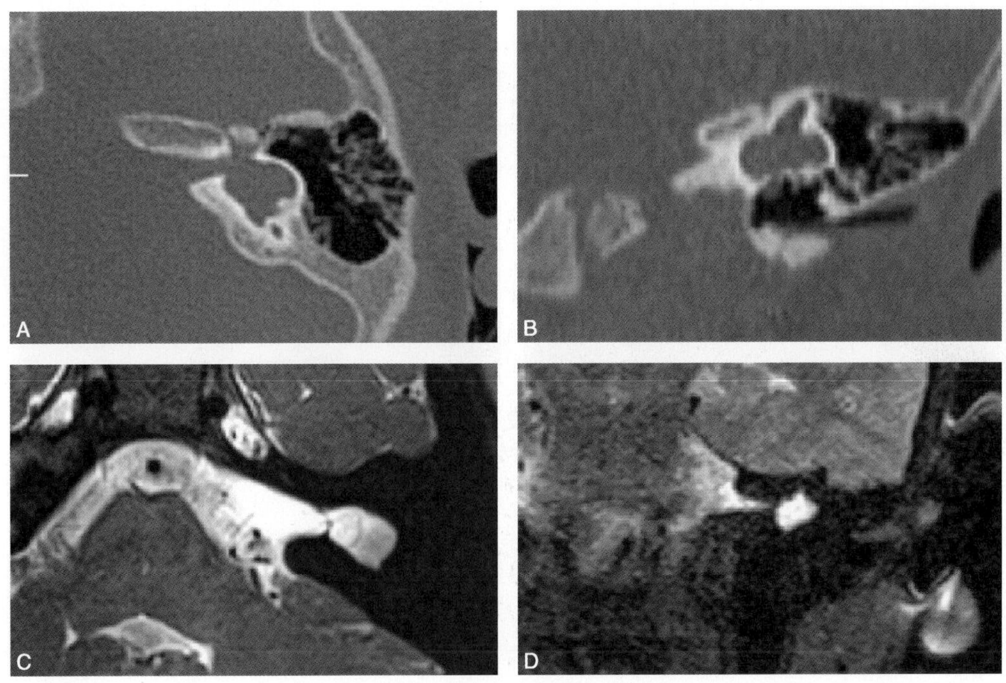

图 3-3-3　共腔畸形影像学表现

颞骨 CT 平扫轴位(图 A)及冠状位(图 B)示：左侧颞骨迷路区耳蜗与前庭融合成一个圆形或椭圆形的囊状腔，MRI T_2WI 轴位(图 C)及冠状位(图 D)示囊腔内缺乏结构，为液体信号充填。

【诊断思路与诊断要点】

CC 与影像学表现有关的病理特点主要为耳蜗与前庭形成共腔、蜗轴未发育。病灶以 MRI 显示为佳。

CT 图像特点：耳蜗与前庭融合成圆形的囊腔结构。

MRI 图像特点：囊腔内为液体信号充填而无分旋。诊断时，需与伴前庭扩大的 CA 鉴别，后者在内听道底后外侧的前庭和半规管结构，且外部轮廓与正常的迷路相似，前庭虽扩大但位置正常。

4. 耳蜗发育不全

【简介】

耳蜗发育不全(cochlea hypoplasia,CH)为胚胎第 6 周蜗管发育停止所致，占耳蜗发育异常的 15%。CH 为耳蜗整体短小，同时伴蜗轴、筛区、蜗管内间隔和骨螺旋板发育缺陷，可伴有前庭异常扩大以及半规管畸形。此型患者临床表现为感音神经性聋，一般行人工耳蜗植入手术有效。

【影像学表现】

CT 表现：耳蜗和前庭结构可区分，但耳蜗比正常短小，螺旋少于 2 周，中顶旋常融合，且位置更靠前部和中央，部分严重者，耳蜗在内听道处呈类圆形小芽孢样结构，耳蜗蜗轴和蜗管内间隔无法辨认。

MRI 表现：除上述表现外，对于一些 CT 形态学不易诊断的轻微 CH，如中顶回发育不良、耳蜗周数不够，T_2WI 序列可更直观地予以显示。

【典型病例展示】

病例 4　患者，女，12 岁，自幼双耳感音神经性聋(图 3-3-4)。

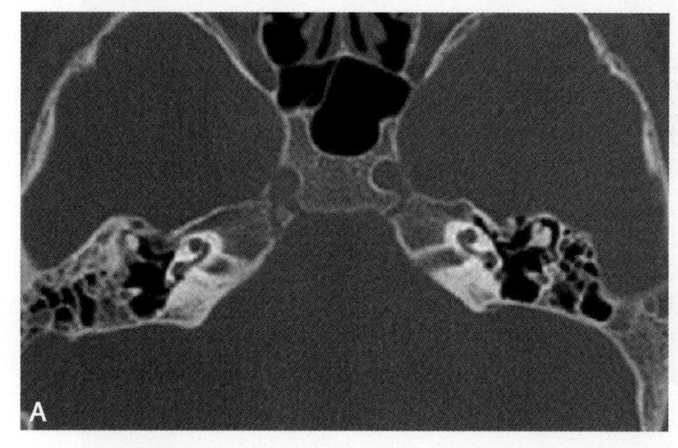

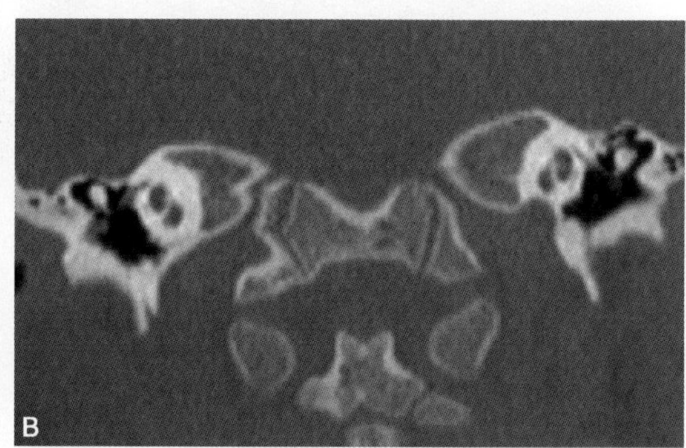

图 3-3-4　耳蜗发育不全 CT 表现

颞骨 CT 平扫轴位(图 A)及冠状位(图 B)显示：耳蜗短小，少于 2 回，底回大致正常，但中顶回发育不良融合，且位置更靠前部。双侧砧骨长脚细小。

病例 5　患者，男，10 岁，自幼双耳感音神经性聋（图 3-3-5）。

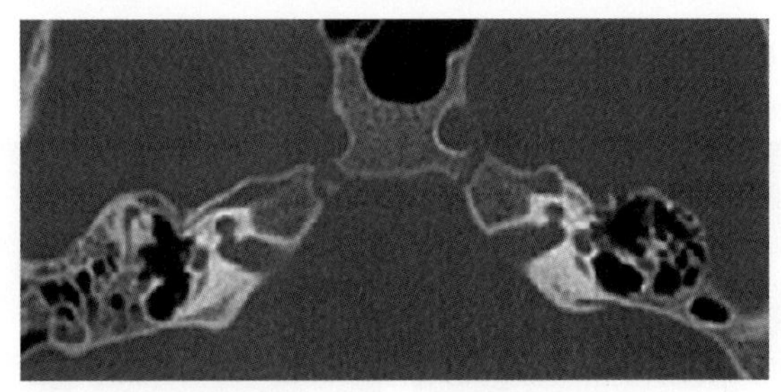

图 3-3-5　耳蜗发育不全 CT 表现
颞骨 CT 平扫轴位示：畸形的耳蜗表现为从内听道发出的小囊状突起样结构，耳蜗蜗轴和蜗管内间隔无法辨认。

病例 6　患者，男，7 岁，双耳感音神经性聋（图 3-3-6）。

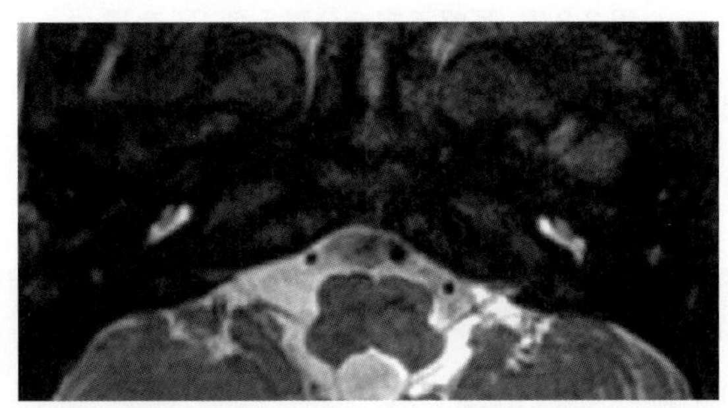

图 3-3-6　耳蜗发育不全 MRI 表现
耳部 MRI T_2WI 平扫轴位示：耳蜗比正常短小，底回大致正常，但中顶回融合变小。

【诊断思路与诊断要点】

CH 影像学表现有关的病理特点主要为耳蜗短小、蜗轴、蜗管内间隔和骨螺旋板发育缺陷。

CT 图像特点：耳蜗短小，螺旋少于 2 周，中顶旋融合，且位置更靠前部。

MRI 图像特点：除上述表现外，T_2WI 序列可更敏感直观地发现耳蜗发育不良的中顶旋及耳蜗周数不够。

5. 耳蜗不完全分隔Ⅰ型

【简介】

耳蜗不完全分隔Ⅰ型（incomplete partition type Ⅰ，IP-Ⅰ）为胚胎第 5 周发育障碍所致，又称囊状耳蜗前庭畸形。耳蜗内缺少蜗轴分化及阶间分隔，也无筛区结构，致整个耳蜗呈囊性外观，同时伴有一扩大呈囊性前庭。因蜗孔发育畸形，部分患者还有蜗神经的发育不良。听力学检测显示重度到极重度耳聋。除少数蜗神经未发育者，IP-Ⅰ几乎都是人工耳蜗植入手术的对象。

【影像学表现】

CT 表现：耳蜗外径虽接近正常，但内部呈空囊状结构。前庭明显扩张，但一般无前庭导水管扩大。

MRI 表现：T_2WI 显示耳蜗内缺少蜗轴和阶间分隔，脑脊液可以完全充满耳蜗呈高信号，前庭扩张。蜗神经可发育正常或缺失。部分患者亦可伴面神经结构畸形。

【典型病例展示】

病例 7　患者,女,9 岁,自幼右耳重度感音神经性聋(图 3-3-7)。

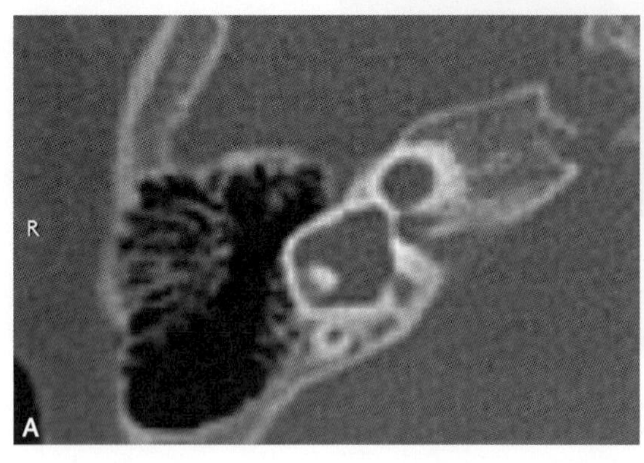

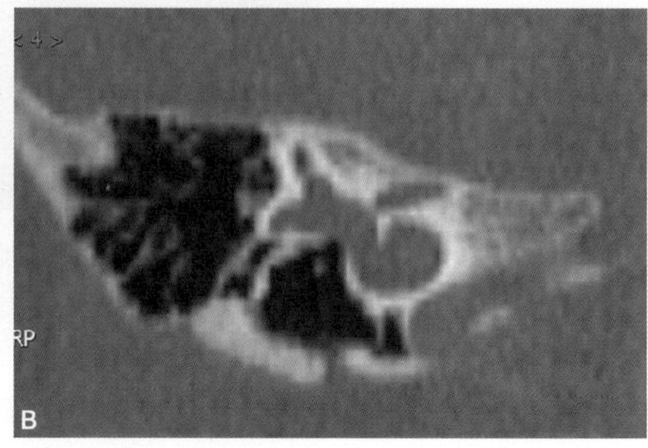

图 3-3-7　耳蜗不完全分隔Ⅰ型 CT 表现

颞骨 CT 平扫轴位(图 A)及冠状位(图 B)示:右侧耳蜗内缺少整个蜗轴和阶间分隔,呈空囊状结构;右侧前庭明显扩张,但未见前庭导水管扩大表现。

病例 8　患者,男,11 岁,自幼双耳重度感音神经性聋(图 3-3-8)。

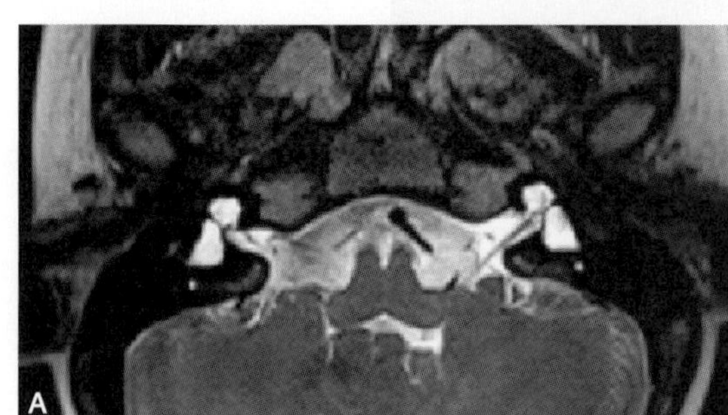

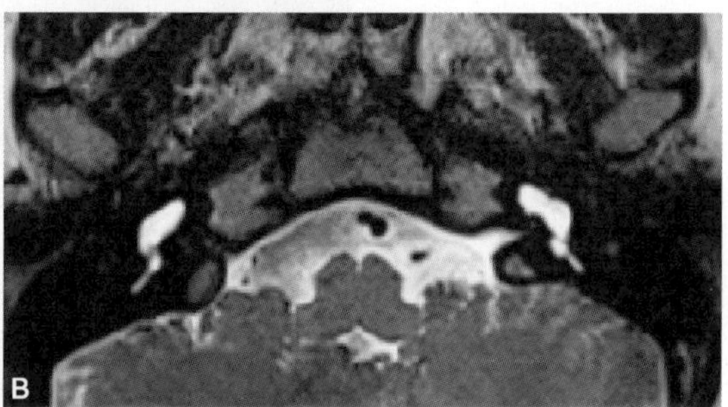

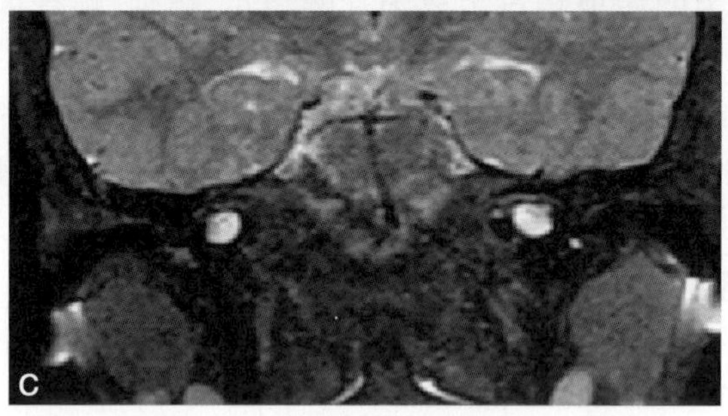

图 3-3-8　耳蜗不完全分隔Ⅰ型 MRI 表现

MRI T_2WI 轴位(图 A、图 B)和冠状位(图 C)示:双侧耳蜗分旋不清,蜗轴未见显示,蜗神经结构尚可见,双侧前庭明显扩大,半规管形态存在。

【诊断思路与诊断要点】

IP-Ⅰ与影像学表现有关的病理特点主要为耳蜗内缺少蜗轴骨嵴和阶间分隔成囊状。

CT 图像特点:耳蜗内部结构缺失呈空囊状。前庭明显扩张。

MRI 图像特点:耳蜗内无正常分隔结构,脑脊液可完全充满耳蜗内呈高信号。MRI 3D 重建可进一步显示耳蜗螺旋情况,从而有助于确诊。

6. 耳蜗不完全分隔Ⅱ型

【简介】

耳蜗不完全分隔Ⅱ型(incomplete partition type Ⅱ,IP-Ⅱ),又称 Mondini 畸形。本病发生率高,系孕 7 周胚胎发育停滞致耳蜗间隔无法完成正常的两圈半发育,耳蜗蜗轴尖部和相应的阶内分隔缺陷,从而影响到中旋和顶旋结构。此型患者婴幼儿时可能有接近正常的听力,但之后出现进展性的听力损失或突发性感音神经性聋,常为双侧性。由于耳蜗中顶回受累,所以主要以低频听力损失为主。患者行人工耳蜗植入后听力可恢复良好。

【影像学表现】

CT 表现:耳蜗外部形态大小常接近于正常,但耳蜗内发育仅 1 圈半,中旋和顶旋融合成囊状,耳蜗底旋正常(图 3-3-9);蜗管长度和蜗轴高度低于正常。少数重者表现为整个耳蜗小或呈扁平状,蜗轴明显发育不良(图 3-3-10)。患者常伴有前庭腔扩大、前庭导水管扩大或半规管畸形。

MRI 表现:同 CT 表现。T_2WI 成像可进一步明确显示膜迷路细微结构的情况。MRI 3D-FIESTA、3D-CISS 序列内耳水成像可直观地显示耳蜗全貌。

【典型病例展示】

病例 9　患者,男,7 岁,自幼右耳感音神经性聋,低频听力损失为主。

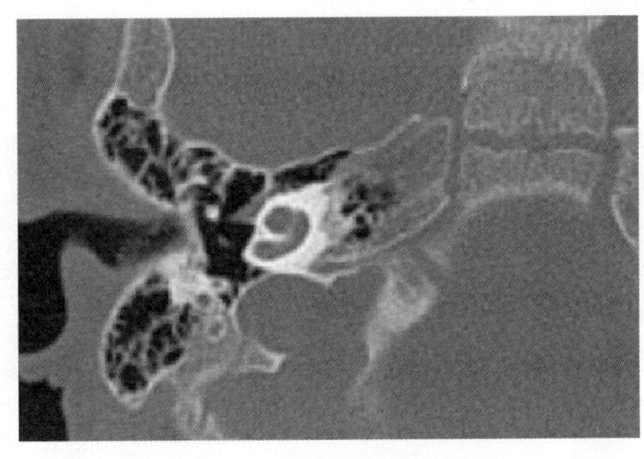

图 3-3-9　耳蜗不完全分隔Ⅱ型 CT 表现(一)

颞骨 HRCT 平扫轴位示:右侧耳蜗外部大小接近正常,耳蜗底旋显示可,但中旋和顶旋分隔缺陷、形成囊状的蜗顶。

病例 10　患者,男,10 岁,右耳感音神经性聋。

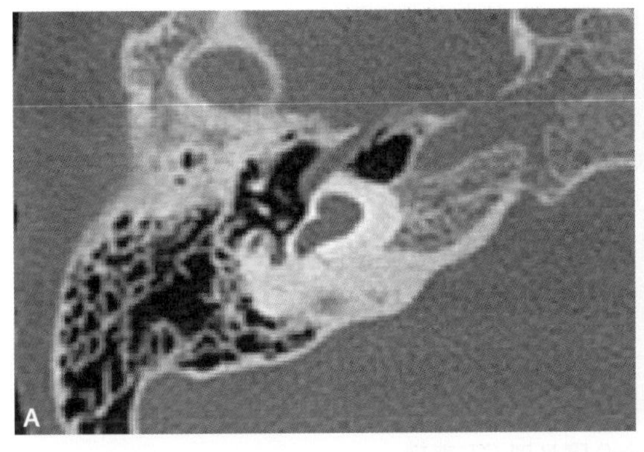

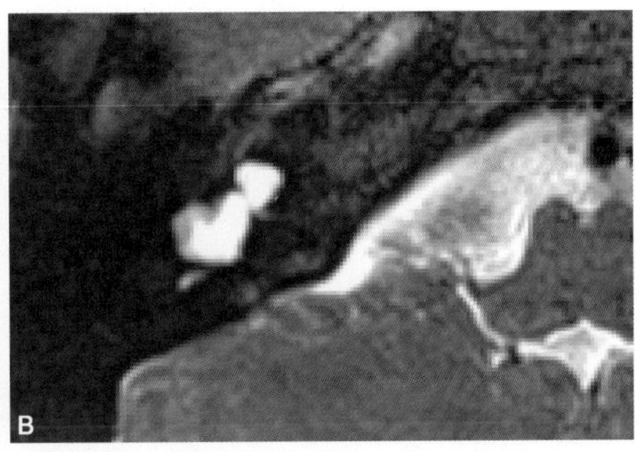

图 3-3-10　耳蜗不完全分隔Ⅱ型 CT 表现(二)

颞骨 HRCT 轴位(图 A)显示右侧耳蜗扁平状,蜗管长度和蜗轴高度低于正常,耳蜗底旋稍宽,尖旋与中间旋分旋不清,MRI T_2WI 轴位(图 B)除显示耳蜗异常外,还可见前庭-外半规管融合呈囊状畸形。

【诊断思路与诊断要点】

IP-Ⅱ与影像学表现有关的病理特点主要为耳蜗蜗轴尖部和相应的阶内分隔缺陷。颞骨HRCT为首选检查方法。

CT图像特点：耳蜗内发育仅1圈半，中旋和顶旋融合成囊状。

MRI图像特点：同CT表现。T_2WI成像可进一步明确显示膜迷路细微结构的情况。

7. 耳蜗不完全分隔Ⅲ型

【简介】

耳蜗不完全分隔Ⅲ型（incomplete partition type Ⅲ，IP-Ⅲ）是不全分隔畸形中最罕见的形式，包绕迷路的耳蜗的耳囊仅由内膜层形成，从而导致耳蜗蜗轴完全缺失，耳蜗底旋与异常膨大的内听道间骨质间隔的部分缺失。特征为镫骨底板固定和镫骨撼动手术时井喷。听力学检测表现为重度-极重度感音神经性聋或混合性聋，其中传导性成分可能是由于薄的耳囊所致，可行人工耳蜗植入（但因耳蜗没有蜗轴，手术易致电极错放进内听道内）。

【影像学表现】

CT表现：畸形的耳蜗形态尺寸与接近正常，但包裹着耳蜗的骨性包囊比正常耳蜗的更菲薄，仅有增厚内骨膜层，耳蜗蜗轴完全缺失，内听道底呈"球根状"膨大。

MRI表现：内听道与耳蜗的不完全分隔，耳蜗蜗轴完全缺失但蜗内前庭阶、中阶和鼓阶间的隔膜完好。听神经、前庭神经和蜗神经均正常。

【典型病例展示】

病例11　患者，男，20岁，自幼右耳感音神经性聋（图3-3-11）。

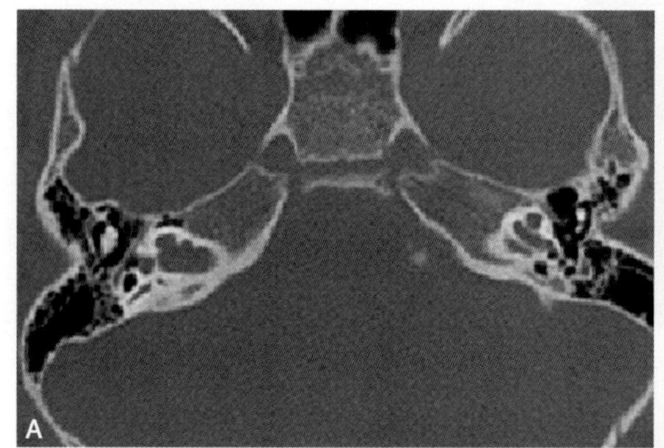

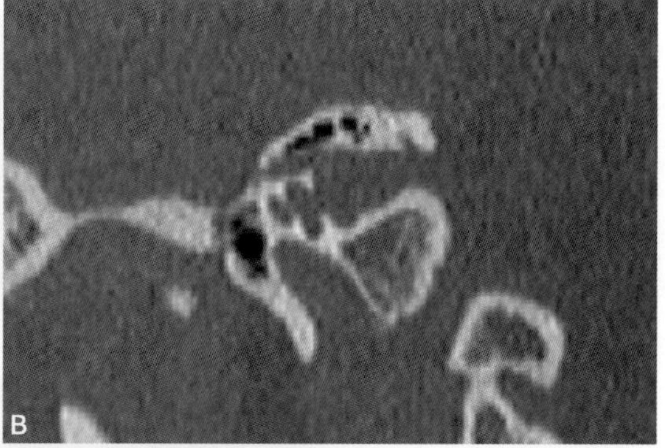

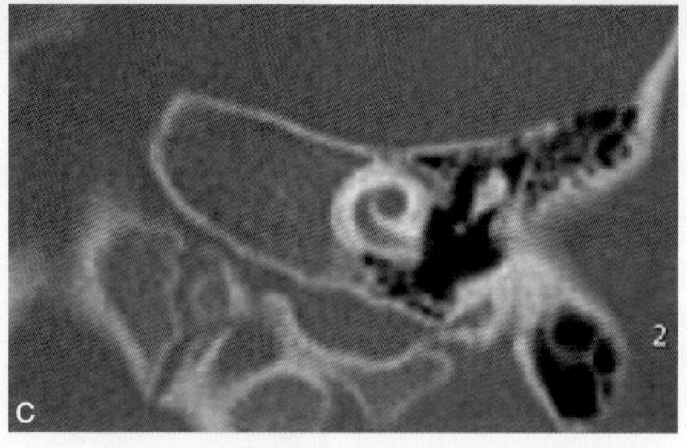

图3-3-11　耳蜗不完全分隔Ⅲ型CT表现

颞骨CT平扫（图A、图B、图C）示：右侧耳蜗整体位于内听道的前外侧，外形大小接近正常，耳蜗蜗轴缺失，尖旋稍小，底旋显示可，底旋和内听道底的骨板缺失，右侧蜗神经孔扩大，内听道呈"壶状"膨大。面神经的迷路段位于耳蜗上方。

病例 12　患者，男，14 岁，双耳感音神经性聋（图 3-3-12）。

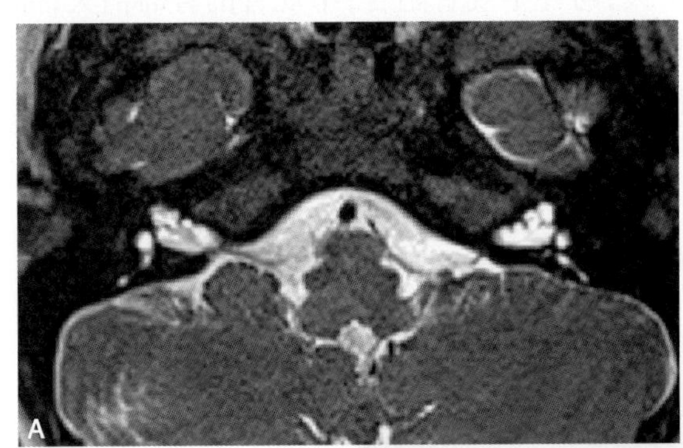

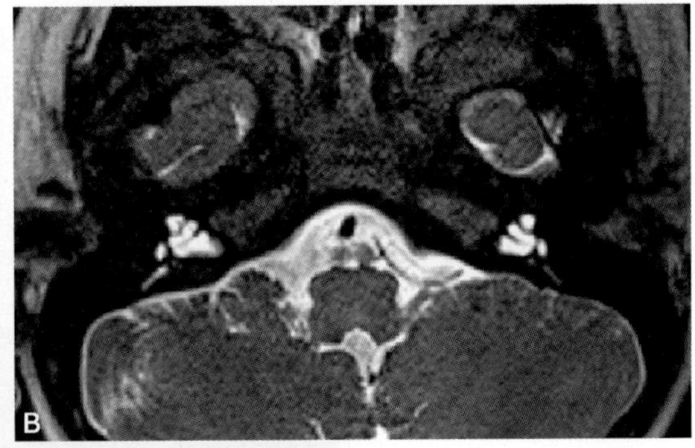

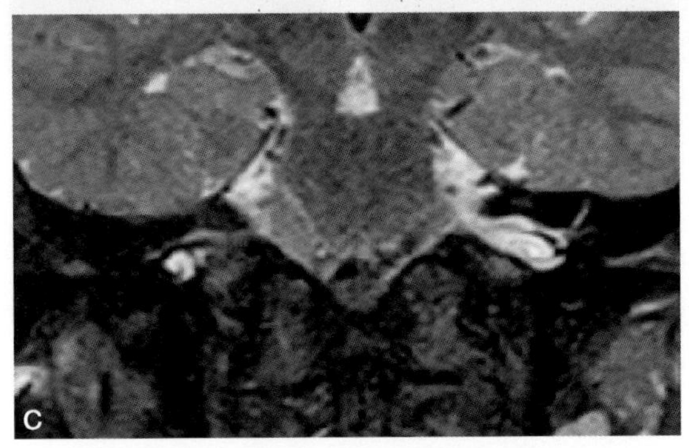

图 3-3-12　耳蜗不完全分隔Ⅲ型 MRI 表现

耳部 MRI T_2WI 轴位（图 A、图 B）及冠状位（图 C）示：双侧耳蜗外形大小接近正常，蜗轴缺失，耳蜗尖旋小，底旋显示尚可，双侧内听道扩大，其内神经存在。

【诊断思路与诊断要点】

IP-Ⅲ与影像学表现有关的病理特点主要为耳蜗蜗轴完全缺失，耳蜗底旋与异常膨大的内听道间骨质间隔的部分缺失。颞骨 HRCT 为首选检查方法。

CT 图像特点：重度的耳蜗-内听道畸形，耳蜗阶内有隔，但蜗轴缺失，内听道与耳蜗不完全分隔。

MRI 图像特点：除上述 CT 特点外，虽然内听道底膨大，但听神经、前庭神经和蜗神经均显示正常。

（二）前庭、半规管畸形

【简介】

单纯的前庭畸形或半规管畸形比较少，一般单纯外半规管畸形患者可无临床表现。前庭畸形包括前庭缺如、发育不全和扩大，其中最常见的为前庭扩大增宽。半规管畸形主要包括部分或完全不发育，以及短、细、粗等各种形态学的异常。其中，因外半规管发育最晚，故畸形率最高。前庭畸形或半规管畸形常与内耳其他部位形成复合畸形，最常见的复合畸形为外半规管-前庭畸形，此类畸形者可出现感音神经性聋症状。

【影像学表现】

CT 表现：单纯前庭扩大表现为前庭腔增宽，即轴位上前庭轴位左右径超过 3.4mm，冠状位左右径超过 3.2mm。前庭缺如则表现为正常的前庭结构被骨质结构取代。

半规管畸形大多数情况下表现为半规管短粗，半圆盘形；少数情况下呈小突起状，或结构完全缺失。在外半规管-前庭畸形时，可见前庭扩大，与外半规管融合，半规管的骨岛消失，部分病例的半规管长度正常，但管腔狭窄，骨岛内见低密度区。

MRI 表现：除上述 CT 表现特点外，半规管和前庭畸形者，还可伴随内听道及蜗神经的发育异常。

【典型病例展示】

病例 13　患者，女，14 岁，自幼左耳听力差（图 3-3-13）。

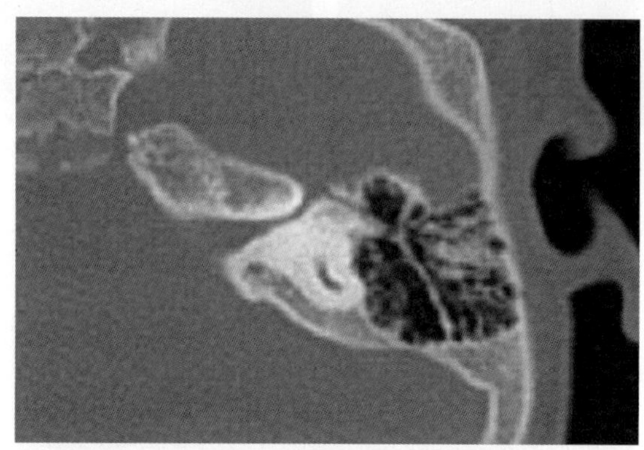

图 3-3-13　半规管畸形 CT 表现

耳部 HRCT 轴位示左侧前上半规管发育不全。

病例 14　患者，男，11 岁，自幼左耳听力差（图 3-3-14）。

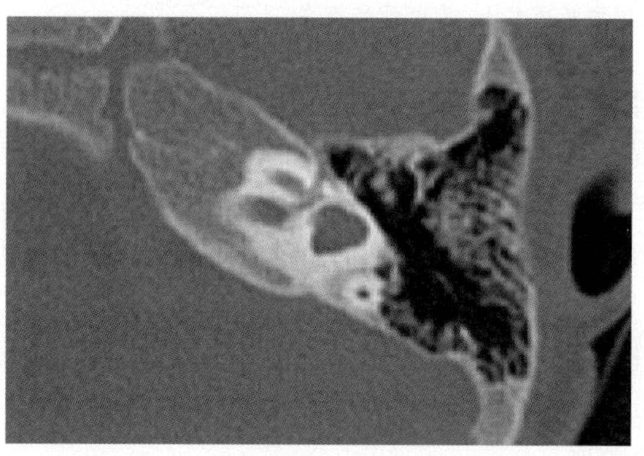

图 3-3-14　外半规管和前庭畸形 CT 表现

耳部 HRCT 轴位示左侧前庭扩大，与外半规管融合，半规管的骨岛消失。

病例 15 患者,男,11 岁,自幼左耳听力差(图 3-3-15)。

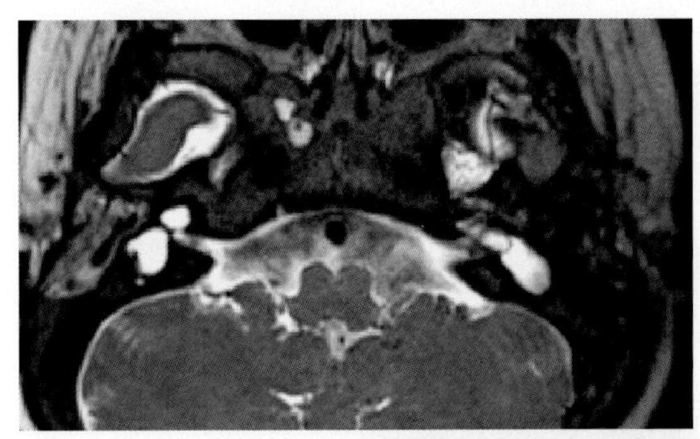
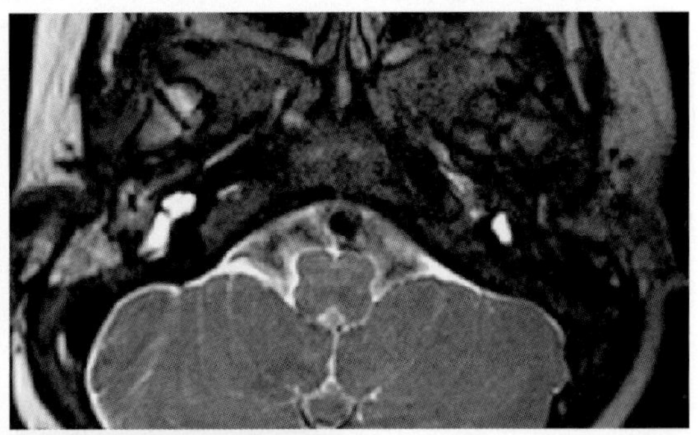
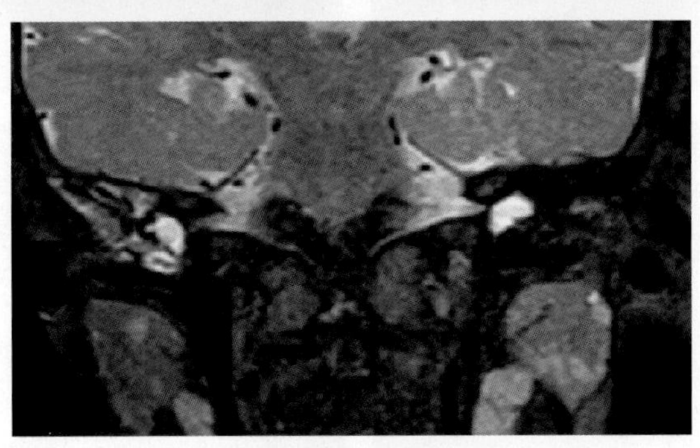

图 3-3-15 外半规管和前庭 MRI 表现

耳部 MRI 平扫轴位及冠状位示:右侧前庭增大,与外半规管融合,后半规管短小;右侧耳蜗底旋扩大,伴中、顶旋融合。左侧耳蜗呈小囊状与前庭融合,左侧前庭明显扩大,与外半规管融合。双侧内听道变窄伴蜗神经缺如。

【诊断思路与诊断要点】

前庭、半规管畸形与影像学表现有关的病理特点主要为前庭扩大增宽、半规管发育不全形态异常。颞骨 HRCT 为首选检查方法。

CT 图像特点:前庭扩大或缺如,半规管短粗,或扩大的前庭与外半规管融合等。

MRI 图像特点:除 CT 特点外,T_2WI 和水成像可多角度清晰地显示前庭及半规管畸形,并进一步明确听神经、前庭神经和蜗神经的发育情况。

(三) 前庭导水管畸形

【简介】

最常见的为大前庭导水管综合征(large vestibular aqueduct syndrome,LVAS),系胚胎发育第 5 周(前庭导水管延伸、变细之前)受阻导致,前庭导水管扩张伴内淋巴囊不同程度扩大。双侧性发病多见。听力学表现和处理类似于 IP-Ⅱ,故不再赘述。

【影像学表现】

CT 表现:岩骨后缘出现异常扩大的前庭导水管,其中段直径>1.5mm,外口直径>2.0mm,边缘清晰,开口呈喇叭状,内端与前庭或总脚直接相通。一般双侧发病。

MRI 表现:T_2WI 序列直观显示内淋巴囊不同程度扩大呈囊袋状或条状:内淋巴囊骨内部分中点的最大宽度>1.5mm。

【典型病例展示】

病例 16 患者,男,7 岁,自幼双耳听力差,加重半年(图 3-3-16)。

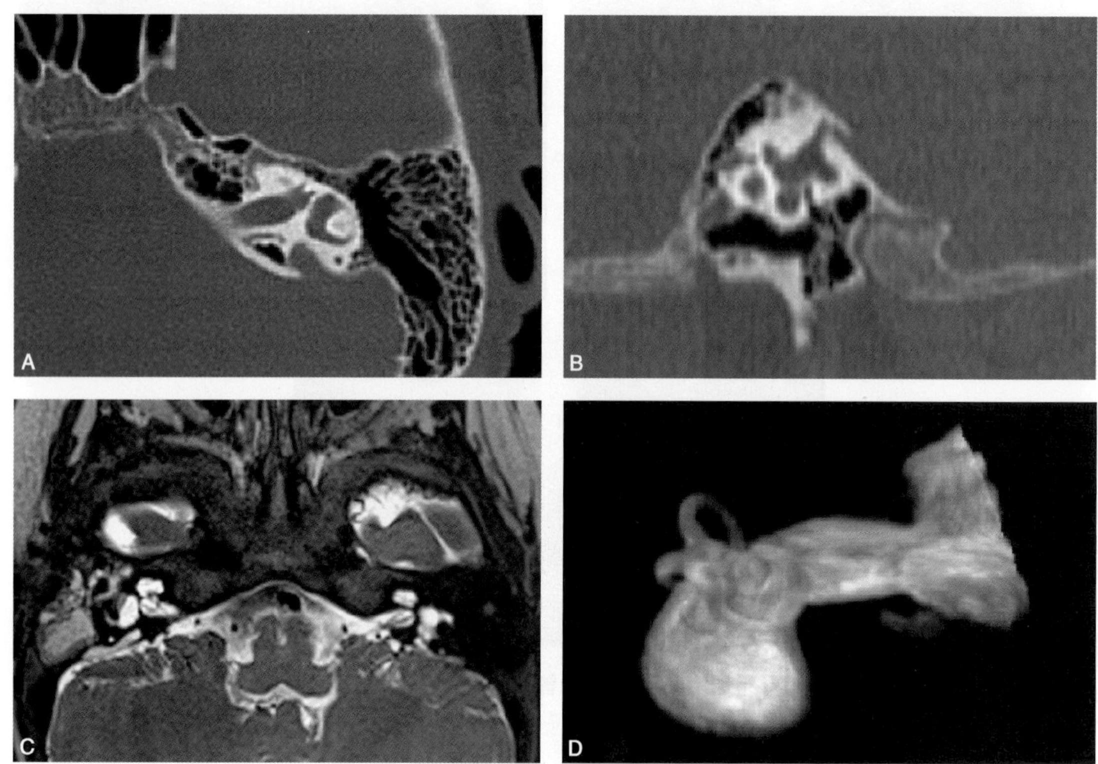

图 3-3-16 大前庭导水管综合征 CT 表现

颞骨 CT 平扫(图 A、图 B)示:前庭导水管异常扩大,外口直径>2.0mm,边缘清晰。MRI 轴位 T_2WI(图 C)及内耳 3D 水成像(图 D)示内淋巴囊及前庭均扩大。

【诊断思路与诊断要点】

LVAS 与影像学表现有关的病理特点主要为前庭导水管扩张伴内淋巴囊不同程度扩大。

CT 图像特点:扩大的前庭导水管开口呈喇叭状,内端与前庭或总脚相通。前庭扩大或缺如,半规管短粗,或扩大的前庭与外半规管融合等。

MRI 图像特点:除 CT 特点外,T_2WI 可直观显示扩张的导水管,并进一步显示扩大的内淋巴囊,尤其是 3D 成像,有助于观察到全貌,故为诊断的最佳手段。

(四) 内听道及听神经畸形

【简介】

内听道畸形包括缺如、狭窄(直径<2mm)或扩大(宽度>6mm),其中内听道狭窄畸形多见。内听道的发育是听神经发育的必要条件,故当妊娠第 9 周时,蜗神经缺乏,内听道形成异常狭窄,因此内听道狭窄畸形多伴有蜗神经的细小或缺失。但当内听道形成后的胚胎损伤造成蜗神经发育不良时,则不伴有内听道狭窄。内听道狭窄畸形为人工耳蜗植入术的相对禁忌证。对内听道宽度>6mm 但无临床症状者,不能轻易诊断为异常病理性扩大,需进一步结合听神经发育情况予以诊断。

【影像学表现】

内听道狭窄或闭塞无论是在颞骨 CT 还是 MRI 都可以良好显示(表现为内听道≤2mm),

但并非所有内听道的直径都与听神经发育情况一致。

CT 表现：颞骨 CT 上蜗神经孔的明显狭窄或闭塞往往提示蜗神经缺失或耳蜗支发育异常。由于 CT 仅能反映内听道的直径，不能显示内部细节和听神经的完整性，故 MRI 检查更为重要。

MRI 表现：通过后处理技术，在 MRI 斜矢状位垂直于内听道层面可清晰显示面神经、蜗神经及前庭上、下神经发育情况。

【典型病例展示】

病例 17　患者，女，10 岁，右耳感音性听力障碍（图 3-3-17）。

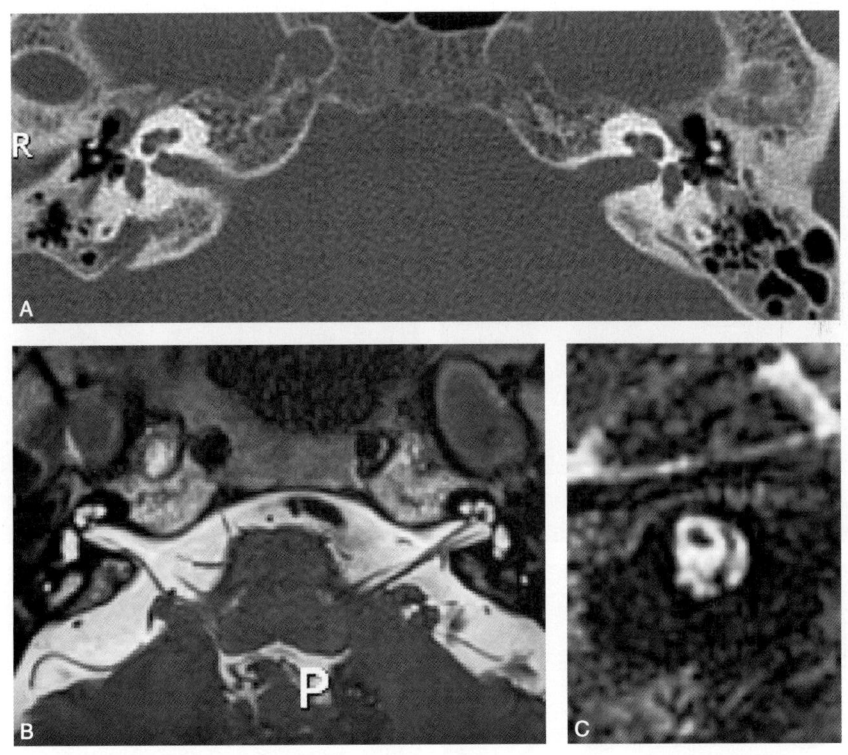

图 3-3-17　内听道狭窄 MRI 表现

颞骨 CT 平扫（图 A）轴位示：右侧内听道狭窄，伴蜗神经孔明显狭窄或闭塞。MRI 轴位（图 B）及斜矢状位（图 C）清楚显示：右侧的蜗神经结构缺失，发育障碍。

【诊断思路与诊断要点】

颞骨 HRCT 或 MRI 均可显示内听道大小异常，一般 HRCT 为首选检查手段，MRI 为最佳诊断手段。

CT 图像特点：当内听道底发育异常时，可见骨性分隔异常，此外还有蜗神经孔扩大或狭窄、闭锁等畸形。

MRI 图像特点：MRI 斜矢状位检查可清晰显示内听道段神经血管的形态发育，并对神经进行量化测量，从而进一步明确听神经发育畸形的诊断。

（五）先天性脑脊液耳漏

【简介】

青少年先天性脑脊液耳漏主要为内耳发育畸形引起，最常见的耳畸形为 Mondini 畸形，脑脊液在长期的颅内压力下，突破三道屏障[内听道脑膜、前庭内壁（即内听道底）、前庭外侧壁（前庭窗）]或其他鼓室内侧壁（蜗窗膜）而溢出。该病比较少见，病变早期无明显临床症状，多数患者出生时即有重度耳聋，可因反复高热、头痛等脑膜炎发作史而就诊儿科或神经内科，临床易忽视漏诊。

【影像学表现】

颞骨 HRCT 或 MRI 均可以显示内耳发育情况，明确畸形类型。在最常见的 Mondini 畸形导致的脑脊液耳漏患者中，脑脊液耳漏多来自前庭窗区域。

CT 表现：内听道底与前庭间骨性分隔缺失导致二者相通，镫骨底板出现缺口，前庭扩大，乳突气房透亮度减低。

MRI 表现：T_2WI 示内听道底与前庭间的高信号影相通，乳突内积液。

【典型病图例展示】

病例 18　患者，女，6 岁，自幼左耳感音神经性聋，伴反复高热、头痛 1 年（图 3-3-18）。

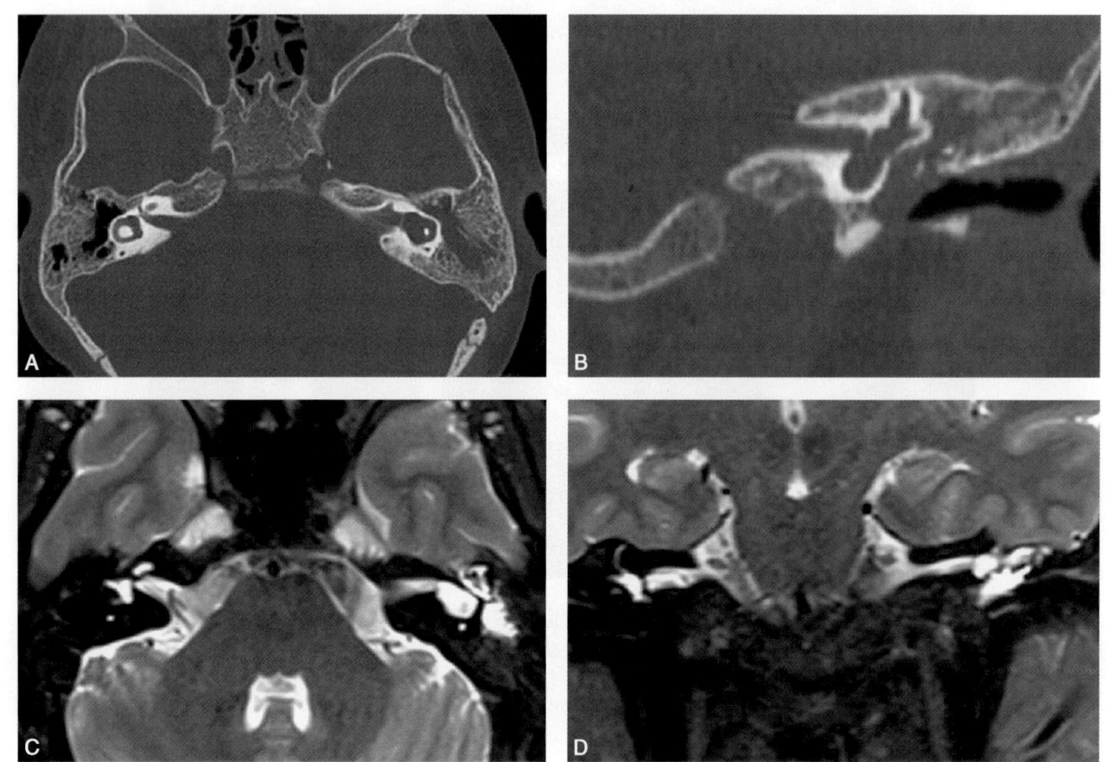

图 3-3-18　脑脊液耳漏 HRCT 及 MRI 表现

颞骨 HRCT 平扫轴位（图 A）及冠状位（图 B）示：前庭腔扩大，内听道底与前庭间的骨性分隔缺失导致二者相通，镫骨底板见骨性小缺口。MRI 轴位（图 C）及冠状位（图 D）示前庭腔扩大，乳突内积液。

【诊断思路与诊断要点】

颞骨 HRCT 或 MRI 均可明确内耳畸形的情况，颞骨 HRCT 为首选检查。

CT 图像特点：内听道底与前庭间的骨性分隔缺失导致镫骨底板出现缺口，乳突气房透亮度减低。

MRI 图像特点：T_2WI 显示内听道底与前庭间的高信号影相通，乳突内积液，还可进一步显示内耳迷路及内听道畸形情况。

二、外伤骨折

【简介】

内耳骨折指内耳骨迷路在外力作用下发生骨质断裂、不连续,单独出现内耳骨折的情况非常少见,常因颞骨骨折累及。颞骨骨折根据骨折线与颞骨岩部长轴的关系分为纵行骨折、横行骨折、混合型骨折,横行骨折、混合型骨折易涉及内耳结构。临床表现除了颞骨骨折引起的外耳道出血、血鼓室、脑脊液耳漏、周围性面瘫等症状外,还常出现耳鸣、听力损失、眩晕、恶心、呕吐、自发性或诱发性眼震等。

【影像学表现】

由于颞骨 X 线片重叠较多,骨折线常被遮蔽,尤其是气化型乳突,现已不用于颞骨外伤患者。

高分辨力薄层 CT 平扫是内耳骨折的主要检查手段,当骨折线累及颈内动脉管或临床表现提示可能有颈内动脉损伤,才需要 CT 增强检查。CT 可直观显示骨折线,以及骨折引起的一些继发征象。骨折线表现为透亮细线,走行僵直,并且与中耳乳突区的透亮骨折线相延续,常涉及多个内耳结构,同时也易涉及内耳周围的重要结构,包括内听道底、面神经管、颈内动脉管、颈静脉球窝。内耳骨折的主要继发征象是迷路积气,表现为迷路内小气泡,外伤后 3 日以内 CT 检查可显示,以前庭或半规管最多,其次为前庭或半规管伴耳蜗积气,单纯耳蜗积气少见,5 日后积气基本吸收不能显示。

内耳骨折通常不必做 MRI 检查,如需了解颅内并发症(如脑膜脑膨出、脑脊液耳漏)时才做 MRI 检查。骨折线 MRI 不易显示,T_1WI、T_2WI 均为低信号,内耳部分信号缺失;MRI 可显示面神经损伤、脑脊液耳漏、脑膜脑膨出等。面神经损伤表现为面神经增粗,T_2WI 信号增高;脑脊液耳漏表现为 T_2WI 颅内脑脊液高信号与耳内高信号积液相连,相应局部骨质信号缺损;脑膜脑膨出表现为脑组织信号突入鼓室内,伴蛛网膜下腔增宽,局部骨质低信号影中断,中断处即为漏口,增强 T_1WI 可见脑膜增厚、强化。

内耳周围一些小的神经、血管沟易与骨折线混淆,需要注意鉴别,主要有岩乳管、前庭导水管、耳蜗导水管、前庭上神经管、单孔。骨性管道都有其特定的位置、形态,边缘光滑、圆钝,大多双侧对称,骨折线的位置不固定、多为单侧,边缘清晰、锐利、僵直,通常延至周围结构,甚至伴有移位,同时伴有中耳乳突积液、积血。岩乳管起始于颞骨后缘,开口于弓形下窝,穿行于上半规管两脚之间,略偏向后脚,外侧开口在鼓窦或周围气房。前庭导水管起始于前庭内壁,向后下走行,开口于岩部后面的前庭导水管外口。耳蜗导水管内口位于耳蜗基底转,向下向后走行,外口呈漏斗状,位于内听道口下方、颈静脉球窝内侧。前庭上神经管起始于内听道底后上部,止于前庭上部。单孔始于内听道底后下壁,向外侧、稍向后倾斜,止于前庭下部。

【典型病例展示】

病例 1　患者,男,43 岁,耳鸣。无耳部、头部外伤病史(图 3-3-19)。

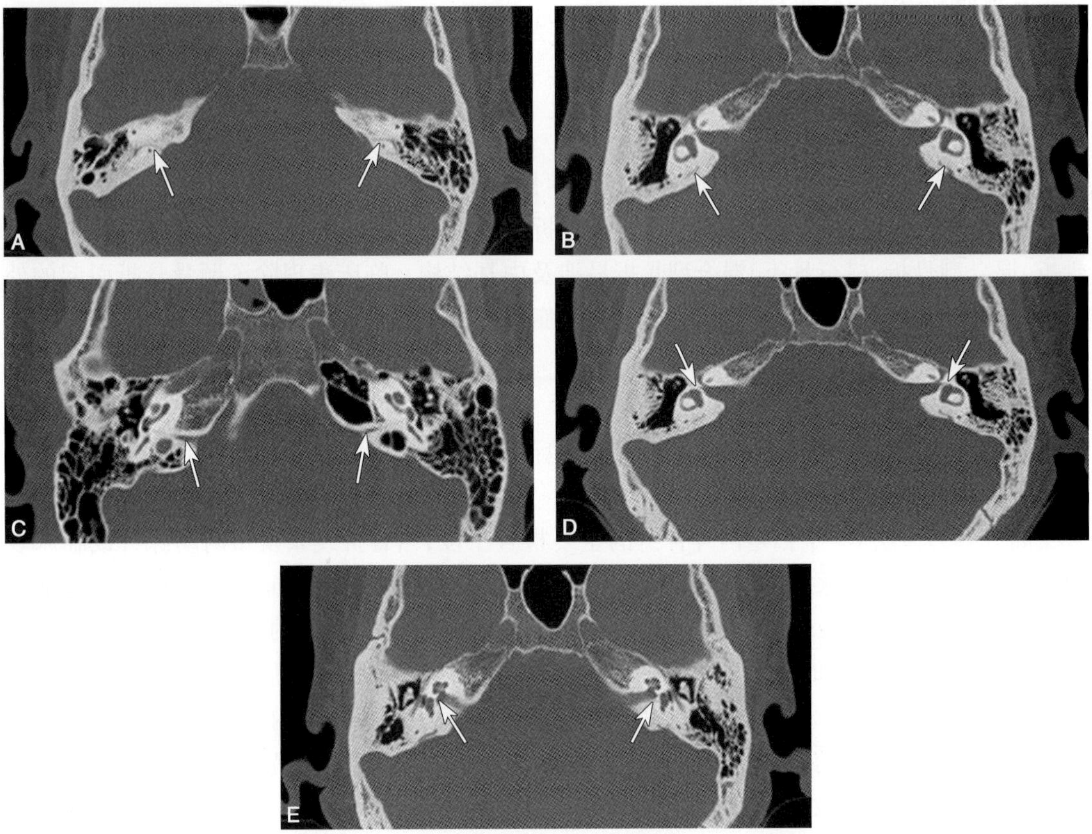

图 3-3-19　内耳周围正常神经、血管沟，双侧对称

A. 箭头示岩乳管，始于颞骨后缘，穿行于上半规管两脚之间，略偏向后脚，全长 5～15mm，其内走行弓行下动脉；B. 箭头示前庭导水管，始于前庭内壁，向后下走行，开口于岩部后面的前庭导水管外口；C. 箭头示耳蜗导水管，内口位于耳蜗基底转鼓阶的末端、蜗窗膜内侧，外口呈漏斗状，位于内听道口下方、颈静脉球窝内侧；D. 前庭上神经管，始于内听道底后上部，止于前庭上部；E. 箭头示单孔，始于内听道底后下壁，呈细线状低密度影，向外侧走行，并向后倾斜，止于前庭下部。

病例 2　患者，男，27 岁，左耳外伤 1 个月，左耳鸣、听力下降，有脑脊液耳漏（图 3-3-20）。

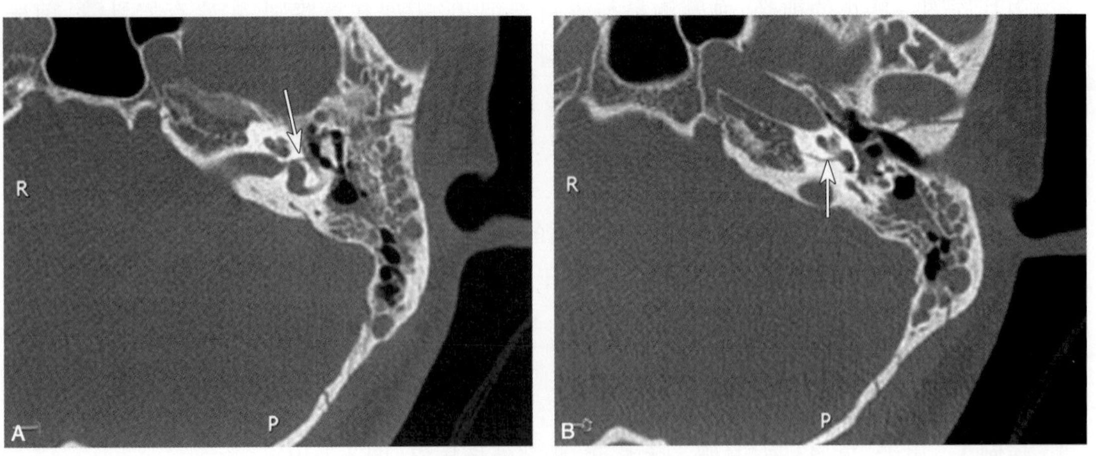

图 3-3-20　外伤骨折 CT 图像（一）

A. 骨折线累及面神经管鼓室段、内听道底，箭头示骨折线；B. 骨折线累及耳蜗底旋，箭头示骨折线。

病例 3　患者，男，64 岁，头部外伤后双耳听力下降半年（图 3-3-21）。

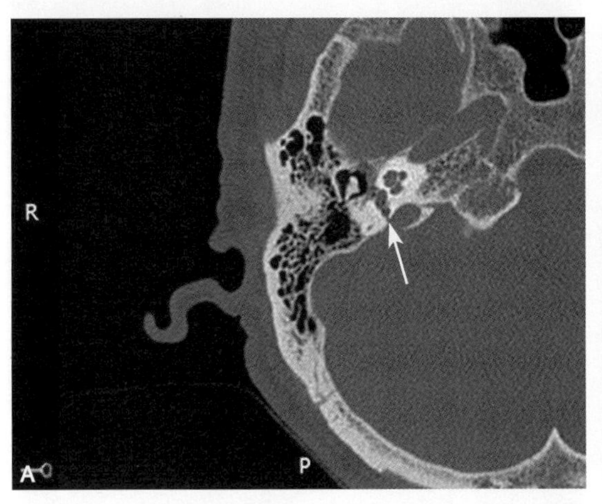

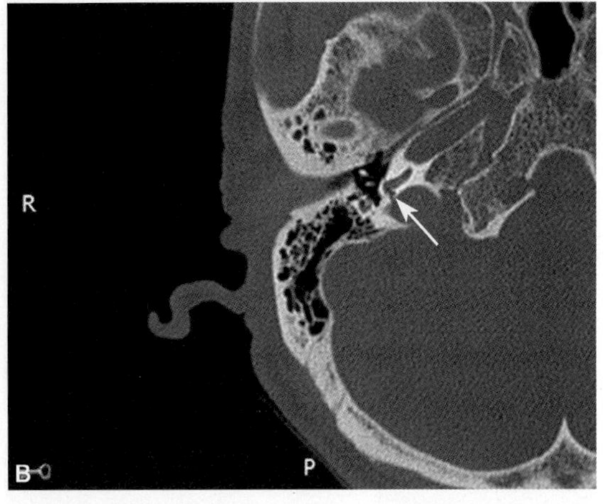

图 3-3-21　外伤骨折 CT 图像（二）

A. 骨折线涉及后半规管、前庭、颈静脉球窝，箭头示骨折线；B. 骨折线涉及耳蜗底旋、颈静脉球窝，箭头示骨折线。

病例 4　患者，男，42 岁，右侧头面部摔伤后面瘫、听力下降（图 3-3-22）。

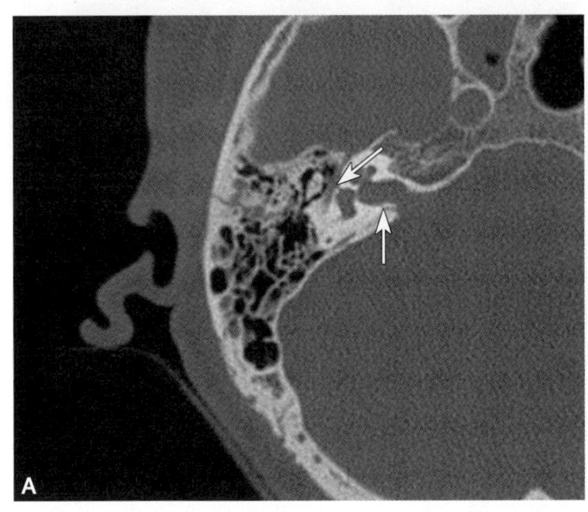

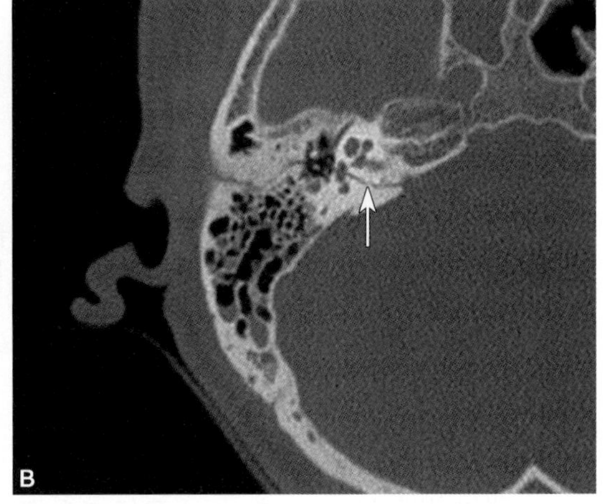

图 3-3-22　外伤骨折 CT 图像（三）

A. 骨折线涉及右侧面神经管鼓室段、前庭，箭头示骨折线；B. 骨折线涉及前庭、镫骨底板，箭头示骨折线。

病例 5　患者，女，9 岁，车祸后右耳听力下降伴右鼻流清水 2 年余，多次脑膜炎。术中探查发现漏口位于镫骨足板周围，可见少量清水样液体自面神经水平段与镫骨底板之间溢出（图 3-3-23）。

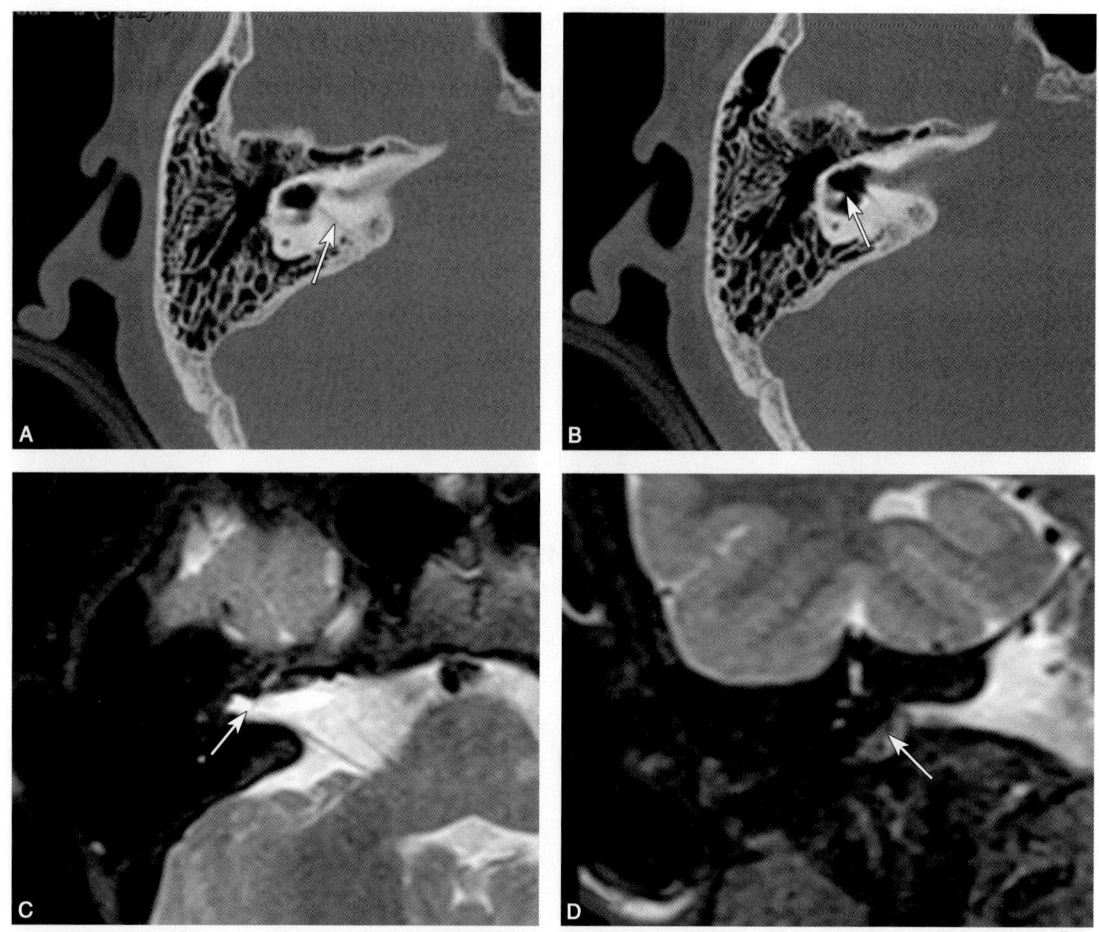

图 3-3-23　外伤骨折 CT 图像(四)

A. 外伤后 2 年余,颞骨岩部横行骨折线仍未愈合,骨折线涉及前庭,伴前庭积气,箭头示骨折线;B. 颞骨岩部骨折线涉及前庭,前庭、外半规管积气,箭头示前庭、外半规管积气;C. T_2WI 轴位图像,内听道扩大,涉及前庭区,箭头示扩大内听道;D. T_2WI 冠状位图像,内听道底骨质低信号缺失,内听道扩大并与前庭相通,脑脊液耳漏表现。

【诊断思路与诊断要点】

外伤患者耳部 CT 检查,须注意仔细观察有无骨折线,特别是中耳乳突积液患者,发现骨折线后,应沿着骨折线走行观察有无涉及内耳及周围重要结构,对于 3 日内外伤的患者,尤其注意观察有无迷路积气。

CT 图像特点:骨折线边缘清晰、锐利、僵直,通常延至周围结构,常伴有中耳乳突积液。外伤 3 日内检查部分患者伴有迷路积气。

三、迷路炎

【简介】

迷路炎(labyrinthitis)即内耳的炎症,为细菌、病毒或其他病原体引起的内耳迷路的感染性病变,是急、慢性化脓性中耳炎比较常见的严重并发症之一。根据病变范围及病理变化可分为局限性迷路炎(circumscribed labyrinthitis)、浆液性迷路炎(serous labyrinthitis)及化脓性迷路炎

(suppurative labyrinthitis)三个主要类型。常见的病因为耳源性、脑膜源性及外伤性,多为中耳乳突的急、慢性感染性病原体经前庭窗或蜗窗直接侵入迷路,或经破坏的迷路骨壁侵入内耳引起,也可由化脓性脑膜炎经蛛网膜下腔感染外淋巴所致,多为化脓性迷路炎。

局限性迷路炎又称迷路瘘管,多因胆脂瘤或慢性中耳炎破坏迷路骨壁形成瘘管,使中耳与迷路骨内膜或外淋巴腔相通。最常见受累部位是外半规管,也可见于后、上半规管及前庭、耳蜗等部位。浆液性迷路炎是以浆液或浆液纤维素渗出为主的内耳弥漫性非化脓性炎症,也是化脓性迷路炎的前期;当病变进展,化脓菌侵入内耳,淋巴积脓,组织坏死,肉芽生成,引起迷路弥漫性化脓病变,称化脓性迷路炎。当耳蜗及前庭管腔内病变纤维化形成新生骨充填,最终发展为骨化性迷路炎(labyrinthitis ossificans,LO),又称硬化性迷路炎。化脓坏死性迷路炎(suppurative necrotic labyrinthitis)是迷路炎的一种特殊类型,又称迷路死骨,较少见,为化脓性迷路炎的后遗症。当化脓性迷路炎未得到有效控制,迷路的骨皮质、骨松质及骨髓等结构受到炎症侵犯时,则会出现坏死性骨髓炎,当迷路骨的缺血区和供血区之间的界线形成后,即出现死骨(腐骨)。中耳炎及脑膜炎所引起的化脓性迷路炎的病变过程虽然相同,但其累及内耳的途径却有所不同。

【影像学表现】

(一)局限性迷路炎

X 线表现:无法显示,乳突 X 线片已很少应用。

CT 表现:HRCT 上主要表现为胆脂瘤型中耳炎或者慢性化脓性中耳炎基础上发生骨迷路局限性骨破坏,主要可见半规管或耳蜗局部骨壁破坏。

MRI 表现:无法观察到局部骨壁破坏的异常信号改变。

(二)浆液性迷路炎和化脓性迷路炎

X 线表现:无法显示,乳突 X 线片已很少应用。

CT 表现:HRCT 示骨迷路骨质模糊或吸收,局部可见迷路骨化。

MRI 表现:T_2WI 上可见内耳迷路信号减低,迷路炎的早期阶段由于肉芽组织和新生血管的存在,增强后 T_1WI 可见内耳明显强化。

(三)骨化性迷路炎

X 线表现:乳突 X 线片可显示骨迷路区密度增高,但范围小或病变时对其显示能力有限,已很少应用。

CT 表现:HRCT 上表现为迷路内腔密度不同程度增高,可以呈点状、条状、磨玻璃样,迷路内腔变形、变窄、边缘不规则,部分或全部迷路内腔硬化消失,这些表现可单独存在或并存,耳蜗骨迷路密度普遍增高。

MRI 表现:T_2WI 及内耳水成像可显示正常迷路内的高信号淋巴被低信号或无信号骨性影所取代,迷路炎的骨化期,病变强化消失。

(四)化脓坏死性迷路炎

X 线表现:乳突 X 线片对其显示能力有限,已很少应用。

CT 表现:HRCT 上表现为骨迷路破坏区的软组织内的点状、小片状脓性及液化坏死性密度影。

MRI 表现:MRI 虽对死骨显示不及 CT,但对于骨破坏腔内软组织脓性、坏死性及液化灶的情况,以及颅内并发症如脑膜炎、脑水肿和脑脓肿,其显示更具优势,呈 T_2WI 不均匀高信号影,脓肿形成时,则在 DWI 图像上呈高信号影,明显弥散受限。

【典型病例展示】

病例 1　患者,女,37 岁,右耳听力下降伴眩晕半年(图 3-3-24)。

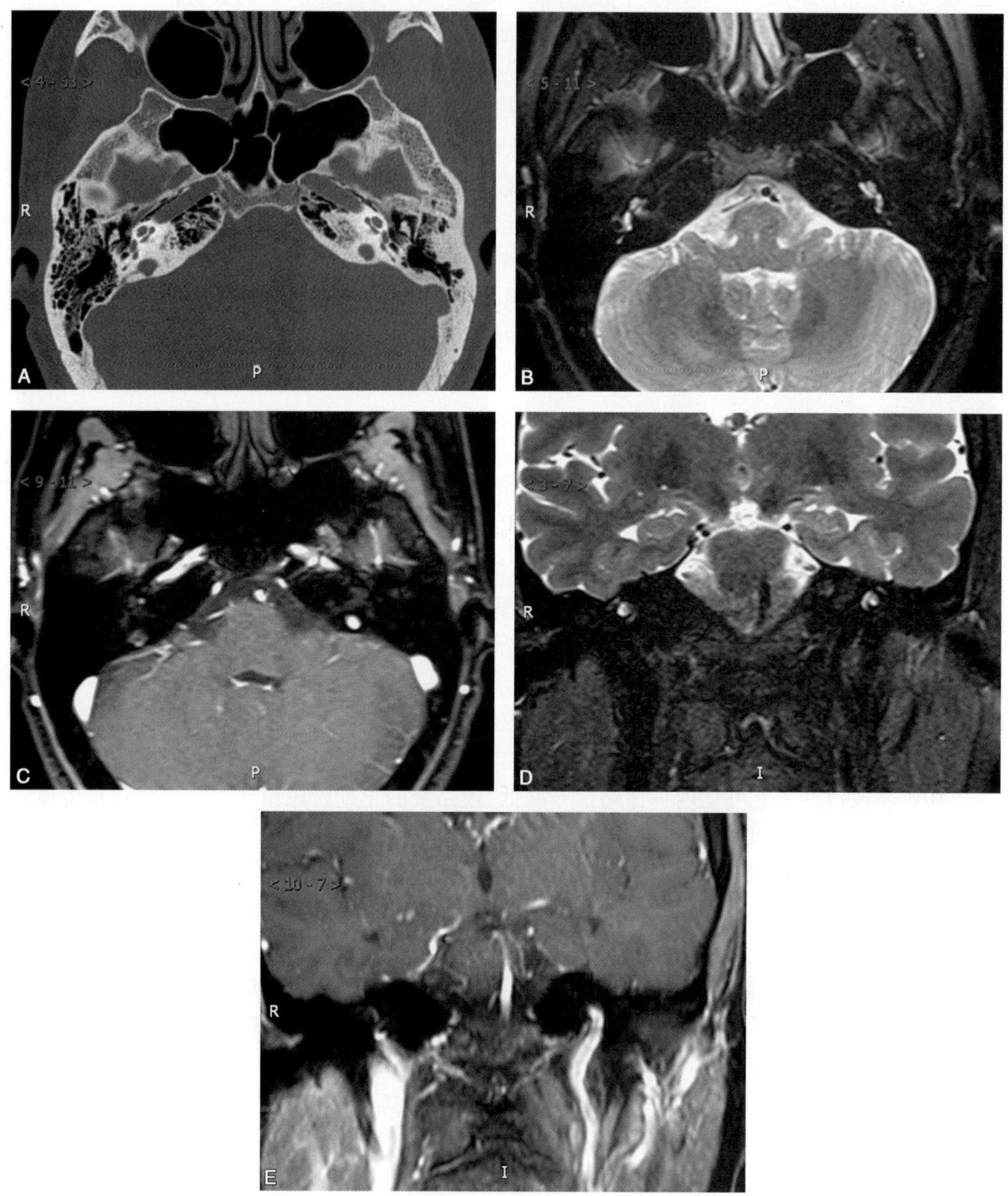

图 3-3-24　浆液性迷路炎

HRCT 轴位示右侧耳蜗局部可疑较毛糙(图 A)。MRI 示右侧耳蜗局部可见一异常信号,轴位、冠状位 T_2WI(图 B、图 D)上局部信号减低,呈稍低信号,增强轴位、冠状位 T_1WI(图 C、图 E)病变明显斑点状强化。

病例 2 患者,女,54 岁,左耳胆脂瘤型中耳炎伴听力下降、眩晕术后 2 年(图 3-3-25)。

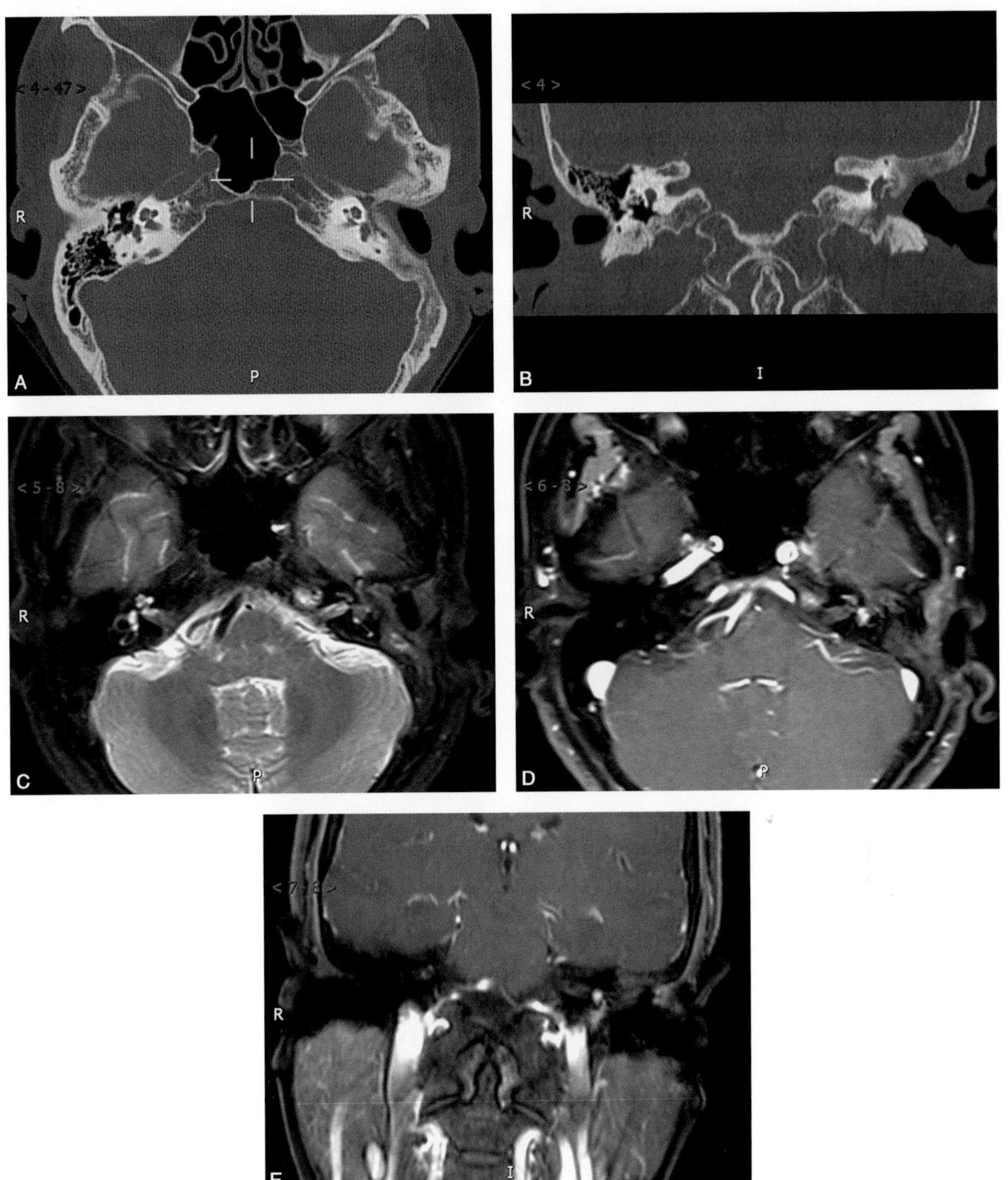

图 3-3-25 左耳术后伴化脓性迷路炎

HRCT 轴位、冠状位示左侧中耳乳突术后,外半规管部分骨壁缺损(图 A、图 B)。MRI 示左侧前庭可见一结节状异常信号,轴位 T_2WI(图 C)上局部信号减低,呈低信号,增强轴位、冠状位 T_1WI(图 D、图 E)病变明显强化。

病例 3 患者,男,6 岁,化脓性脑膜炎后双耳重度聋 8 个月(图 3-3-26)。

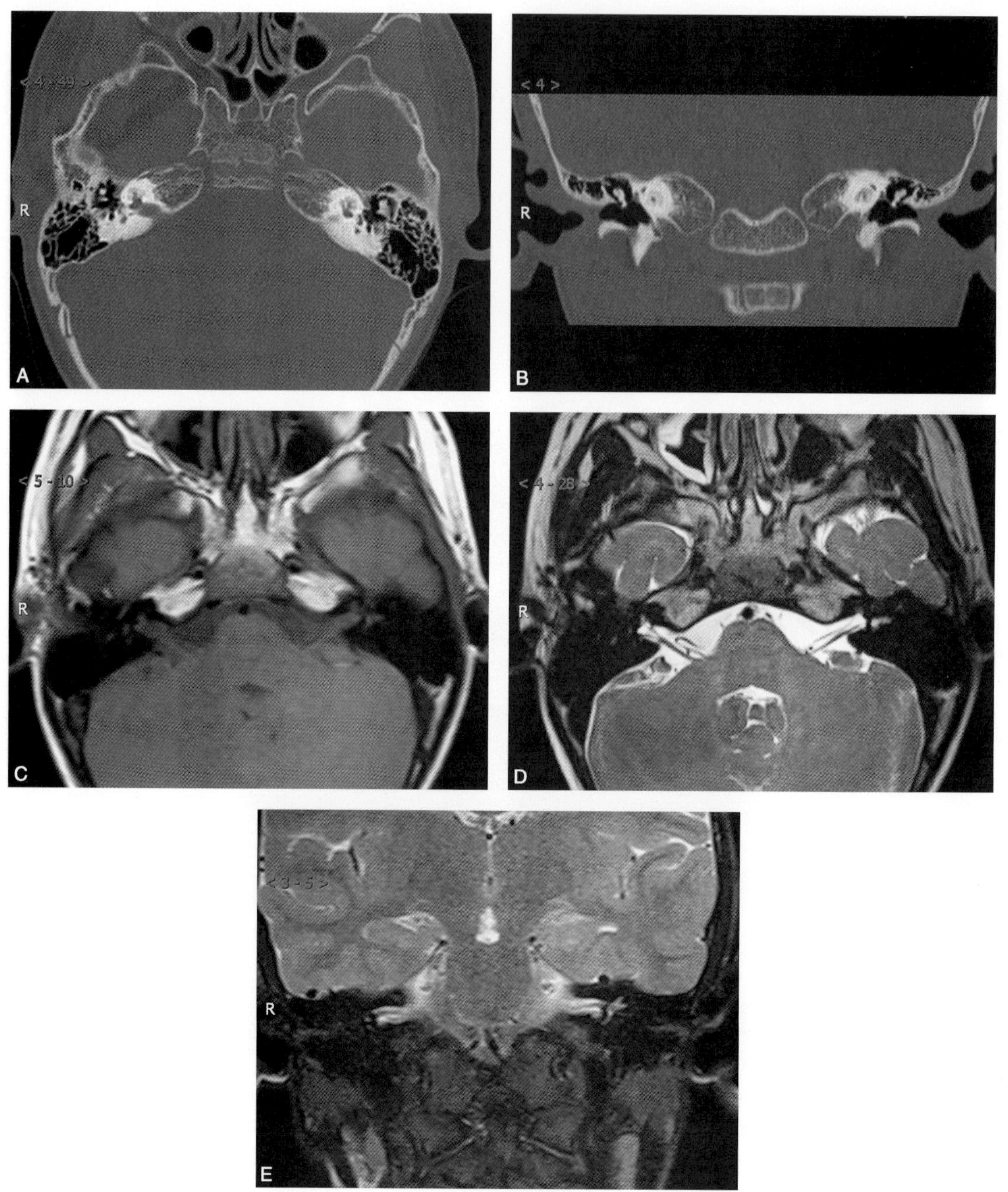

图 3-3-26 骨化性迷路炎

HRCT 轴位、冠状位示双侧耳蜗腔内密度不同程度增高,呈点状、条状、磨玻璃样,迷路内腔变形、变窄、边缘不规则,耳蜗骨迷路密度普遍增高(图 A、图 B)。MRI 示双侧耳蜗区信号异常,轴位 T_1WI(图 C)上双侧耳蜗区大部分正常等信号消失,仅残留少许等信号,轴位、冠状位 T_2WI(图 D、图 E)上双侧耳蜗内腔的内外淋巴正常高信号影消失,仅见少许残留点状高信号影。

病例 4　患者，女，28 岁，右耳反复流脓伴听力下降 1 年（图 3-3-27）。

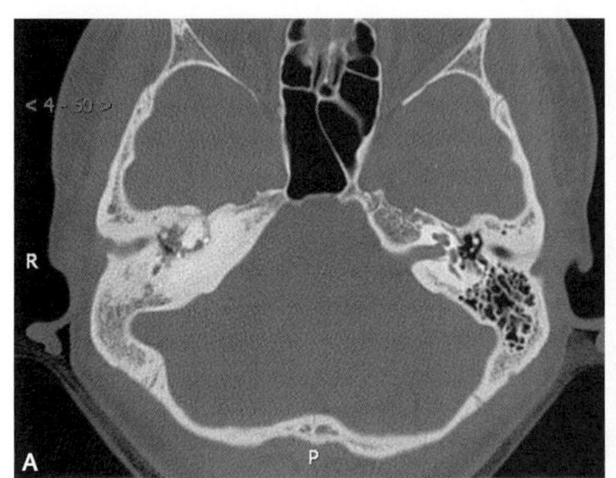

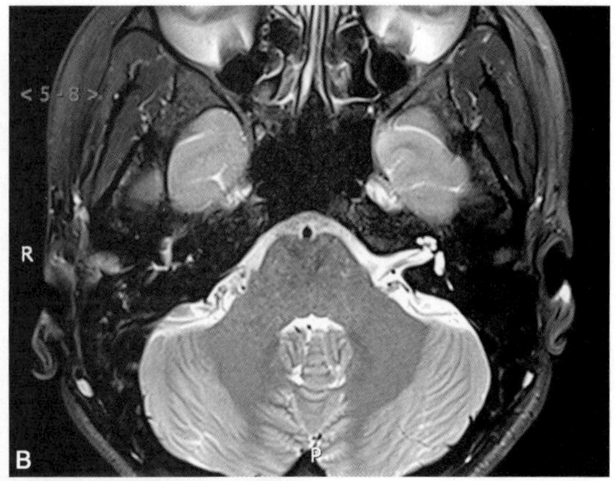

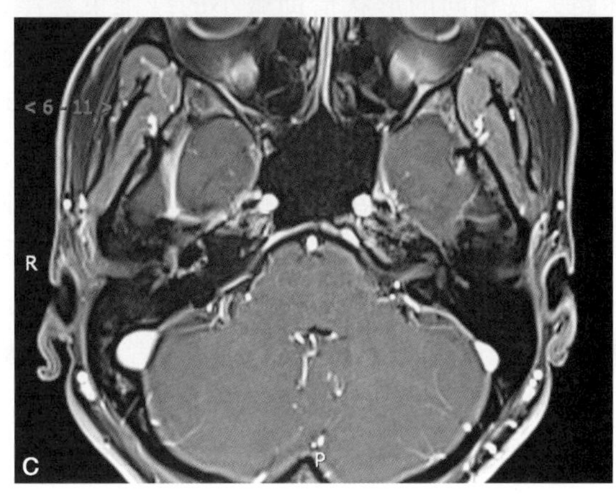

图 3-3-27　骨化性迷路炎

HRCT 轴位示右侧迷路腔内密度不同程度增高，迷路内腔变形、变窄、边缘不规则，骨迷路及其周围骨质普遍密度增高（图 A）。MRI 示右侧迷路区信号异常，轴位 T_2WI（图 B）上右侧迷路内腔的内外淋巴正常高信号影消失，仅见少许残留点状高信号影。增强轴位 T_1WI（图 C）病变区斑点状强化。

【诊断思路与诊断要点】

当中耳炎或脑膜炎出现听觉及前庭功能受损症状时，需怀疑迷路炎。HRCT 发现骨迷路局限性骨破坏提示局限性迷路炎。HRCT 发现骨迷路骨质模糊或吸收，局部见迷路骨化；MRI 表现 T_2WI 内耳迷路信号减低，增强 T_1WI 可见内耳明显强化；需考虑浆液性迷路炎和化脓性迷路炎的诊断。当 HRCT 发现迷路内腔密度不同程度增高，MRI T_2WI 及内耳水成像显示正常迷路的高信号被低信号或无信号取代，需考虑骨化性迷路炎的诊断。

CT 图像特点：可发现半规管或耳蜗局部骨壁破坏，或发现迷路内腔密度不同程度增高，迷路内腔变形、变窄、边缘不规则，部分或全部迷路内腔硬化消失。

MRI 图像特点：显示 T_2WI 及内耳水成像可显示正常迷路的高信号被低信号或无信号取代，部分迷路炎由于肉芽组织和新生血管的存在，增强后 T_1WI 可见内耳明显强化。但 T_2WI 显示正常迷路内信号减低需排除迷路内神经鞘瘤等病变。

四、膜迷路积水

【简介】

膜迷路积水，又称内淋巴积水（endolymphatic hydrops），存在于梅尼埃病、突发性聋、复发性外周前庭病、迟发性膜迷路积水等多种耳科疾病中。本病分为先天性、特发性和获得性三种类型，特发性是指梅尼埃病，获得性即病因明确者，称为继发性膜迷路积水（如疾病、创伤、耳硬化等引起的膜迷路积水）。研究发现，膜迷路积水与听力下降、前庭功能异常等存在一定的相关性。以往膜迷路积水的诊断依赖于耳蜗电图、甘油试验等一些功能检查。目前，膜迷路积水可以通过鼓室内耳钆造影、静脉内耳钆造影或经咽鼓管内耳钆造影后在 MRI 图像中直接观察及诊断。

内耳分为骨迷路和膜迷路。骨迷路分为耳蜗、前庭、半规管三大部分。膜迷路为一封闭的盲管系统，以与骨迷路大致相同的形状借助微小的纤维束悬浮、固定于骨迷路的外淋巴中，分为蜗管、球囊、椭圆囊、半规管、内淋巴管和内淋巴囊，其内充满内淋巴。内淋巴是由内耳的暗细胞分泌，耳蜗内的暗细胞主要分布于血管纹上皮细胞间隙和听齿的齿间细胞间隙；前庭的暗细胞主要分布于椭圆囊斑的周围、壶腹嵴两侧的半月面以及膜性半规管上。内淋巴有两个主要的吸收部位，一个是存在于耳蜗和前庭膜迷路的暗细胞，一个是内淋巴囊上皮细胞。关于膜迷路积水病因尚无定论，目前有几种学说：内耳微循环障碍、变态反应、自身免疫异常、内分泌功能障碍、病毒感染、微量元素缺乏、内耳组织应激反应等。无论其病因如何，膜迷路积水的发生不外乎内淋巴生成过多或者内淋巴吸收障碍两种模式。膜迷路积水表现为内淋巴系统扩张，主要是蜗管及球囊扩张。蜗管扩张表现为前庭膜的膨隆，前庭阶空间缩小。球囊扩张表现为球囊体积增大。膜迷路积水严重者椭圆囊、半规管也可有扩张。

【影像学表现】

经鼓室、静脉或咽鼓管等向内耳注入钆对比剂后，造影剂进入外淋巴间隙，不进入内淋巴间隙。在 3D real IR 图像上，呈低信号的内淋巴间隙被呈高信号的外淋巴间隙及呈等信号的周围骨质所包绕，三者分界清晰。膜迷路积水表现为内淋巴间隙（低信号区域）（包括蜗管、椭圆囊、球囊等）扩大，外淋巴间隙（高信号区域）变窄。在 3D-FLAIR 图像中，含有钆对比剂的外淋巴间隙表现为高信号，不含钆对比剂的内淋巴间隙和周围骨质表现为低信号，膜迷路积水表现内淋巴间隙（低信号区域）扩大，但内淋巴间隙与周围骨质之间的边界难以确定。

【诊断思路及诊断要点】

膜迷路积水表现为内淋巴系统的扩张，在 X 线及 CT 图像中无法显示，目前只能通过 MRI 成像发现（图 3-3-28）。

耳蜗膜迷路积水的诊断：在 3D real IR 图像上，无积水时鼓阶为低信号线状影，积水时表现为鼓阶（低信号区）扩大呈圆形，前庭阶（高信号）受压变窄甚至消失。

前庭膜迷路积水的诊断：在 3D real IR 图像上，无积水时椭圆囊和球囊表现为前庭内两小圆形低信号区，积水时两圆形低信号区明显扩大甚至融合，外淋巴（高信号）可消失。

半规管膜迷路积水的诊断：半规管积水比较少见，一般出现于外半规管，表现为 3D real IR 图像上环形高信号的外半规管内出现低信号区。

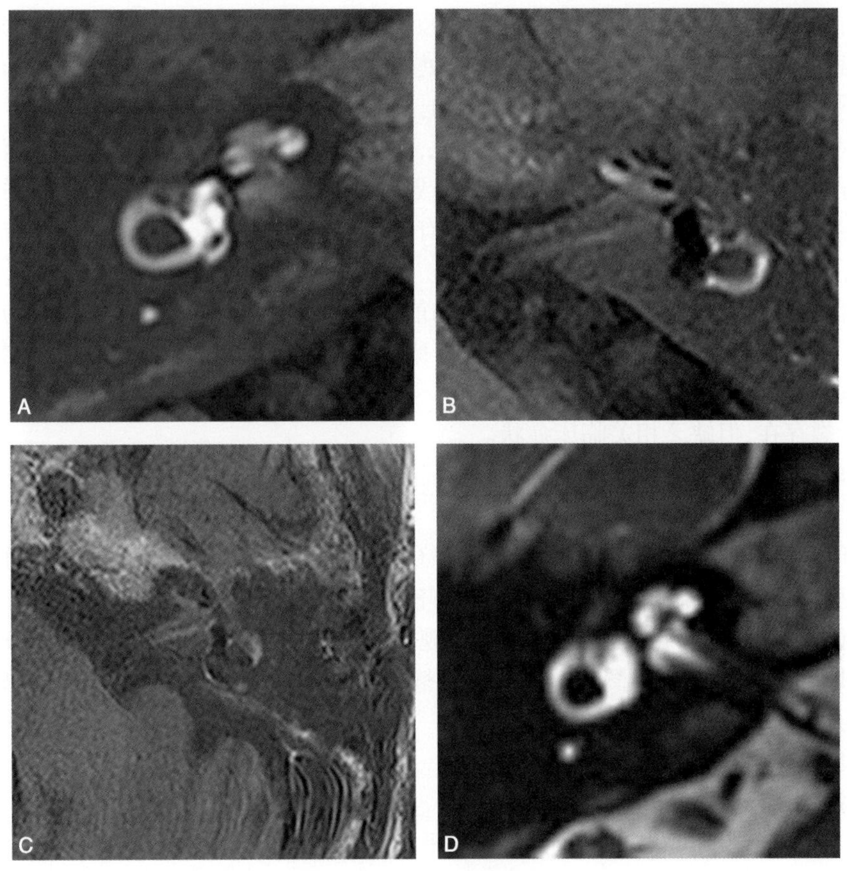

图 3-3-28　膜迷路积水

A. 3D real IR 图像，耳蜗及前庭、半规管无膜迷路积水，中阶为低信号线状影，椭圆囊和球囊表现为前庭内两小圆形低信号区；B. 3D real IR 图像，耳蜗、前庭膜迷路积水，耳蜗中阶（低信号区）扩大呈圆形，前庭阶（高信号）受压变窄甚至消失，前庭内低信号区（椭圆囊、球囊）扩大；C. 除耳蜗、前庭外，半规管内亦出现低信号区面积扩大；D. 3D-SPACE 图像，耳蜗、前庭、半规管均可清晰显示呈高信号，排除内耳畸形。

五、半规管裂综合征

【简介】

1998 年由 Minor 等首先报道了半规管裂综合征（semicircular canal dehiscence syndrome，SCDS），是由于上半规管的顶（位于中颅窝底的部位）的表面缺乏骨质覆盖（即骨质缺损），导致病理性的“第三窗”，引起临床上相关的前庭症状和耳蜗症状，如受强声刺激或中耳、颅内压增高时引发眩晕、低频听力下降或发声增强。检查发现患侧强声刺激或中耳腔压力增加（Valsalva 动作或按压耳屏）可诱发出该侧的垂直旋转性眼震。半规管裂综合征患者大多为中年人，年龄最小为 13 岁，最大为 78 岁。CT 多平面重组技术可明确上半规管骨质缺损的位置和大小，MRI 在上半规管裂的诊断价值不大。临床上手术封闭骨缺损区可明显改善患者症状。此后不久报道了较罕见的外侧和后半规管裂。Stimmer 等对 700 例颞骨行高分辨率多层螺旋计算机断层扫描（CT）检查的系列分析中，发现 9.6%的颞骨有半规管裂开，其中 8%发生在上半规管，外、后半规管发生率较低，分别为 1.2%和 0.4%。外、后半规管裂亦可导致相应的前庭和耳蜗症状。亦有部分半规管裂患者无相应的临床症状。

上半规管的顶位于中颅窝的底，表现为突出于岩骨表面的突起，称为弓形隆起。亦有部分人可以没有明显的弓形隆起。Carey 等的一项颞骨标本的解剖研究表明，上半规管顶壁骨质最薄的部位常位于弓形隆起处和/或岩上窦压迹处，此处也正是上半规管裂的好发部位，可能主要是因为顶壁骨质的发育是从顶壁两端开始的。

上半规管裂的病因有先天性和后天性之说，有关此病的确切病因，目前不完全清楚，可能与发育过程中受到感染、外伤、压迫以及各种外界因素的影响有关。后半规管裂在临床上是罕见的，与颈静脉球高位和骨纤维结构发育不良有关。外侧半规管裂通常与慢性胆脂瘤型中耳炎的骨破坏相关。

半规管裂导致内耳迷路中出现了除蜗窗和前庭窗之外的第三窗，进而引起相应的临床症状和体征。半规管裂综合征出现相关前庭或耳蜗症状的生理基础目前还不十分清楚，有些仅表现为前庭症状；有些仅表现为耳蜗症状；而另一些既有前庭症状又有耳蜗症状；还有一些 CT 证实半规管裂存在，但缺乏相关临床症状。

【影像学表现】

X 线片：在半规管裂的诊断价值不大。

CT 表现：外半规管在常规高分辨率的轴位 CT 可以显示完整的形态。常规高分辨率的轴位可显示完整的外半规管，但其和冠状位 CT 不能在一幅图像上完整显示上、后半规管的形态，对其完整性难以准确判断，故显示上、后半规管裂有局限性，而多平面重组（multi-planar reformation，MPR）技术可在一幅图像上完整显示整个上、后半规管的形态，因而可清晰显示上或后半规管的骨质缺损。

MRI 表现：在半规管裂的诊断价值不大。

【典型病例展示】

病例 1　患者，男，36 岁，右耳听力下降伴平衡障碍 2~3 个月（图 3-3-29）。

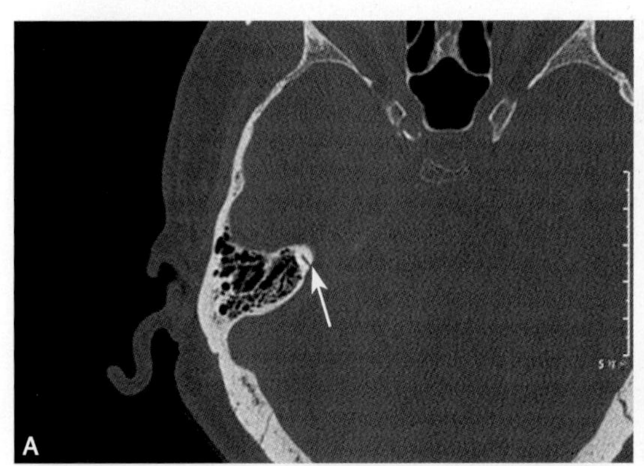

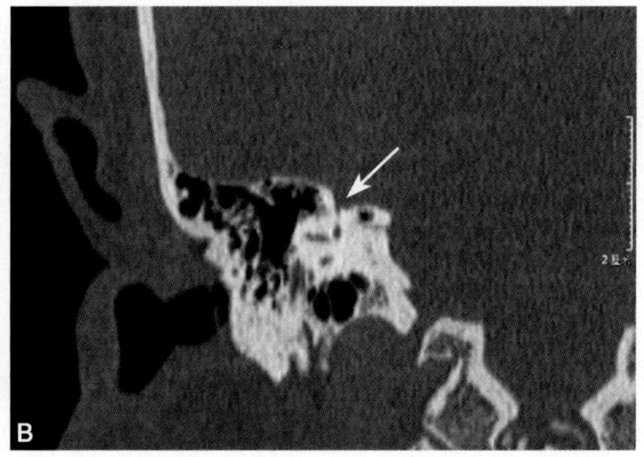

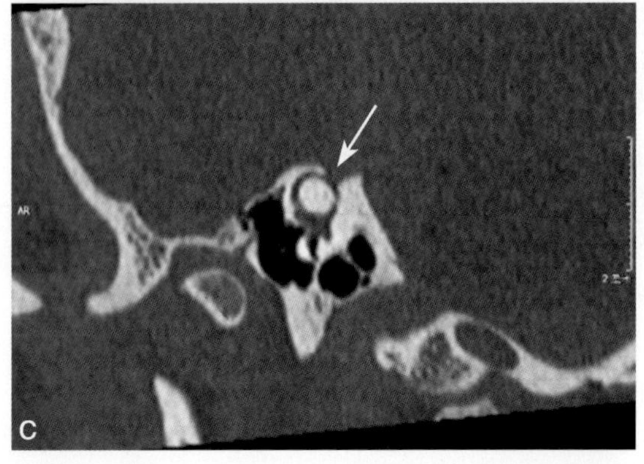

图 3-3-29　右侧上半规管裂

轴位 HRCT（图 A）和冠状位重建（图 B）显示右侧上半规管局部小裂隙，多平面重组（MPR）显示完整的上半规管，可见上半规管局部缺损（图 C）。

病例 2　患者,男,55 岁,发作性眩晕 3 个月余(图 3-3-30)。

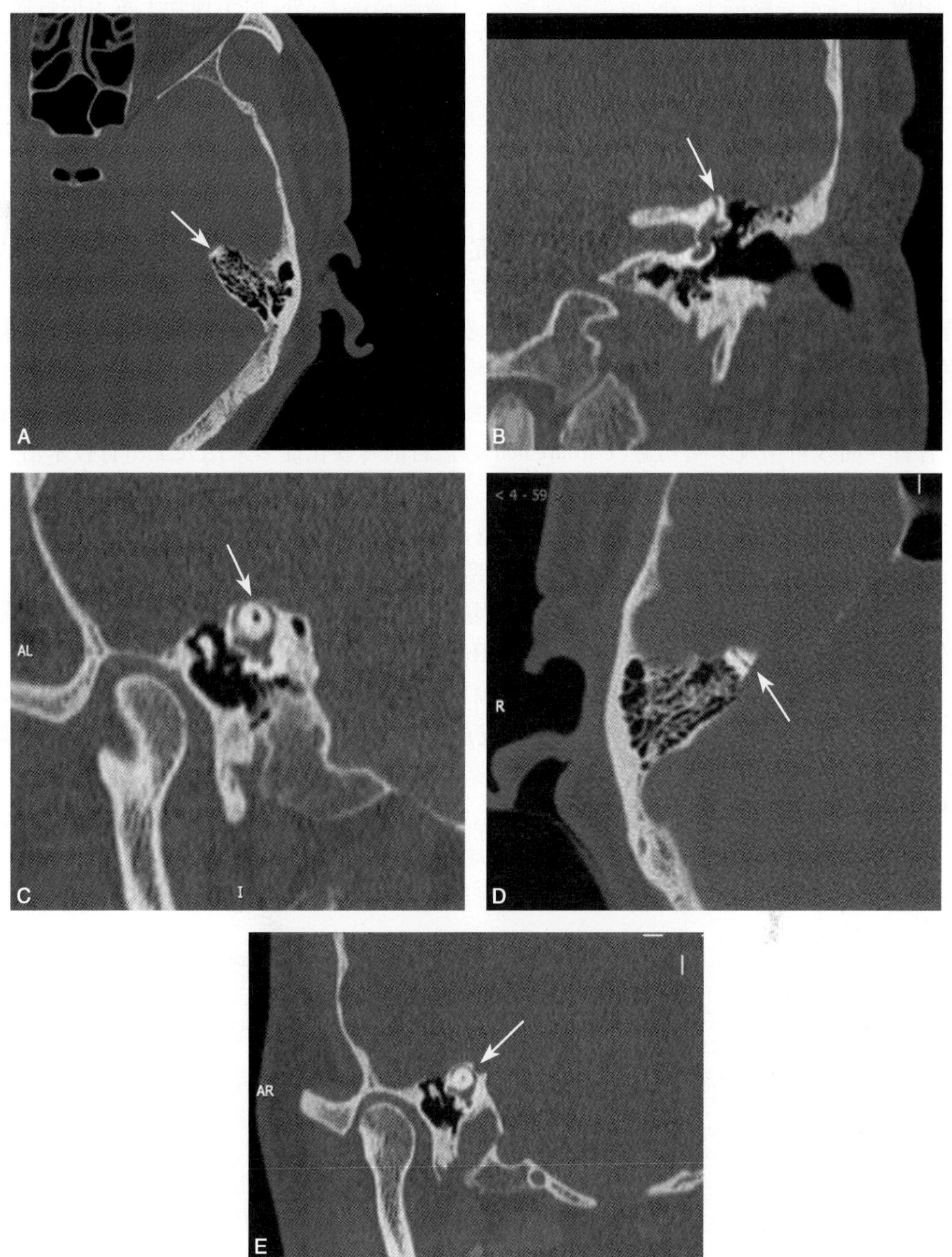

图 3-3-30　双侧上半规管裂

轴位 HRCT(图 A)和冠状位重建图(图 B)显示左侧上半规管局部小裂隙,多平面重组(MPR)显示上半规管局部缺损(图 C)。轴位 HRCT(图 D)和 MPR(图 E)右侧上半规管局部缺裂。

【诊断思路及诊断要点】

半规管裂综合征的诊断:

1. 多平面重组 CT 上显示覆盖半规管的骨质有缺裂。
2. 临床上伴有相应的前庭和/或耳蜗的症状、体征。

CT 图像特点：沿上、外、后半规管解剖平面运用多平面重组技术重建出上、后半规管最大层面图像，可显示完整的上、外、后半规管形态，可清晰显示上、外、后半规管上覆盖的骨质缺损的位置、范围和大小。

MRI 图像诊断价值不大。

六、耳硬化症

【简介】

耳硬化症（otosclerosis）又称耳海绵化症，是一种以骨迷路囊海绵样变性为特征的原发性耳病。病灶引起镫骨固定或涉及耳蜗时，出现听力障碍，即临床性耳硬化症。以白色人种发病率最高，黄色人种较少。发病年龄多在 20~50 岁之间，男女发病比例约 1∶2，大多为双侧发病。耳硬化症病因不明，主要认为与种族、遗传、免疫因素和病毒感染等有关。临床多表现为缓慢进行性听力下降，多为双侧性，但常不同时发生，且多伴耳鸣。电测听多表现为传导性聋，约半数患者骨导曲线可出现卡哈切迹（Carhart notch）。目前耳硬化症多采用人工镫骨技术治疗。

【影像学表现】

耳硬化症病变可发生于骨迷路的任何区域，其好发部位依次为窗前裂区、蜗窗区、耳蜗周围。根据其在影像上的累及部位，分为前庭窗型、耳蜗型及混合型。

X 线片：由于 X 线片对内耳结构显示不佳，因此，目前临床几乎不采用 X 线片来诊断耳硬化症。

CT 表现（图 3-3-31）：目前，临床多采用 HRCT 来协助耳硬化症的诊断。

（1）前庭窗型：是指病变主要累及前庭窗、蜗窗及周围骨质，镫骨底板常受累。活动期 HRCT 表现为窗前裂区、蜗窗周围片状、条状或点状骨密度减低区；硬化期 HRCT 主要表现为镫骨底板不规则的局部或弥漫性增厚。

（2）耳蜗型：是指病变主要累及耳蜗周围，活动期 HRCT 表现为耳蜗周围片状、条状或点状及弧线样低密度影，耳蜗底旋周围最常见，尖旋及中间旋周围亦可累及，典型表现为“双环征”；硬化期 HRCT 主要表现为耳蜗周围骨质密度增高。

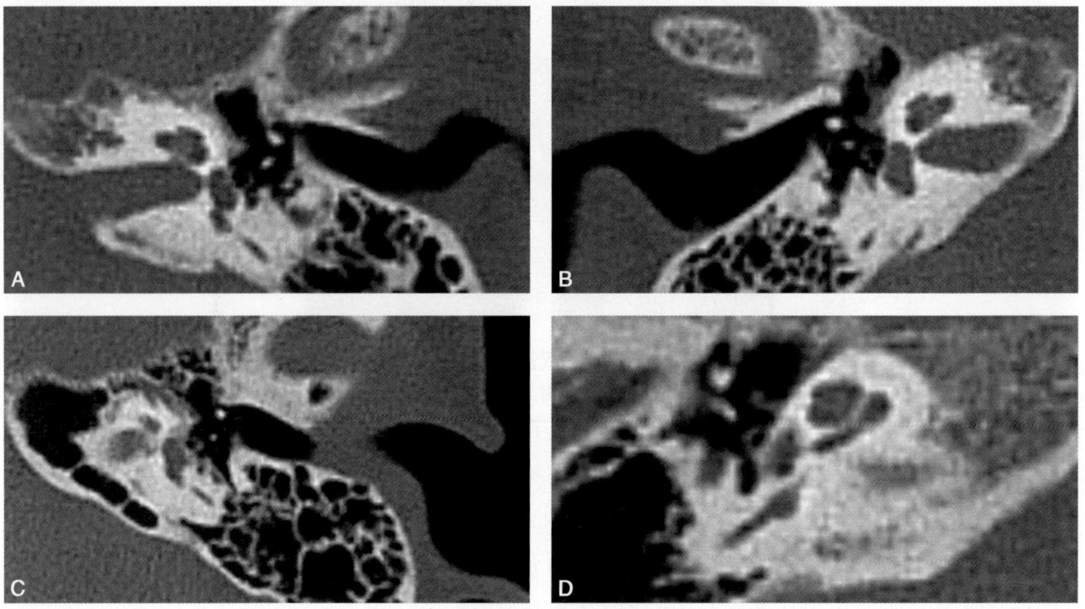

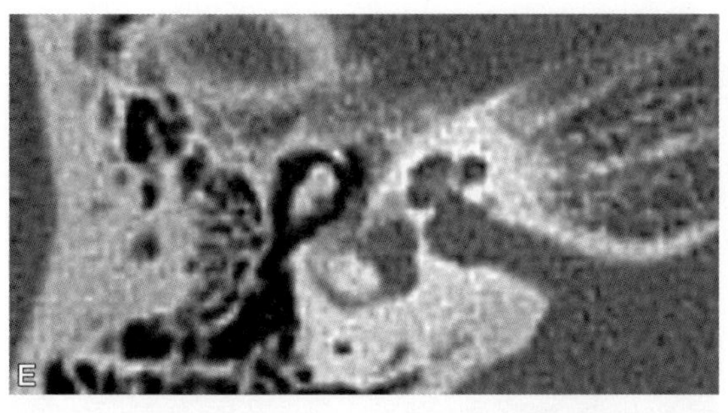

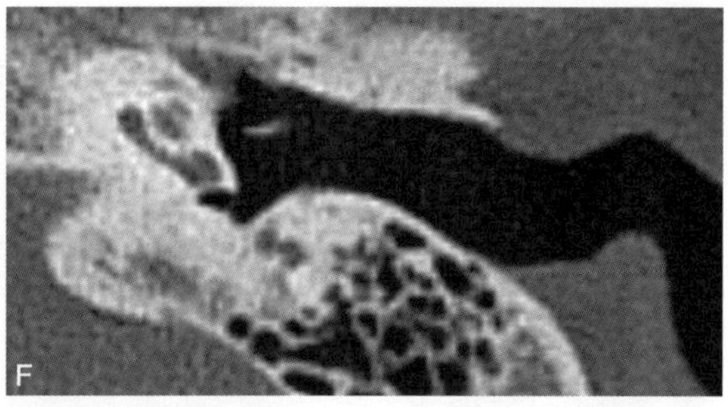

图 3-3-31　不同患者轴位 CT 平扫图像

图 A、图 B 分别为正常左、右耳前庭窗区 CT 图像；图 C 示左耳窗前裂区骨质密度减低；图 D 示右耳镫骨底板增厚；图 E 示右耳前庭前壁骨质密度减低；图 F 示左侧耳蜗尖旋周围弧形骨质密度减低。

（3）混合型：是指病变同时累及多个部位，以窗前裂区及耳蜗周围为主，常为双侧内耳受累，半规管周围亦可累及，且多为活动期病变多见，HRCT 表现为骨迷路弥漫分布的骨密度减低区，累及窗前裂、耳蜗、半规管等周围（图 3-3-32）。部分病例活动期与硬化期可同时存在，可见密度增高与减低区交替出现，表现为“马赛克”征。

MRI 表现：由于 MRI 成像对骨质敏感度较低，因此当骨迷路受累范围小时，MRI 对耳硬化症的诊断意义不大，只有当骨迷路大范围受累且病变处于活动期时，MRI 可帮助该病的诊断。

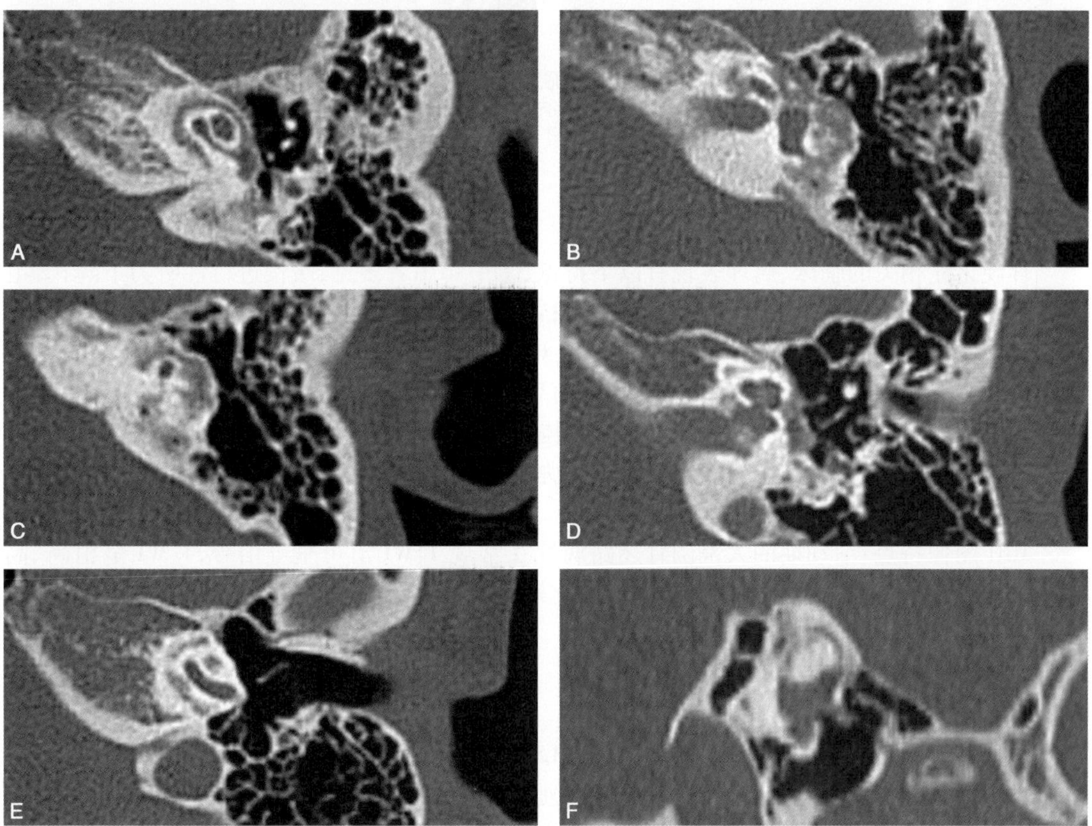

图 3-3-32　混合型耳硬化症 CT 平扫图像

图 A～图 C 为同一患者，轴位 CT 平扫（图 A～图 C）示左侧内耳骨迷路广泛骨质密度减低，涉及前庭窗、耳蜗及半规管周围，耳蜗蜗旋呈”双环征”；图 D～图 F 为同一患者，轴位 CT 平扫（图 D、图 E）及冠状位 CT 平扫（图 F）示左侧窗前裂区、蜗窗区、耳蜗、半规管周围均见骨质密度减低灶。

此时，MRI 上可表现为内耳迷路周围异常信号灶，活动期病变在常规 T_1WI 呈等信号，T_2WI 呈稍高、高信号，增强后可呈不均匀强化，而内耳迷路形态可保留或受累（图 3-3-33）。

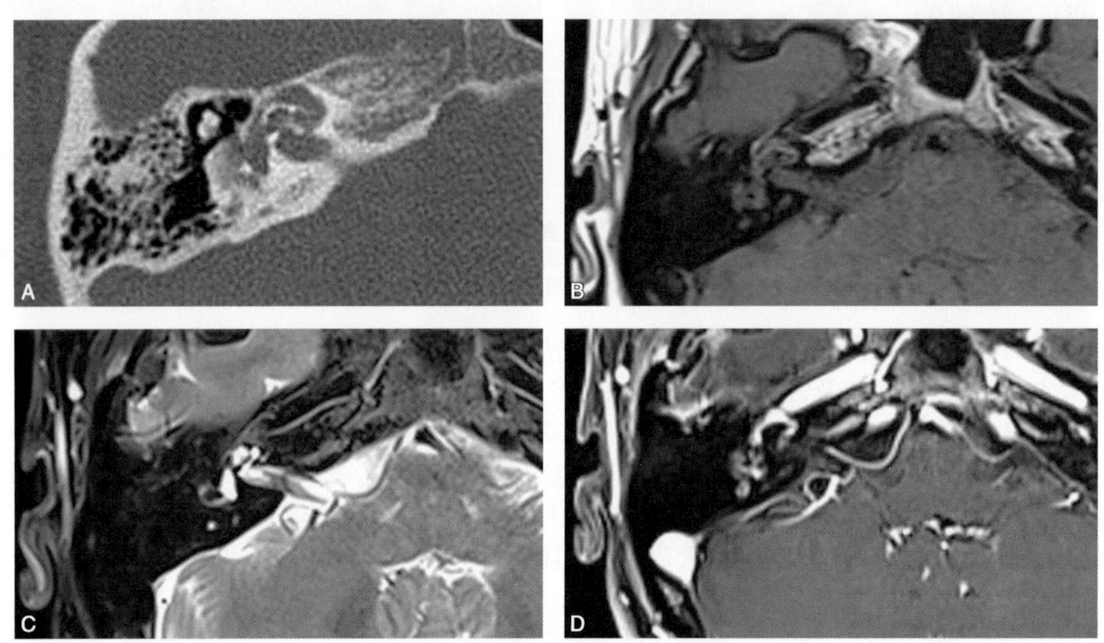

图 3-3-33　混合型耳硬化症 CT 及 MRI 图像

图 A~D 为同一患者。轴位 CT 平扫（图 A）示右侧内耳骨迷路广泛骨质密度减低，涉及耳蜗周围；常规 MRI 成像示右侧耳蜗周围异常信号灶，轴位 T_1WI 平扫（图 B）呈等信号，轴位 T_2WI 平扫（图 C）呈高信号，轴位 T_1WI 增强（图 D）呈不均匀强化。

【诊断思路与诊断要点】

耳硬化症相关的临床、病理表现有以下特点：①中年患者多见，缓慢进行性听力下降；②电测听为传导性聋伴有卡哈切迹，而听骨链完整；③病理上为活动期的病变表现为骨迷路骨质吸收、破坏，硬化期病变表现为骨质硬化。HRCT 对该病的诊断优势明显高于 X 线片和 MRI。

CT 图像特点：前庭窗型活动期表现为窗前裂区、蜗窗周围骨密度减低区，硬化期主要表现为镫骨底板增厚；耳蜗型活动期表现为耳蜗周围低密度影，可呈"双环征"，硬化期表现为耳蜗周围骨质密度增高；混合型主要表现为骨迷路弥漫分布的骨密度减低区，部分病例活动期与硬化期同时存在，表现为"马赛克"征。

MRI 图像特点：活动期的大范围骨迷路病灶在常规 T_1WI 上可呈等信号，T_2WI 呈稍高、高信号，增强后可呈不均匀强化；而小病灶或硬化期病灶，MRI 的诊断意义不大。

七、内淋巴囊肿瘤

【简介】

内淋巴囊肿瘤（endolymphatic sac tumor，ELST）为起源于内耳内淋巴囊系统的一种罕见的具有局部侵袭性的低度恶性肿瘤，又称内淋巴囊低度恶性腺癌、乳头状内淋巴囊瘤。内淋巴囊为内淋巴管远侧膨大而形成的盲端，近侧段（皱襞部）走行于岩骨中后缘的骨性凹陷切迹内，被认为是内淋巴囊肿瘤的发生部位。其好发于中年女性，生长缓慢，病程常为数年，预后较好，远处转移罕见。约 15% 的患者可并发 von Hippel-Lindau 综合征。临床表现以感音神经性聋、耳鸣和眩晕最为常见。镜下表现见图 3-3-34。

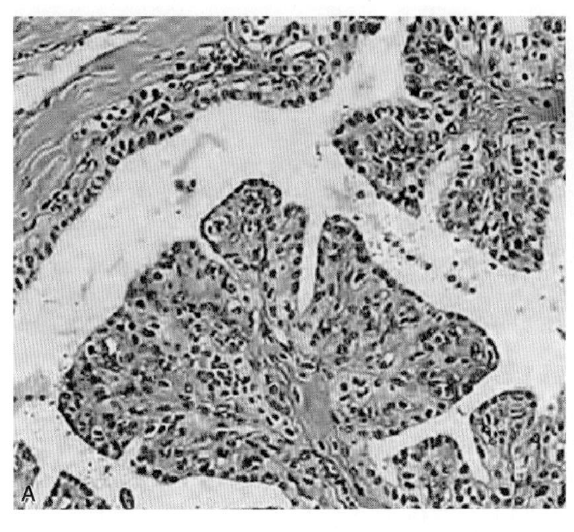
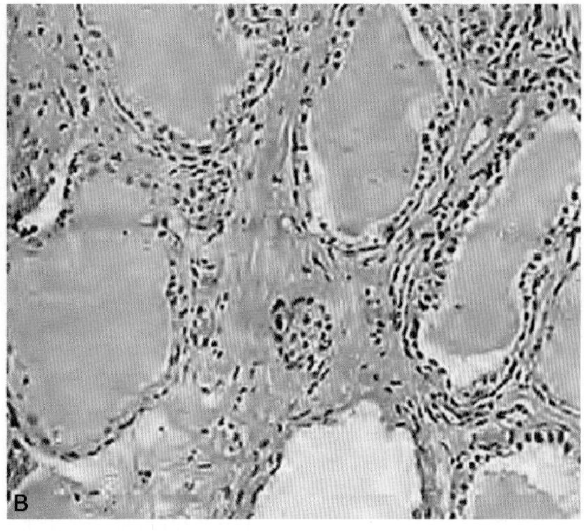

图 3-3-34　内淋巴囊肿瘤镜下表现(SP×100)

内淋巴囊肿瘤大部区域呈乳头状囊腺样结构(图 A),囊腔内见粉染胶样物质,类似甲状腺滤泡(图 B)。

【影像学表现】

内淋巴囊肿瘤表现为侵蚀岩骨的浅分叶状软组织肿块,其中心位于内听道和乙状窦之间岩骨中后缘前庭导水管外口区,即内淋巴囊的解剖部位所在,具有一定特征性。

X 线片:岩骨后前斜位(斯氏位),能够较全面地显示岩锥、内耳及乳突。表现为岩骨骨质稀疏,可见溶骨性骨质吸收破坏,边界较清晰,肿块累及内耳、鼓室、乳突时,表现为相应区域密度增高,结构不清。

CT 表现:肿块密度不均匀,边界欠清,实质内见较多细针状高密度骨样结构,后缘可见不规则薄层骨化带,肿块以岩骨中后缘为中心呈"蜂窝状"溶骨性骨质破坏,破坏区边缘似"地图样"或"虫蚀样",增强肿块呈明显而不均匀强化。

MRI 表现:T_1WI、T_2WI 平扫均呈不均匀混杂信号(以小脑灰质信号作参考),实质部分 T_1WI 以等信号为主,T_2WI 以高信号为主,内见不规则条索、斑片状长 T_1、短 T_2 低信号区,肿块边缘可见短 T_1、长 T_2 高信号影(脂肪抑制像仍为高信号),较大肿块内可见点、条状血管流空影,DWI 示肿块弥散轻度受限,T_1WI 增强肿块呈明显而不均匀强化。

【典型病例展示】

病例 1　患者,女,31 岁,左侧耳鸣伴听力下降 3 年余(图 3-3-35)。

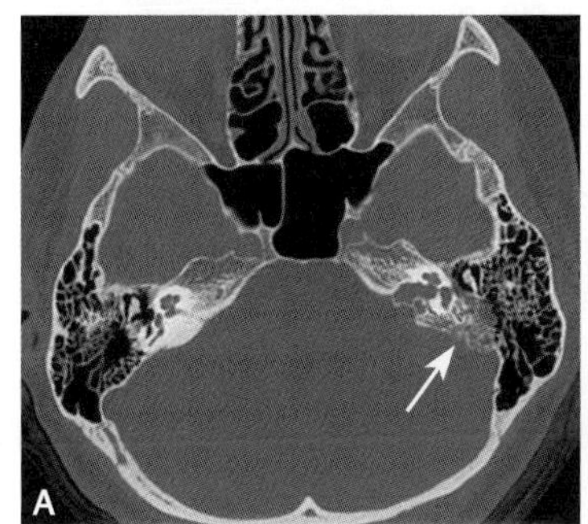
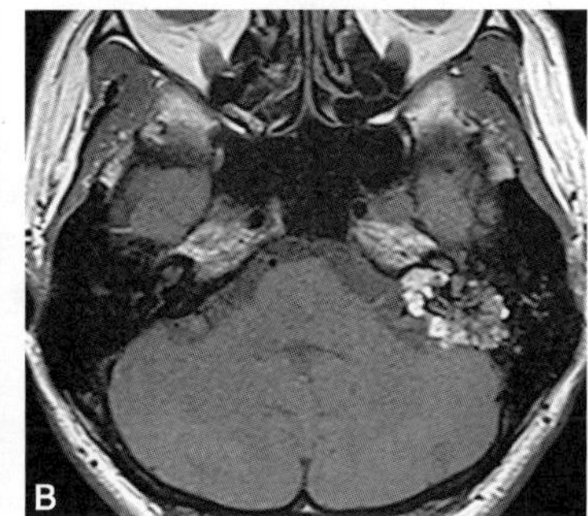
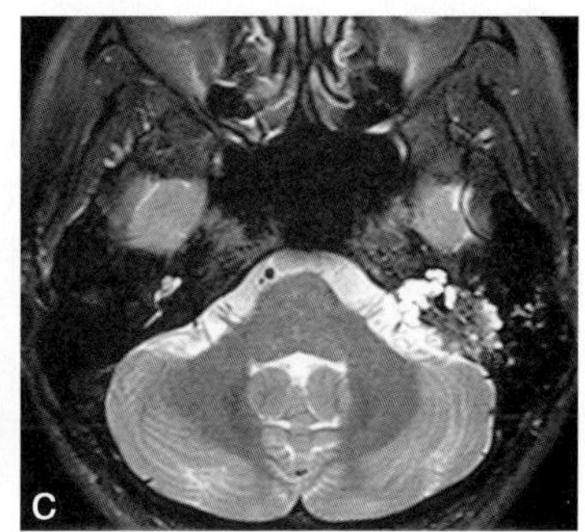

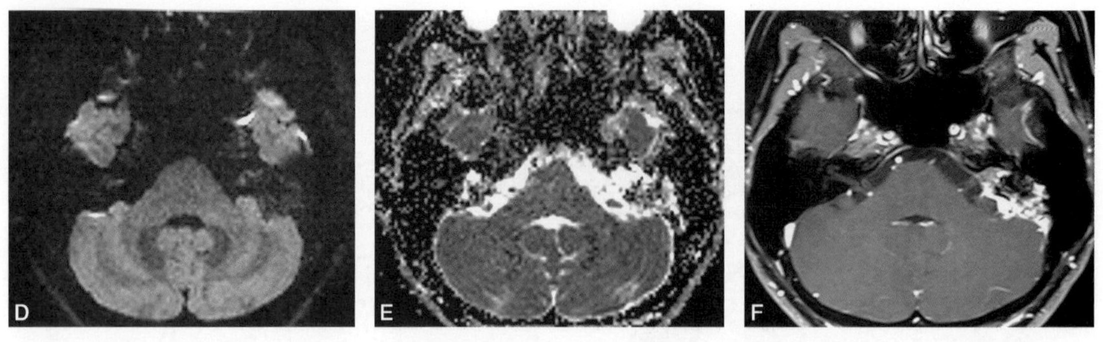

图 3-3-35　病例 1 影像图

CT 示左侧岩骨中后缘呈“蜂窝状”溶骨性骨质破坏，伴软组织肿块，其内见较多细针状高密度骨样结构，后缘可见不规则薄层骨化带（箭头）（图 A）。MRI 平扫示肿块呈浅分叶状，T_1WI、T_2WI 均呈不均匀混杂信号，内见不规则条索、斑片状低信号区，肿块边缘见高信号影（图 B~图 C）。DWI 示肿块弥散轻度受限（图 D）。ADC 值 1 100~1 600mm^2/s（图 E）。T_1WI 增强扫描，肿块呈不均匀明显强化（图 F）。

病例 2　患者，女，43 岁，左侧耳鸣伴听力下降 8 年余（图 3-3-36）。

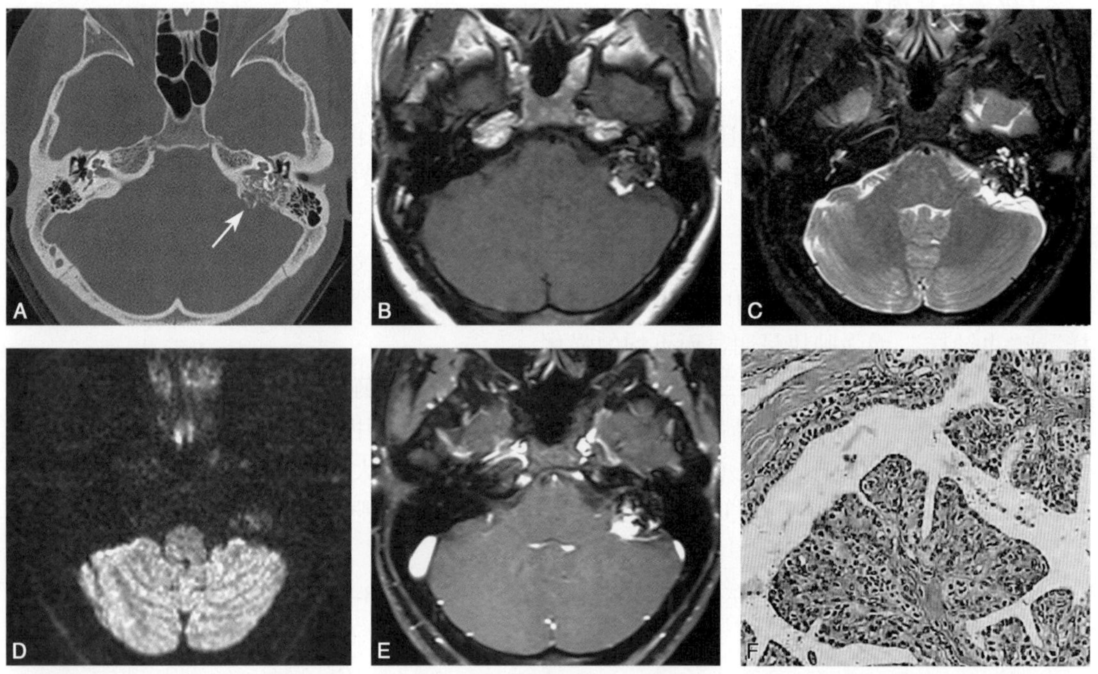

图 3-3-36　病例 2 影像图

CT 示左侧岩骨中后缘软组织肿块，局部骨质呈“蜂窝状”溶骨性破坏，内部见较多细针状高密度骨样结构，后缘见不规则薄层骨化带（箭头）（图 A）。MRI 平扫示肿块呈浅分叶状，T_1WI、T_2WI 均呈不均匀混杂信号，内见不规则条索、斑片状低信号区，肿块边缘见高信号影（图 B~图 C）。DWI 示肿块弥散轻度受限（图 D）。T_1WI 增强扫描，肿块呈不均匀明显强化（图 E）。镜下见肿瘤呈乳头状囊腺样结构（SP×100）（图 F）。

【诊断思路与诊断要点】

内淋巴囊肿瘤的发生部位具有一定特征性，肿块中心位于内听道和乙状窦之间岩骨中后缘前庭导水管外口区，即内淋巴囊的解剖部位所在。

CT 图像特点：肿块内部较多细针状高密度骨样结构，可能是肿瘤浸润包埋所残存的死骨。肿瘤后缘可见不规则薄层骨化带，为颞骨膨胀的骨质边缘，反映了此病慢性生长的过程。

MRI 图像特点：肿块 T_1WI 及 T_2WI 平扫均呈不均匀混杂信号，边缘可见高信号影（脂肪抑制图像上仍为高信号），为诊断此病的可靠依据，其可能是富血管肿瘤内部亚急性出血的产物，包括正铁血红蛋白、胆固醇结晶及蛋白类物质等。肿块内部低信号区可能为残存骨质以及含铁血黄素沉积所致。内淋巴囊肿瘤为低度恶性肿瘤，DWI 示弥散轻度受限。肿块血供丰富，主要由颈外动脉分支和小脑前下动脉供血，增强扫描后实性部分强化程度与血管相当。

鉴别诊断：①颈静脉球瘤，肿块中心位于颈静脉孔区，T_2WI 呈不均匀略高信号，增强扫描内部可见迂曲无信号的流空血管影，与明显强化的瘤实质形成对比，称为“盐-胡椒征”；②脑膜瘤，肿块沿硬脑膜方向生长，常引起相邻骨质增生硬化或轻度吸收破坏，T_2WI 呈均匀中等略高信号，增强扫描可见“脑膜尾征”；③听神经瘤，肿块中心位于内听道、桥小脑区，邻近骨质呈受压或轻度吸收改变，很少引起岩骨溶骨性破坏。

内耳病变影像诊断思路

1. 诊断思路　不同内耳病变，相应临床表现不同。先天内耳畸形患者主要表现为先天性感音神经性聋；膜迷路积水主要表现为眩晕；迷路缺血或出血可表现为突发性聋；耳硬化症患者多表现为双侧混合性聋；听神经瘤和内淋巴囊肿瘤患者可表现为耳鸣和听力下降。在诊断内耳病变时，要密切结合患者临床表现，规范影像学检查方法，且需注意以下几个方面。

（1）检查方法是否规范

1）需要注意的内容：①针对该患者选择的检查方法（CT 或 MRI 平扫）是否为适应证，能否满足诊断要求，是否需要继续进行 CT 或 MRI 增强扫描以及 CTA、MRA、MRV 等检查。②层厚和层间距等扫描参数和序列是否满足诊断需要和要求。③扫描范围是否全部包括内耳，是否过大使患者接受过量辐射。④双侧内耳层面是否对称。

2）需要强调的内容：①内耳骨折、半规管裂综合征、骨化性迷路炎、耳硬化症需采用薄层 CT 显示，怀疑骨折伴迷路出血或伴随颅内并发症时行 MRI 检查。②内耳畸形一般采用薄层 CT 结合 MRI 平扫。CT 能显示岩锥、内听道、内耳骨迷路、蜗轴、蜗神经孔发育情况；MRI 可以显示迷路形态，还能显示蜗神经、前庭神经发育情况，需采用内听道斜矢状位、薄层小 FOV 成像，更好地显示听神经。③内耳肿瘤一般采用薄层 CT 平扫结合增强 MRI，HRCT 可了解骨质改变，增强 MRI 软组织分辨率好，可明确病变范围，帮助定性。④迷路出血、迷路炎、膜迷路积水需采用 MRI 检查，膜迷路积水还需经鼓室或静脉注射钆对比剂。

（2）判断有无病变：仔细观察双侧耳蜗、前庭、半规管有无形态或信号异常，蜗窗、前庭窗显示是否清晰，耳蜗及前庭窗前区骨质密度有无异常，双侧内听道宽度和听神经直径是否对称、有无肿块占位，前庭导水管有无扩大，有无内淋巴囊积液及肿块。

诊断病变前一定要先排除把假病变误认为病变的情况。假病变征象是指与病变类似的正常结构。扫描或重建图像上双侧内耳不对称时，可能会误判假病变，要加以注意。

（3）病变的定位、范围：判断病变为单侧还是双侧，是否累及迷路多个部位。一般内耳畸形、耳硬化症双侧多见。迷路炎、迷路出血、膜迷路积水单耳多见，常累及迷路多个部位，少数发生于双侧。内淋巴囊肿瘤一般单侧发生，听神经瘤绝大多数为单侧，少数双侧发生，见于 2 型神经纤维瘤。

(4) 病变的诊断

1) 内耳形态异常：常见于不同程度的内耳畸形及闭塞型骨化性迷路炎。内耳畸形患者主要表现为先天性感音神经性聋，耳蜗、前庭、半规管、前庭导水管、内听道、前庭神经及蜗神经有不同程度的发育异常，其中耳蜗畸形根据严重程度不同又可分为Michel畸形、耳蜗未发育、共腔畸形、不完全分隔Ⅰ型、耳蜗发育不全、不完全分隔Ⅱ型及不完全分隔Ⅲ型等类型。如患者表现为外耳道流水，并反复发生脑膜炎和/或颅内脓肿，要考虑到合并先天性脑脊液耳漏的可能。而闭塞型骨化性迷路炎主要表现为获得性感音神经性聋，HRCT示耳蜗、前庭、半规管为致密骨组织填充，膜迷路间隙闭塞，但听囊结构的外凸形态存在。

2) 迷路异常信号：常见于迷路出血、迷路炎及膜迷路积水。迷路出血临床常表现为突发性聋，通常在MRI T_1WI或 T_2 FLAIR序列上内耳迷路(前庭、耳蜗、半规管)表现为高信号影，增强扫描无强化；迷路炎在MRI T_2WI上表现为正常迷路的高信号被低信号取代，增强后可见强化，可累及耳蜗、前庭、半规管多个结构。膜迷路积水需经鼓室或静脉注射钆对比剂后延迟成像，3D real IR或3D-FLAIR序列可见耳蜗、前庭、半规管内淋巴间隙的低信号区域扩大，外淋巴间隙的高信号区域减小甚至消失。

3) 骨迷路异常：常见于耳硬化症、迷路骨折及半规管裂。耳硬化症常表现为青年慢性进行性听力减退，HRCT可见窗前裂(前庭窗型)、耳蜗周围(耳蜗型)骨质密度减低；迷路骨折常见于较严重的耳颅底外伤，骨折线可涉及耳蜗、前庭、半规管，可伴有迷路出血和积气；半规管裂主要表现为眩晕、耳鸣、自声增强和听力下降，主要发生于上半规管，HRCT示上半规管顶壁局部骨质缺损。

4) 内耳肿块占位：主要包括听神经瘤(神经鞘瘤)及内淋巴囊肿瘤。听神经瘤是成人感音神经性聋最常见的病因，是内耳最常见的肿瘤，发生于内听道、桥小脑角区；内淋巴囊肿瘤表现以内淋巴囊凹为中心的骨质侵蚀破坏伴软组织肿块，T_1WI肿瘤周边或内部常见 T_1WI高信号出血，增强扫描强化明显。

2. 鉴别诊断思路

(1) 首先判断病变是否为内耳病变，是双侧还是单侧，双侧病变一般见于内耳畸形及耳硬化症，单侧病变多见于迷路病变及肿瘤性病变，且迷路病变多累及多个部位。其次，判断病变是先天性内耳形态异常，还是其他病因的迷路异常，或者是肿瘤性病变。

(2) 先天内耳畸形应仔细观察双侧耳蜗、前庭、半规管、前庭导水管、内听道的形态改变，进一步明确畸形类型，并根据其严重程度对耳蜗畸形进一步分型。

(3) 迷路病变可进一步分为膜迷路病变和骨迷路病变，膜迷路病变通常依靠MRI信号改变进一步鉴别迷路出血、迷路炎及膜迷路积水；而骨迷路病变主要依靠HRCT明确诊断，常见于耳硬化症、迷路骨折及半规管裂。

(4) 内耳肿瘤性病变主要包括听神经瘤(神经鞘瘤)及内淋巴囊肿瘤。听神经瘤应与桥小脑角区的其他肿瘤(如面神经瘤、脑膜瘤、表皮样囊肿等)相鉴别。面神经瘤临床上可有面瘫症状，影像学除内听道外，还可见膝状神经节窝、鼓室段及乳突段等沿面神经走行区肿块。脑膜瘤CT上可见骨质增生硬化或伴钙化，MRI上信号均匀，增强扫描明显强化，并可见"脑膜尾征"。表皮样囊肿MRI DWI及FLAIR高信号，增强扫描无明显强化，较具有特异性。内淋巴囊肿瘤主要应与颈静脉球鼓室体瘤相鉴别，内淋巴囊肿瘤表现为以内淋巴囊凹为中心的软组织肿块，T_1WI肿瘤周边或内部常见 T_1WI高信号出血，较具特异性。

第四节　面神经及颞骨其他病变

一、面神经发育异常

【简介】

面神经是人体中穿过骨性管道最长的神经，其中大部分走行于颞骨内面神经管中。面神经管的发育与面神经不同步，面神经起自第二鳃弓的面听原基和 Reichert 软骨，先于面神经管发育，于胚胎第 3 周出现，在第 4 周末分化成第Ⅶ和Ⅷ脑神经，约胚胎发育的第 6 周和第 7 周形成面神经鼓室段和乳突段，到第 8 周镫骨胚基到达耳囊时，在软骨性耳囊的侧缘内形成一个沟，开始形成面神经管鼓室段，此时面神经已经位于颞骨内。在第 9 周时，Reichert 软骨形成面神经管的前壁。胚胎早期听囊、听骨和面神经管形成时，面神经早已形成。面神经沟在第 10 周形成，在胚胎 4 个月时将面神经包裹在内。因第一鳃裂及咽囊衍生发育成为外耳和中耳的同时，与此相邻的第二鳃弓同时发育为面神经，故而颞骨内的面神经发育异常通常合并有外耳和中耳畸形。面神经常见的发育畸形包括走行异常、骨管缺损、分叉畸形等。

【影像学表现】

1. 面神经走行异常　最为重要，是造成术后面神经损伤的重要原因。主要包括面神经迷路段走行异常、面神经垂直段移位、面神经水平段移位等。

（1）面神经迷路段走行异常：先天性外耳、中耳畸形患者较少发生面神经迷路段走行异常，而耳蜗畸形常合并面神经迷路段向前内侧移位。正常面神经管迷路段起始于内听道底前上部，位于内听道外三分之一。若起始部位于内听道外三分之一以内，则为向前内移位。在 HRCT 横断的内听道层面，可见面神经管迷路段较正常位置靠前内侧，大多合并耳蜗发育不全，部分可见 Bill 嵴增宽。

（2）面神经垂直段移位：是面神经走行异常中最常见的类型，发生率达 57.5%，可分为前移、侧移或“S”形畸形。正常情况下，轴位显示面神经垂直段起自锤隆起之后转向下 1~2mm 层面，冠状位显示面神经管垂直段位于半规管总脚层面或后半规管层面；面神经垂直段位置变化较大，其移位程度与颞骨发育情况、乳突气化大小密切相关。先天性外耳道闭锁最常合并垂直段不同程度前移，表现为面神经垂直段与外耳道后壁和乙状窦之间的距离就会发生改变，面神经乳突段出现在蜗窗、前庭窗等偏前部层面；垂直段若向外偏移，则从乳突表面到面神经的深度明显变浅，各重建图像上均能很好地显示移位情况。临床工作中，在存在面神经乳突段前移时，会影响蜗窗龛的暴露；若存在面神经管乳突段外移时，由于距乳突表面骨皮质的距离变短，在开放面隐窝时增加了面神经损伤的风险，因此术后应仔细观察。

（3）面神经水平段移位：是面神经水平段下缘低于前庭窗下缘水平。正常情况下，面神经水平段位于外半规管下方。有文献报道，低位诊断标准为前庭窗下缘与面神经鼓室段的垂直距离，正常时成人为 0.8~1.3mm，儿童 0.8~1.1mm，当两者之间的垂直距离小于这个下限时，提示水平段低位，严重者面神经水平段位于鼓室内。临床意义在于面神经鼓室段低位时遮盖前庭窗，导致无法判断前庭窗的大小，影响手术视野，需要改变手术方式。

2. 面神经管裂缺　是最常见的发育畸形，分为骨管完全缺失和部分缺失。迷路段及膝状神经节处面神经管裂缺时面神经直接与硬脑膜相邻，鼓室段直接暴露在鼓室腔内，乳突段暴露在气房内。其发生机制：胚胎早期，面神经位于软骨性耳囊形成的沟中，此沟逐渐闭合，形成面神经管；在胚胎后期，面神经管膜化骨不全，可形成先天性骨质缺裂，常见于面神经迷路段上壁、水平段外侧壁及下壁，由于这种变异发病率高，因此被认为是正常解剖。面神经管乳突段裂缺与乳突气房气化过度也有关。面神经水平段骨壁缺损在前庭窗水平最为常见，轴位 HRCT 可见面神经鼓室段呈低密度条索状，其靠近鼓室侧的高密度影部分或全部缺失，面神经直接暴露于鼓室。冠状位的前庭窗层面，可见外半规管前脚下缘的面神经管切迹，其靠近鼓室侧的高密度影消失，呈低密度圆形或椭圆形影的面神经裸露于鼓室内，甚至可突出于鼓室内；垂直段面神经的骨壁缺损中，79%开口至面神经隐窝，21%开口至鼓室窦气房；面神经管骨壁缺损在两侧颞骨可同时出现，且形状及位置对称，在极少数情况下，神经可以通过缺损脱垂，形成肿块影。

3. 面神经主干分叉　是面神经先天性畸形的一种，为面神经在颞骨内的部分节段分成两支或多支，可见于面神经各段，常见于面神经垂直段。分支的面神经可位于同一面神经管内，也可位于两个单独的骨管内。面神经迷路段分叉畸形最少见，目前报道最少。一般认为迷路段面神经分叉，一支为面神经，另外一支为中间神经，中间神经较面神经细，但两者的骨性管道直径相当。面神经水平段的异常分支多位于前庭窗上方，可表现为面神经穿过镫骨足弓，并从近蜗窗处进入面神经骨管，该分支异常多伴发听骨链畸形。水平段主干离开膝状神经节后可向下垂直走行，在匙突水平出现一分支，穿过鼓室内结缔组织达咽鼓管口上壁，继续向前走行至颞下颌关节窝出颞骨。面神经水平段也可呈分叉状走行，其可跨过前庭窗后分为上、下两支走行，或分为两支在前庭窗下方及前庭窗与蜗窗之间走行；在中耳手术中该类异常面神经极易损伤。水平段面神经的双分支畸形在颞骨 CT 中易被忽视，在术前仔细辨认冠状位颞骨 CT，可在外半规管的下缘发现两个圆形的软组织密度影呈上下排列。面神经垂直段有时存在 2 至 3 个分支，可在茎乳孔融合成一支后出颞骨，也可分别走行出颞骨，甚至可以前跨到鼓岬表面。临床意义在于面神经出现分叉畸形，认识不足时，误认为是肉芽组织切除，导致面瘫，是导致医源性面瘫的一个原因。

由于面神经畸形常合并先天性外中耳畸形，此类患者常需要行听觉重建术改善听力，常因伴发面神经畸形使得手术难度增大，增加了手术并发症的风险，应利用 HRCT 重点观察面神经并熟悉面神经可能存在的畸形，能够尽可能降低医源性面瘫的发生。

【典型病例展示】

病例 1　患者，女，6 岁，双侧混合型耳聋（图 3-4-1）。

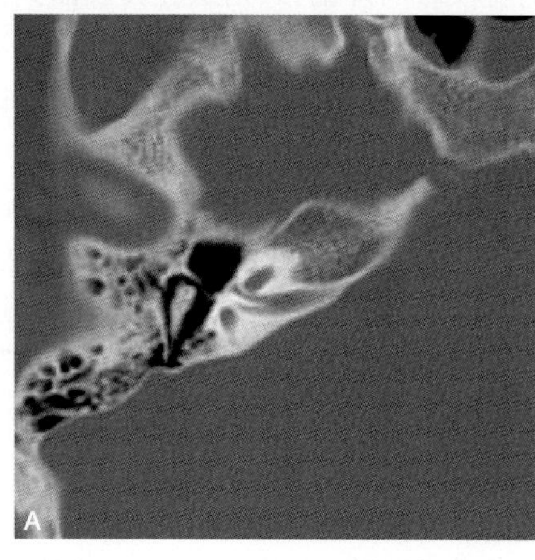

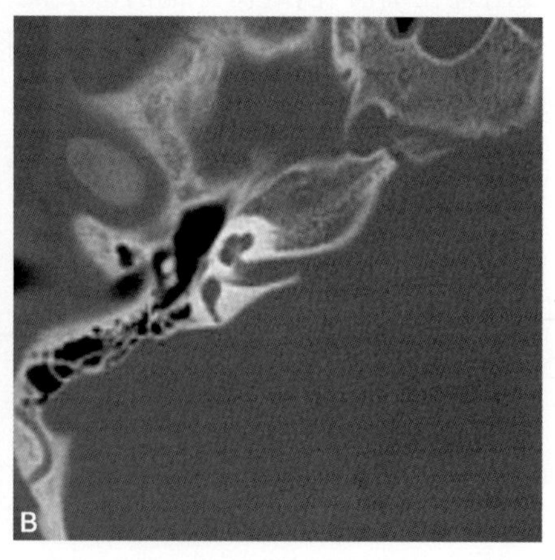

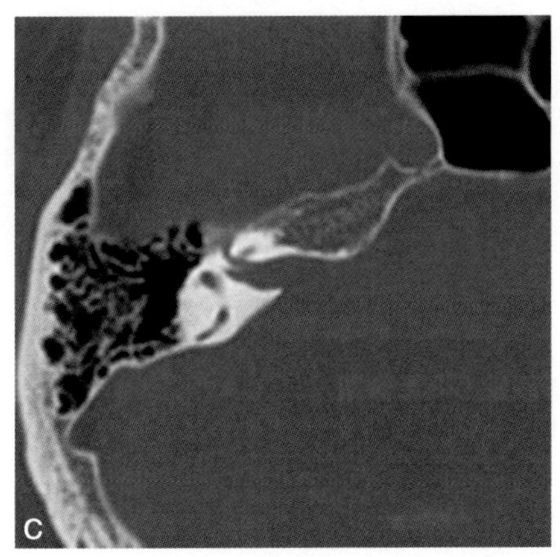

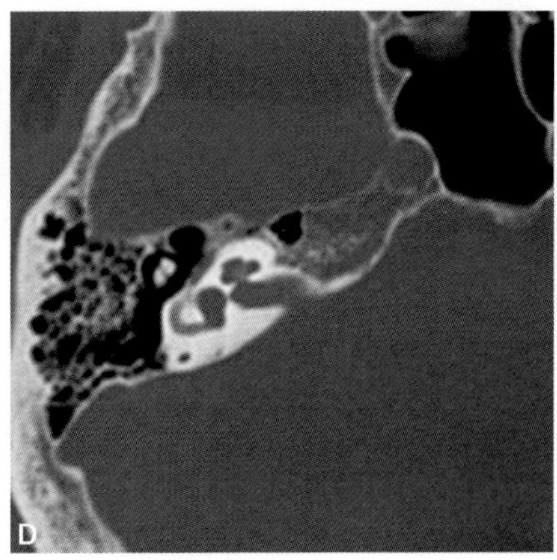

图 3-4-1　病例 1 CT 影像图
CT 轴位示右侧面神经迷路段向前内移位，面神经迷路段变长；右侧前庭、半规管发育异常（图 A、图 B），正常面神经管迷路段起始于内听道底前上部，位于内听道外三分之一，前庭、半规管发育正常（图 C、图 D）。

病例 2　男，51 岁，正常面神经垂直段走行（图 3-4-2）。

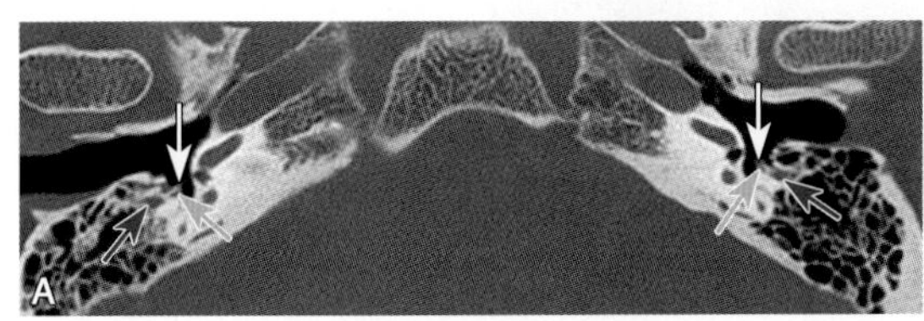

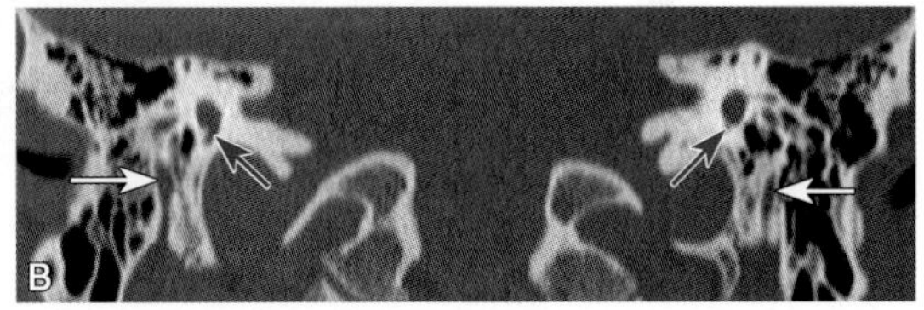

图 3-4-2　正常面神经 CT 影像图
CT 轴位示正常面神经垂直段位于锥隆起向下 1~2mm 层面（图 A），图 A 中可见锥隆起（白箭头）、镫骨肌（黄箭头）、面神经（红箭头）；CT 冠状位示面神经管垂直段位于后半规管层面（图 B），图 B 中显示面神经乳突段（白箭头）、后半规管（红箭头）。

病例 3　患者，女，50 岁，搏动性耳鸣（图 3-4-3）。

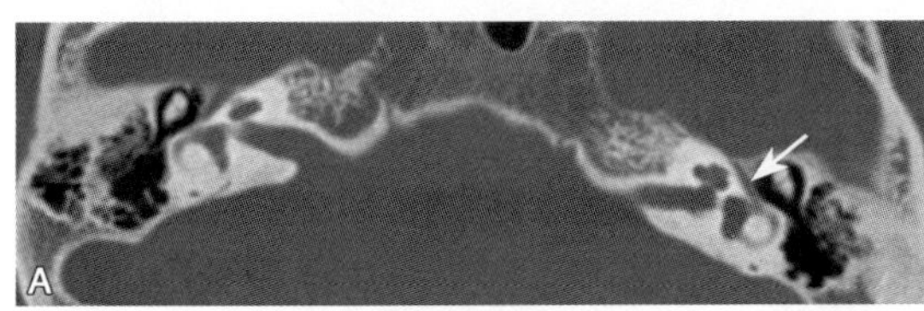

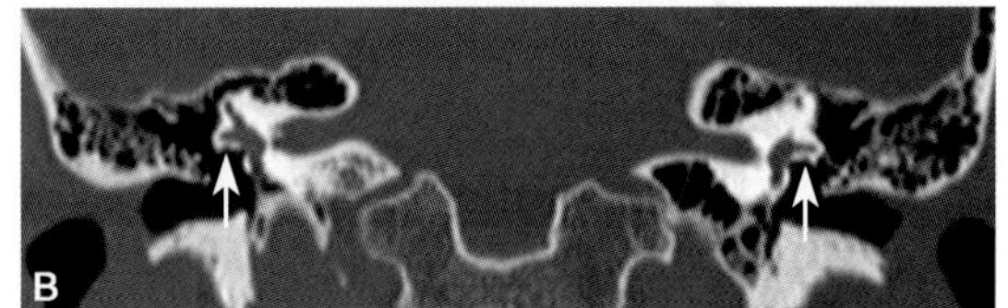

图 3-4-3　病例 3 CT 影像图
CT 轴位示正常面神经鼓室段（图 A），CT 冠状位示面神经管鼓室段位于外半规管下方（图 B）。

病例 4　面神经水平段低位（图 3-4-4）。

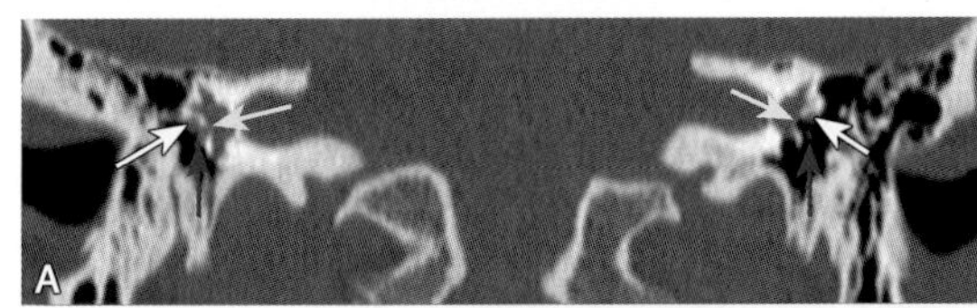

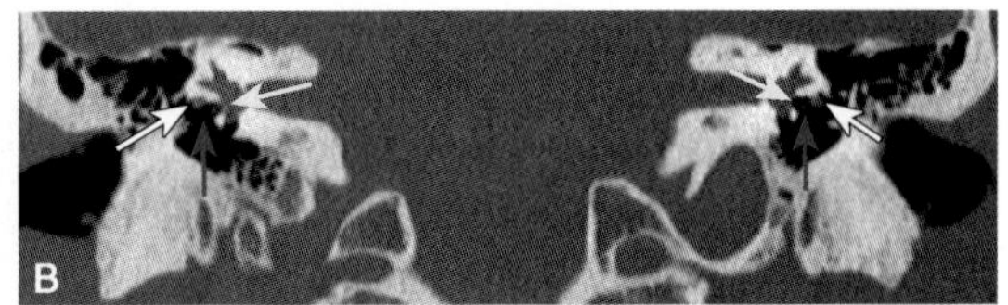

图 3-4-4　面神经水平段低位 CT 影像图
CT 冠状位（图 A）显示面神经管水平段部分遮盖前庭窗并推压镫骨移位，CT 冠状位（图 B）显示双侧面神经水平段位于鼓室内，以左侧为著；图 A、图 B 中显示面神经水平段（白箭头）、前庭窗（黄箭头）、镫骨（红箭头）。

病例 5　患者,面神经管裂缺(图 3-4-5)。

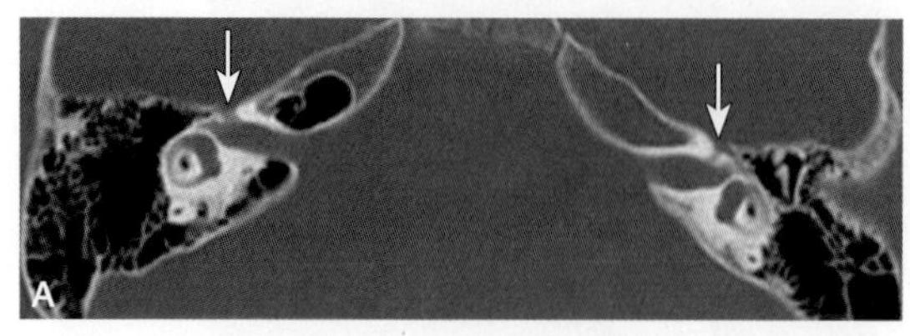
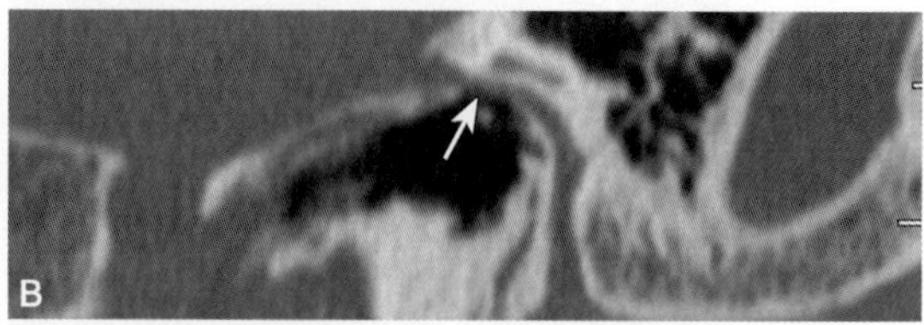

图 3-4-5　面神经管裂缺 CT 影像图
CT 轴位示双侧面神经迷路段骨质缺损(图 A),CT 斜矢状位显示面神经水平段骨质缺损(图 B)。

病例 6　患者,面神经分叉(图 3-4-6)。

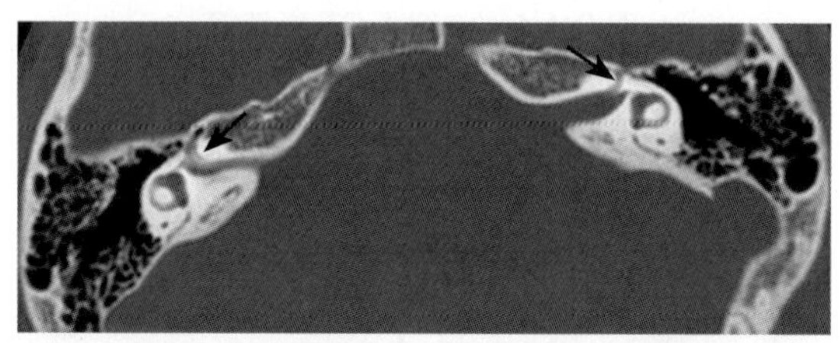

图 3-4-6　面神经分叉 CT 影像图
CT 轴位示右侧面神经迷路段呈分叉畸形,左侧面神经迷路段正常。

病例 7　患者,女,34 岁,双侧先天性小耳畸形(图 3-4-7)。

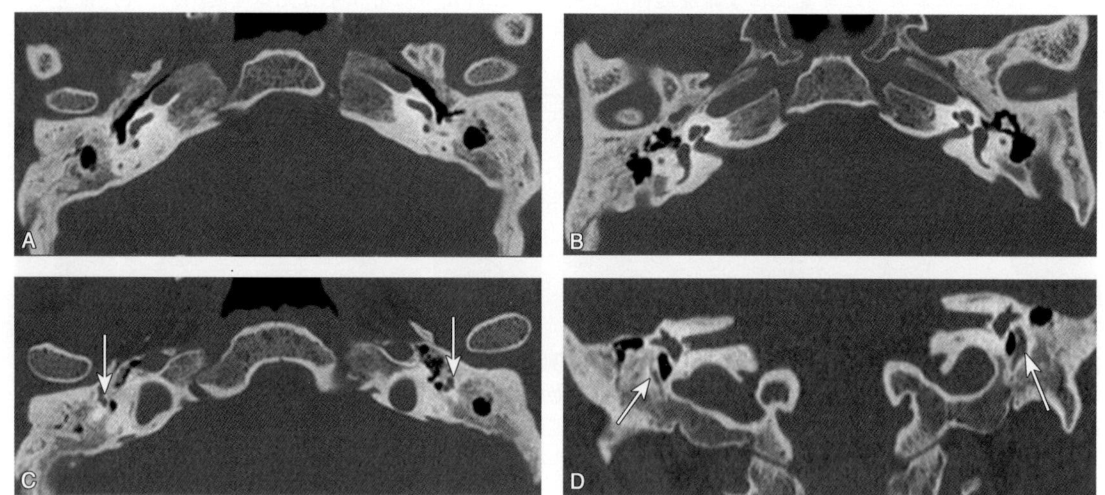

图 3-4-7　双侧先天性小耳畸形 CT 影像图
CT 轴位示双侧外耳道骨性闭锁,中耳鼓室形态异常,听骨链发育不良(图 A、图 B);CT 轴位及冠状位显示双侧面神经乳突段位置前移(图 C、图 D)。

【诊断思路与诊断要点】

HRCT 检查可清晰显示面神经管的走行和分支、面神经管骨壁及其与邻近结构的空间位置关系,为临床制定合理手术路径提供客观参考依据。MRI 层厚较厚,在显示面神经发育不良方面不如 HRCT。

二、面神经管骨折

【简介】

外伤是引起面瘫的第二常见病因，面神经管骨折及面神经损伤常继发于头颅外伤导致的颞骨骨折，据报道，多达 50%的颞骨骨折中存在面神经损伤，尤其是横向骨折。根据骨折线与颞骨长轴的关系，分为纵行骨折、横行骨折及混合型骨折。其中颞骨横行骨折线垂直于颞骨长轴，约 50%累及面神经管，最常见的位置是面神经管的迷路段及膝状神经节；纵行骨折线大致平面与颞骨长轴，约 20%累及面神经管，损伤的位置常见于面神经管的膝状神经节和鼓室段。当临床上怀疑外伤导致面瘫时，应首选 HRCT 及 MRI 检查了解面神经管是否骨折、骨折部分及面神经是否损伤。

【影像学表现】

诊断面神经管骨折的直接征象是骨折线累及面神经管，同时观察间接征象，同时要和面神经管的一些裂缺畸形相鉴别。

通过 HRCT 可以准确地显示面神经管骨折的部位，从而间接判断面神经损伤的部位。面神经管骨折典型征象为显示骨折线穿过某段面神经管，面神经管走行区骨皮质断裂或伴发游离小骨片或面神经管裂隙增宽；不典型征象为骨折线止于面神经管或骨折线的延长线指向面神经管。

由于面神经管走行迂曲，轴位图像上连续层面观察各段的变化时，缺乏直观性，有时骨折线不易发现，因此多方位观察是有必要的，如冠状位可显示部分轴位难以显示的膝状神经窝骨折；斜矢状位有利于显示鼓室段、第二弯曲和乳突段的骨折线；曲面重组（CPR）可以显示面神经的全貌，对骨折线是否已累及面神经管、它的受累部位段邻近有无骨折碎片很有帮助，这都是对轴位图像的重要补充。

有的患者骨折线细小，轴位和冠状位均难以显示骨折线，如果各位置均不能显示骨折线时，则要注意间接征象，如中耳腔及乳突蜂房积血或积液、听骨链损伤、内耳损伤，值得注意的是中耳鼓室腔的血肿可通过面神经管裂缺压迫面神经，导致迟发型面瘫。除观察面神经管水平段、垂直段有无骨折外，还应重点关注膝状神经窝是否存在骨折。文献报道面神经管膝状神经窝骨折时，即使骨折线细小，也常导致膝状神经节肿胀，引起面神经管膝状神经窝扩大。因此面神经膝状神经窝扩大是其骨折的诊断依据。在怀疑膝状神经窝骨折时，应常规使用冠状位图像，必要时加用斜矢状位 MPR 观察膝状神经窝的形态、大小，避免漏诊。颞骨 HRCT 轴位扫描是诊断外伤性面瘫的主要方法及基础，但常需多种方位观察才能准确显示面神经管骨折的数目和位置。

MRI 检查有其独特的优势，可直接显示面神经，表现为患侧面神经增粗，可伴有面神经的水肿、挫伤及出血；面神经水肿在 T_1 加权像呈低信号，T_2 加权像呈高信号；如合并出血，在 T_1 加权像可呈高信号；增强后面神经表现为患侧面神经增粗并明显强化，以膝状神经节、鼓室段、乳突段为著，可伴有患者硬脑膜增厚并异常强化，而健侧面神经各段常不均质轻中度强化。

颞骨 HRCT 能显示面神经骨管情况，不能直接显示面神经的损伤，MRI 直接显示面神经情况，两者联合使用可明确诊断面神经管骨折情况及面神经损伤范围，具有重要临床指导价值。

HRCT 是诊断面神经管骨折的首选检查方法，多种方位观察有利于准确评价面神经管骨折，MRI 可直接显示面神经损伤，尤其是 CT 检查未发现明显骨折线的患者。

【典型病例展示】

病例 1　患者，男，32 岁，颞骨骨折后面瘫 6 日余（图 3-4-8）。

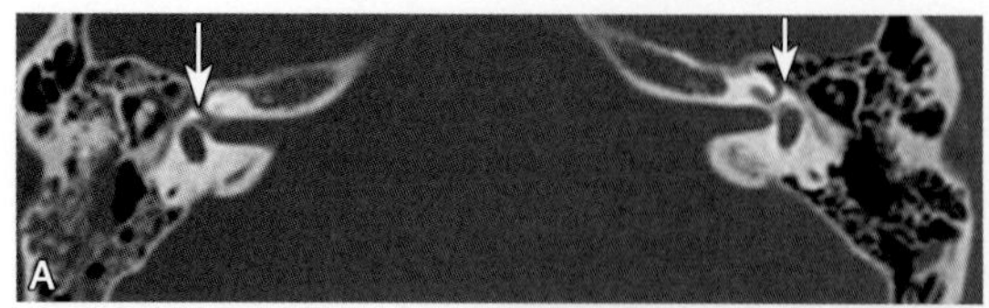

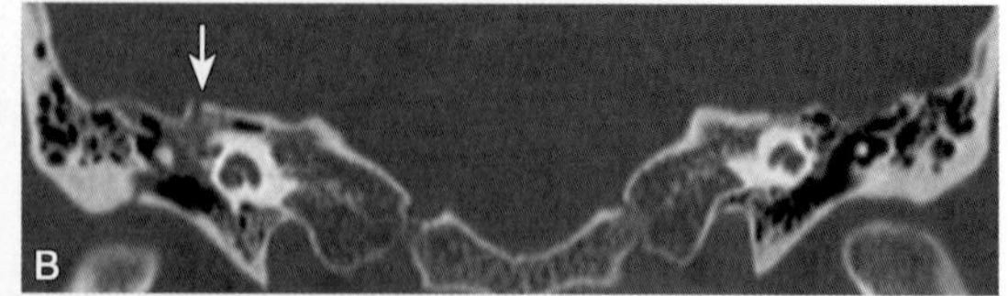

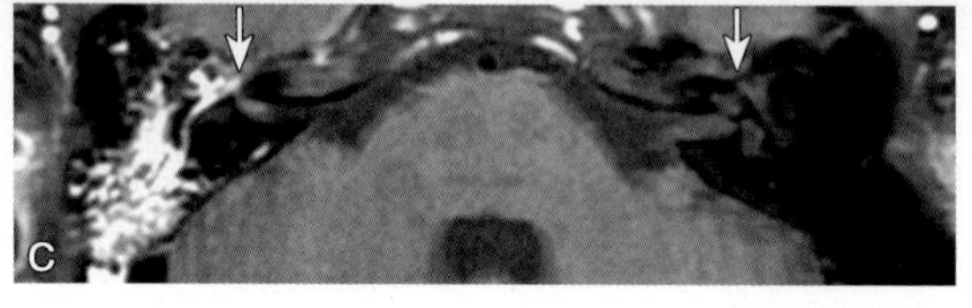

图 3-4-8　颞骨骨折后面瘫患者 CT 及 MRI 影像图

CT 轴位示右侧膝状神经窝较对侧扩大，未见明显骨折线（图 A），右侧中耳乳突内积血；冠状位显示骨折线累及右侧膝状神经节窝，同时可见鼓室积液（图 B）；增强 MRI 扫描显示右侧面神经内听道底段、迷路段、膝状神经节增粗并明显强化，右侧中耳乳突内见积血（图 C）。

病例 2　患者，女，46 岁，全身多处骨折，伴右侧面瘫（图 3-4-9）。

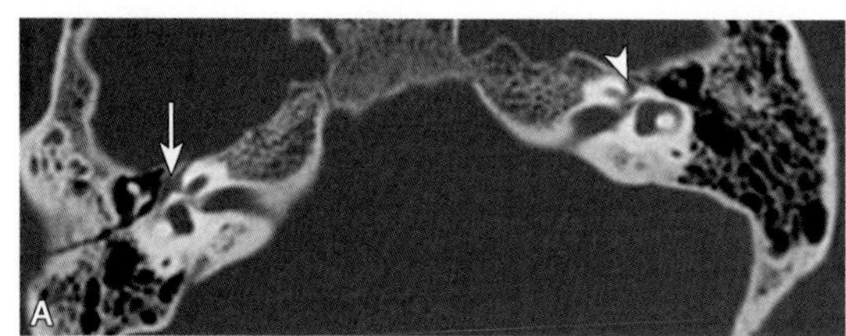

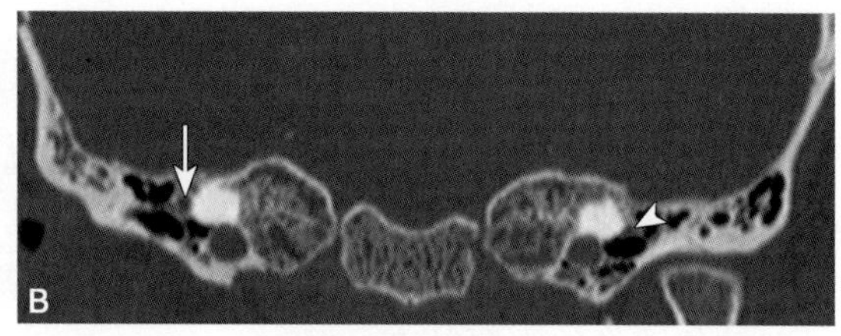

图 3-4-9　全身多处骨折伴右侧面瘫患者 CT 影像图

CT 轴位及冠状位示右侧膝状神经窝扩大（箭头），未见膝状神经节窝骨折线，左侧面神经膝状神经窝正常（箭头），手术中显微镜证实骨折累及右侧膝状神经节窝。

病例 3　患者，男，39 岁，颞骨外伤伴听力下降、右侧面瘫（图 3-4-10）。

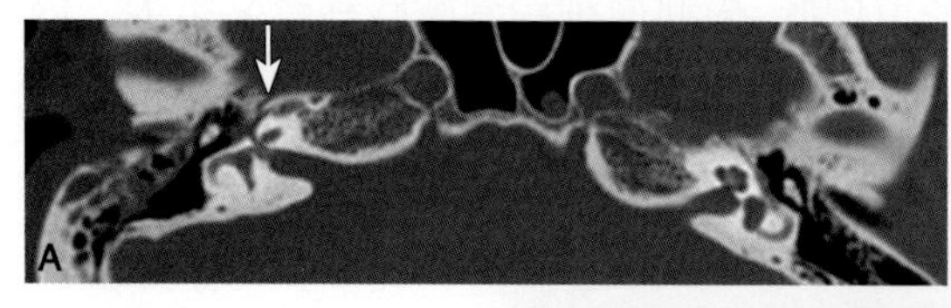

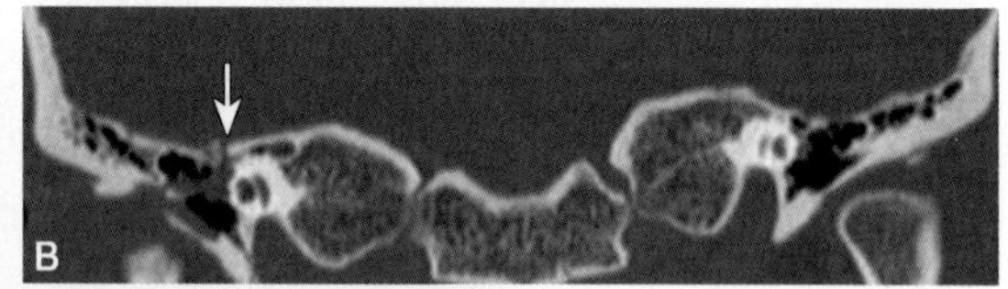

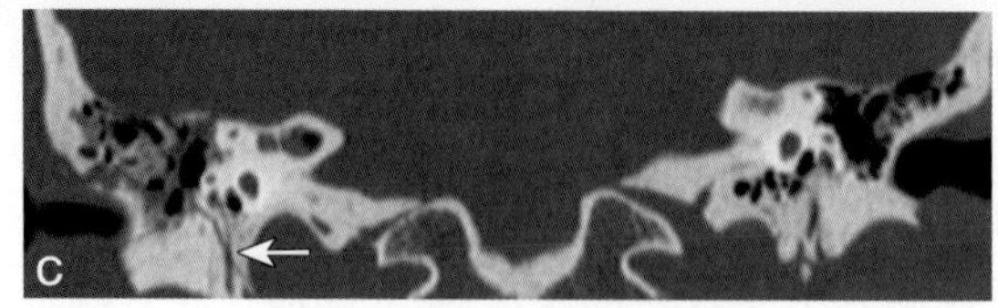

图 3-4-10　患者 CT 影像图

CT 轴位及冠状位示线样骨折线穿过右侧面神经膝状神经节窝（图 A、图 B），CT 冠状位示线样骨折线穿过面神经垂直段（箭头）（图 C）。

病例4 患者,男,28岁,颞骨外伤后并发右侧面瘫10日余(图3-4-11)。

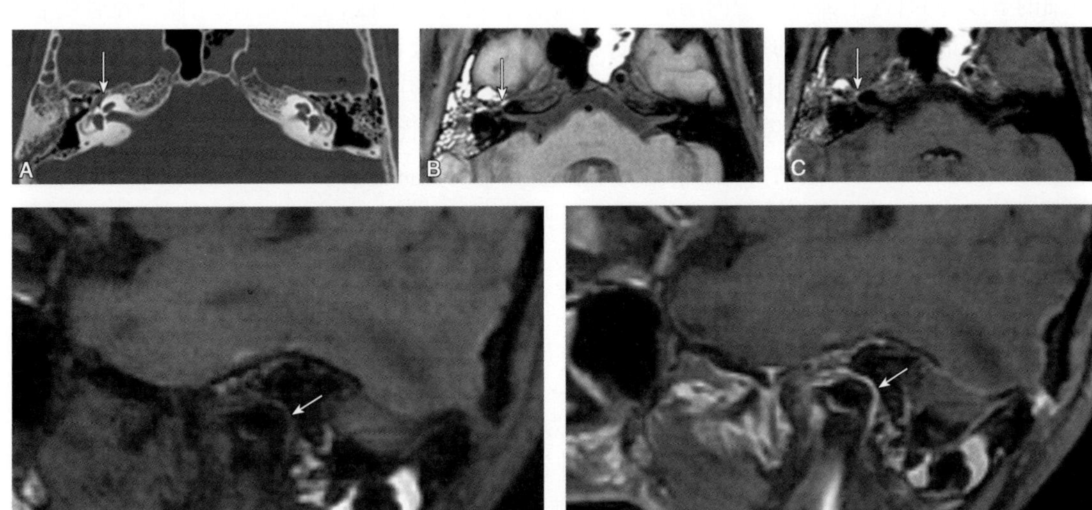

图3-4-11 患者CT影像图

CT轴位示右侧面神经膝状神经节窝扩大,其内见条状略高密度影,考虑游离骨碎片(图A)。轴位T_1WI示右侧面神经膝状神经节T_1WI呈等信号(图B),右侧乳突积血;增强T_1WI轴位示右侧面神经膝状神经节较对侧增粗并明显强化(图C);斜矢状位T_1WI示右侧面神经、鼓室段、乳突段增粗,呈等信号(图D);增强T_1WI斜矢状位示右侧面神经鼓室段、乳突段增粗并明显强化(图E),邻近脑膜增厚并明显强化。

【诊断思路与诊断要点】

患者有明确外伤病史。HRCT可通过显示骨折的直接征象,即面神经管骨质连续性中断,明确骨折部位,根据骨折移位与否以及面神经管宽度间接判断有无面神经损伤。但也要关注骨折线指向或至面神经管时,可能存在面神经管骨折和面神经损伤的情况。MRI无法直接显示骨折,但可更加准确地显示面神经损伤与否。

三、炎性病变

【简介】

面神经炎性病变可分为细菌性或病毒性。细菌性面神经炎性病变常与细菌性脑膜炎有关,如肺炎球菌、葡萄球菌或链球菌脑膜炎。细菌可直接通过内听道的脑膜侵入。典型的影像学表现为增强扫描显示面神经及邻近脑膜明显强化。另一种感染的途径是细菌直接侵犯面神经鼓室段,如中耳炎侵犯面神经或中耳炎手术所致。导致病毒性面神经炎常见的疾病包括贝尔麻痹、Ramsay-Hunt综合征、HIV感染和脊髓灰质炎等,以贝尔麻痹和Ramsay-Hunt综合征常见。

本节主要描述贝尔麻痹和Ramsay-Hunt综合征,急性面神经炎最常见的原因是贝尔麻痹,病因尚不清楚,可能与单纯疱疹病毒(HSV)1型有关,大多数病例具有自限性。Ramsay-Hunt综合征常由水痘-带状疱疹病毒引起,临床除出现面瘫外,还可伴有耳周、鼓膜等的带状疱疹。

面神经炎性水肿导致面神经管内压力升高,面神经供血血管受到持续的压迫导致缺血,进一步加重水肿，最后演变成面神经脱髓鞘、轴索变性等严重并发症。面神经迷路段是面神经管最细的节段，同时这个部位是颈内动脉和椎动脉供血的分水岭区，毛细血管少，缺乏血管吻合，因而此段是最容易受损伤的区域。细胞介导的自身免疫反应也被认为是贝尔麻痹的发病机制。Ramsay-Hunt 综合征是由水痘-带状疱疹病毒引起，水痘-带状疱疹病毒潜伏在面神经膝状神经节，在机体免疫功能下降时被重新激活而导致感染，进而导致神经肿胀受压发生面神经麻痹。典型的临床三联征包括耳痛、外耳道带状疱疹和同侧面瘫。Ramsay-Hunt 综合征常伴有前庭蜗神经炎，可引起感音神经性聋、眩晕和耳鸣。

【影像学表现】

CT 表现：多数面神经炎患者颞骨 CT 检查常呈阴性或面神经管轻度增粗，不具有特征性表现。

MRI 表现：影像学检查首选 MRI 增强检查，MRI 上主要表现为无局部肿块的面神经强化。MRI 平扫难以判断面神经病变的部位，常表现为面神经粗细正常或轻度增粗，增强扫描可提高对面神经病变的显示能力。增强扫描显示面神经节段性强化并增粗，但无局部肿块形成。面神经的异常强化可能是由于病变面神经血-神经屏障被破坏和/或挤压性的静脉淤血水肿所致。

60%~100%的贝尔麻痹患者中面神经可出现强化，可发生于面神经任何节段，主要以面神经内听道底段、迷路段及膝状神经节强化为主。在 Ramsay-Hunt 综合征中，面神经的主要病变部位在膝状神经节，由此向两端发展，同时伴有前庭蜗神经及膜迷路的异常强化，病变严重时可伴内听道脑膜增厚并明显强化。

由于 MRI 可以多方位成像，应用沿面神经鼓室段的斜矢状位扫描更易观察面神经的强化情况。正常面神经由于存在丰富的神经周围血管丛也可出现轻中度甚至明显强化，因此与对侧正常面神经进行对照分析十分重要。

【典型病例展示】

病例 1　患者，女，58 岁，右侧口角歪斜 2 日(图 3-4-12)。

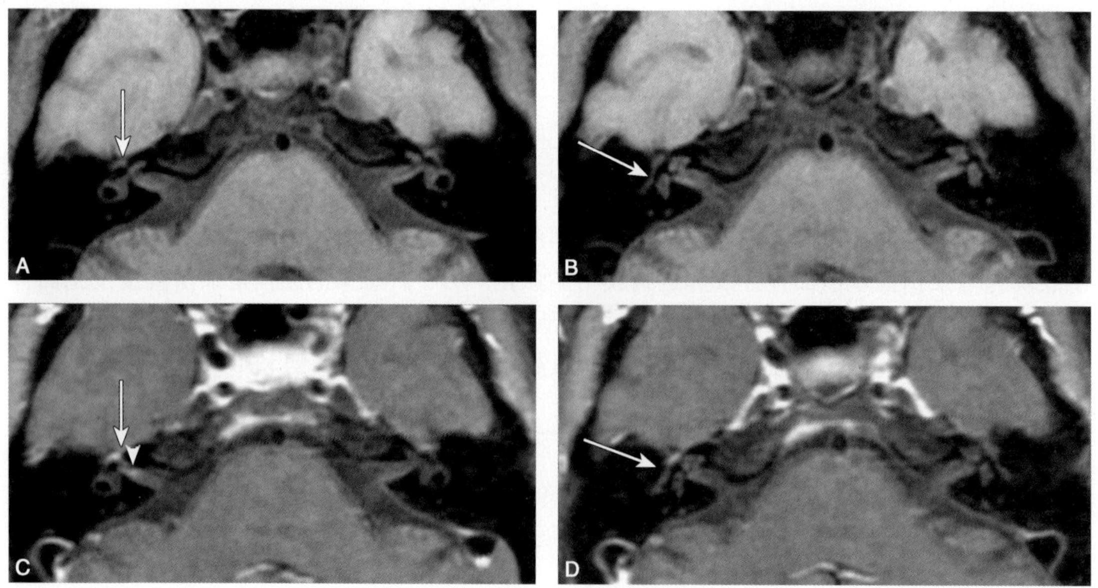

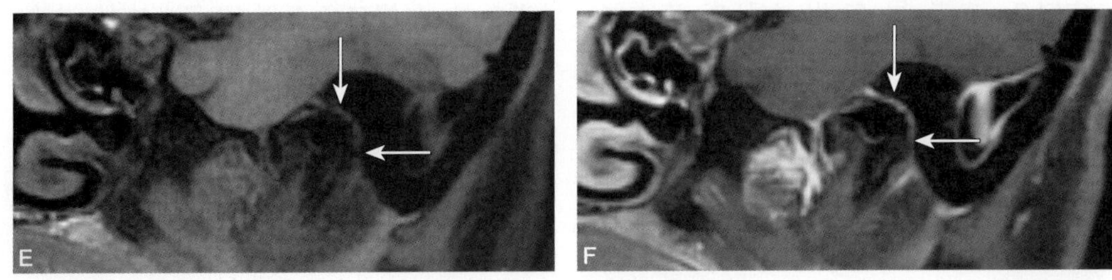

图 3-4-12　病例 1 影像图

轴位 T_1WI 示右侧面神经内听道段、迷路段、膝状神经节、鼓室段呈等信号（图 A、图 B），增强 T_1WI 轴位示右侧面神经内听道底段、迷路段、膝状神经节、鼓室段较对侧强化明显（图 C、图 D）；斜矢状位 T_1WI 示右侧面神经鼓室段、乳突段增粗，呈等信号（图 E）；增强 T_1WI 斜矢状位示右侧面神经鼓室段、乳突段明显强化（图 F）。

病例 2　患者，男，34 岁，左侧口角歪斜伴眼睑闭合不全 1 日（图 3-4-13）。

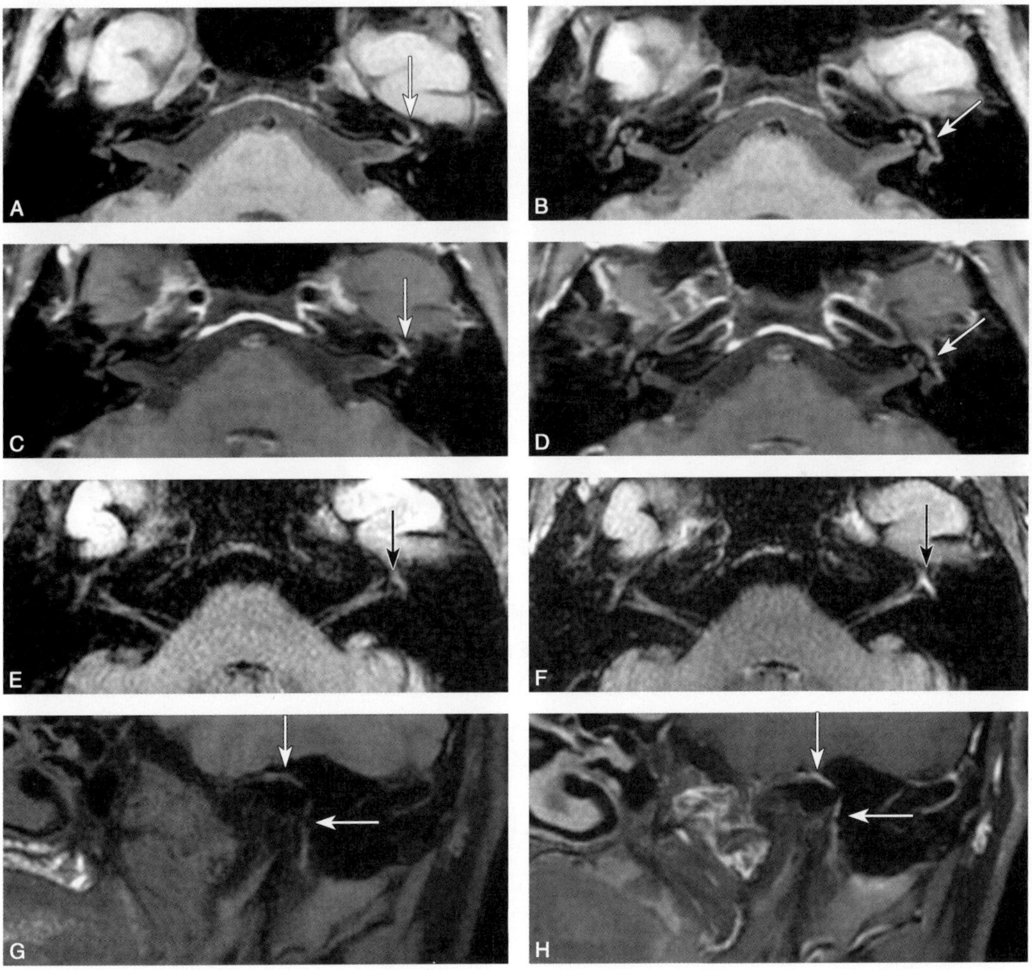

图 3-4-13　病例 2 影像图

轴位 T_1WI 示左侧面神经内听道段、迷路段、膝状神经节、鼓室段呈等信号（图 A、图 B），增强 T_1WI 轴位示左侧面神经内听道底段、迷路段、膝状神经节、鼓室段较对侧强化明显（图 C、图 D）；轴位 T_2 FLAIR 示左侧面神经内听道段、迷路段、膝状神经节对侧肿胀、增粗（图 E），增强 T_2 FLAIR 轴位示左侧面神经内听道底段、迷路段、膝状神经节较对侧强化明显（图 F）；斜矢状位 T_1WI 示左侧面神经鼓室段、乳突段增粗，呈等信号（图 G）；增强 T_1WI 斜矢状位示左侧面神经鼓室段、乳突段明显强化（图 H）。

病例 3　患者，男，51 岁，左耳疼、流水伴头晕半个月，左侧口角歪斜 10 日。查体：左侧耳甲腔、外耳道内见多处疱疹（图 3-4-14）。

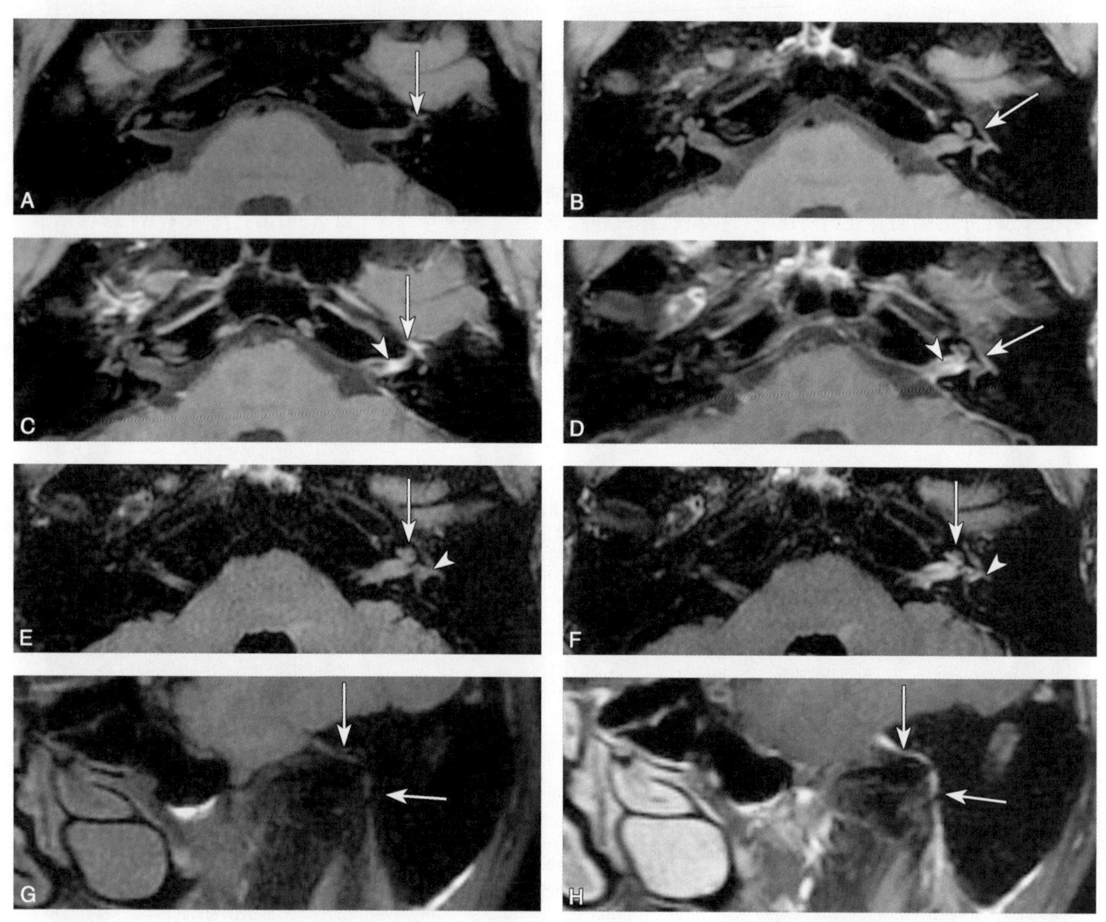

图 3-4-14　病例 3 影像图

轴位 T_1WI 示左侧面神经内听道段、迷路段、膝状神经节、鼓室段（箭头）呈等信号（图 A、图 B），增强 T_1WI 轴位示右侧面神经内听道底段、迷路段、膝状神经节、鼓室段及前庭上神经（箭）较对侧强化明显（图 C、图 D），同时显示内听道段脑膜增厚并明显强化（箭头），内耳见轻度强化；轴位 T_2 FLAIR 示左侧耳蜗、前庭（箭头）呈略高信号（图 E）；增强后轴位 T_2 FLAIR 示左侧耳蜗、前庭及前庭神经（箭头）异常强化（图 F）。斜矢状位 T_1WI 示左侧面神经鼓室段、乳突段（箭头）增粗，呈等信号（图 G）；增强 T_1WI 斜矢状位示左侧面神经鼓室段、乳突段（箭头）明显强化（图 H）。

病例 4　患者，男，46 岁，头痛、头晕 16 日，口角歪斜 12 日。查体示左侧耳廓出现水疱并耳痛（图 3-4-15）。

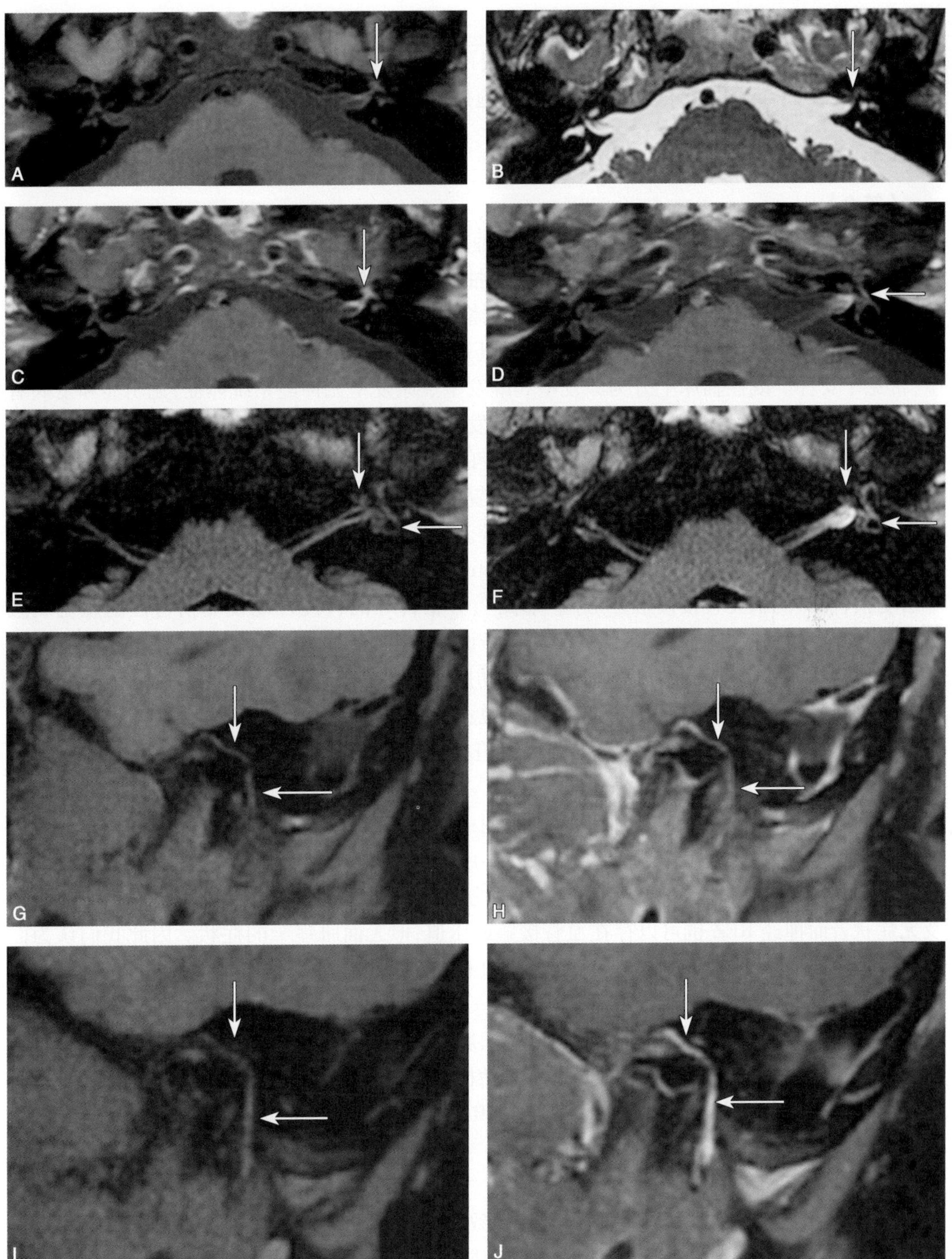

图 3-4-15　病例 4 影像图

轴位示左侧面神经内听道段、迷路段、膝状神经节 T_1WI 呈略高信号，T_2WI 呈等信号（图 A、图 B），增强 T_1WI 轴位示左侧面神经内听道底段、迷路段、膝状神经节、鼓室段及前庭上神经较对侧强化明显（图 C、图 D）；轴位 T_2 FLAIR 示左侧耳蜗、前庭、半规管呈略高信号（图 E）；增强后轴位 T_2 FLAIR 示左侧耳蜗、前庭、半规管异常强化（图 F）。斜矢状位 T_1WI 示左侧面神经鼓室段、乳突段增粗，呈等信号（图 G、I）；增强 T_1WI 斜矢状位示左侧面神经鼓室段、乳突段明显强化（图 H、J）。

【诊断思路与诊断要点】

无局部肿块的面神经强化是诊断面神经炎的主要征象。贝尔麻痹和 Ramsay-Hunt 综合征鉴别要点是，Ramsay-Hunt 综合征外耳道带状疱疹和内耳症状。

四、面肌痉挛

【简介】

面肌痉挛又称面肌抽搐、半面痉挛，是多种原因导致一侧或双侧面部肌肉（眼轮匝肌、表情肌、口轮匝肌）反复发作的阵发性、不自主的抽搐，在情绪激动或紧张时加重，严重时可出现睁眼困难、口角歪斜以及耳内抽动样杂音。抽搐呈阵发性且不规则，程度不等，可因疲倦、精神紧张及自主运动等而加重。起病多从眼轮匝肌开始，然后涉及整个面部。本病多在中年后发生，常见于女性。既往临床上分为原发型和继发型。原发型无神经系统体征，无明显和发病有关的器质性或功能性病变，在静止状态下也可发生，痉挛数分钟后缓解，不受控制；继发型有明确病因的面肌痉挛，在面神经通路上，任何病变的刺激均可引起，多于面瘫后遗症产生，只在做眨眼、抬眉等动作时产生。发病时影响患者容貌，给患者身心造成较大痛苦。

常见发病原因有微血管压迫、炎症、肿瘤等。目前认为引起痉挛的原因大部分为搏动性血管压迫面神经中枢与周围髓鞘的移行区（transition zone，TZ），血管的压迫使该区域神经纤维绝缘层受损，裸露的轴突直接接触并形成“短路”，异常传导的神经冲动使非伤害性的感觉刺激引起异常的疼痛反应。绝大多数的病例是由于面神经脑干起始段的血管压迫造成的。主要责任血管包括小脑前下动脉（AICA）、小脑后下动脉（PICA）、椎动脉（VA）、基底动脉（BA）、基底静脉（BV）。关于微血管压迫存在两种假说：①血管压迫面神经后髓鞘受损，神经纤维间形成跨突触传递而产生异位冲动；②血管压迫类似于“点燃”机制，导致面神经运动核兴奋性增高。

有研究将面神经与邻近血管分为 3 种类型：压迫关系（血管对面神经有明显的压痕或者面神经因压迫走行偏移，或者血管走行成角明显）、接触关系、邻近或远离关系。存在压迫或接触关系的为可能责任血管，邻近或远离关系的为非责任血管。研究发现患者健侧面神经 REZ 及无症状者面神经 REZ 也可以存在血管接触或压迫，但无面肌痉挛的症状。因此我们认为面肌痉挛症状的发生必须同时存在神经血管压迫和面神经的脱髓鞘病变，而单独神经血管压迫可不表现症状。

这种疾病的治疗方法是微血管减压术。面肌痉挛的诊断主要依赖于特征性的临床表现。对于缺乏特征性临床表现的患者需要借助辅助检查予以明确，包括电生理检查、影像学检查、卡马西平治疗试验。影像学首选 MRI 检查，MRI 能够直接显示面神经和致病血管，是诊断面肌痉挛的主要依据之一。

【影像学表现】

影像学检查主要为 MRI，用以明确可能导致面肌痉挛的颅内病变，三维时间飞越法磁共振血管成像（3D-TOF-MRA）、高分辨率 3D-T_2WI 成像及 3D-T_1WI 钆增强序列是了解面神经周围血管分布的重要参考标准。

3D-TOF 成像的技术原理主要为饱和效应和流入相关增强效应（FRE）。在其图像上，脑脊液呈低信号，脑池段面神经呈等信号，邻近血管为高信号，组织对比度好，对血管有很高显示率，并可根据源图行 MPR 图像重建，观察神经与血管的关系，利用最大密度投影（MIP）重建出 MRTA 三维图像，去除背景组织，清楚显示血管的来源、形态和分支。

高分辨率 3D-T_2WI 序列的主要原理为快速自旋回波，并且通过提供运动补偿，降低运动的流动伪影。该序列成像的优点有脑脊液呈高信号，神经及周围的血管呈低信号，从而在脑脊液高信号的背景下，神经及周围血管显示清晰。相比 3D-TOF，其具有更加优越的空间分辨率，可进一步区分面神经、听神经，对面神经 REZ 显示清晰。

因此不同成像方法结合在一起能够显著提高面肌痉挛的阳性率。同时 MRI 检查也可以对手术疗效进行评价，微血管减压术部分患者面部抽动仍然存在，目前原因尚不明确，术后 MRI 检查显示面神经充分减压时，可认为面肌痉挛是一过性的，在恢复过程中能够自愈，不需要再次手术探查。

【典型病例展示】

病例　患者，男，49 岁，左侧面部阵发性不自主抽搐进行性加重 4 年余（图 3-4-16）。

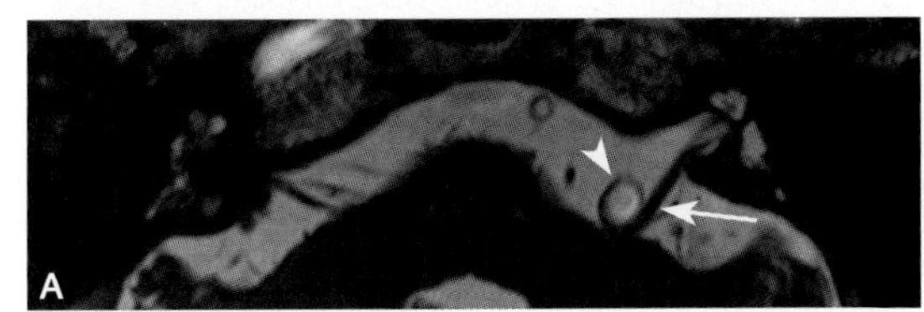

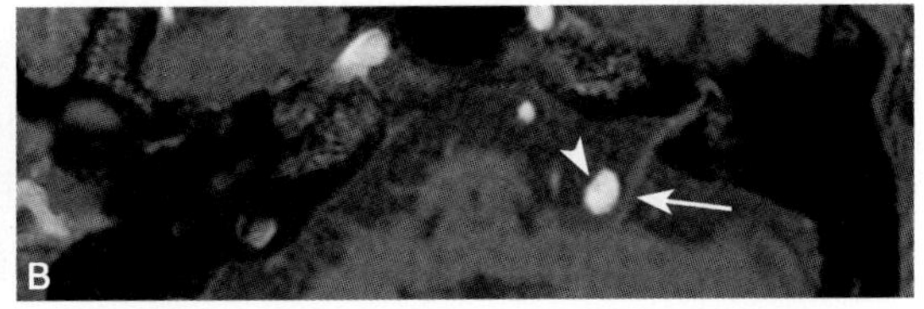

图 3-4-16　患者影像图

3D-FIESTA（图 A）及 3D-TOF（图 B）轴位示左侧面神经起始处见血管影（短箭头），左侧面神经、听神经受压移位（长箭头），该患者出现左侧面肌痉挛。

【诊断要点】

MRI 显示血管与面神经关系密切接触，同时伴有同侧面肌痉挛临床症状。

五、面神经瘤

【简介】

面神经瘤是一种比较少见的良性肿瘤，平均发病率仅为 0.4%~2.6%，约占周围性面神经麻痹病因的 5%。肿瘤可发生于面神经走行过程中的任何部位，常累及多个节段，以迷路段和膝状神经节最常见，其次依次为水平段、垂直段、内听道、桥小脑角区。常见的面神经瘤有面神经鞘瘤、面神经纤维瘤及面神经血管瘤、面神经脑膜瘤，其中以面神经鞘瘤最多见，面神经血管瘤其次；面神经纤维瘤少见，常伴发 2 型神经纤维瘤；面神经脑膜瘤更少见，有面神经膝状神经节处脑膜瘤的个案报道。

面神经瘤的临床表现与肿瘤累及的部位、范围及大小有关，临床上多以面瘫或面肌痉挛为首发症状，常呈渐进性或波动性加重。当鼓室节段神经鞘瘤突入中耳腔，限制听小骨振动时，可出现传导性聋，还可伴有耳鸣和耳痛；仅累及迷路段的微小面神经瘤可压迫前庭蜗神经造成感音神经性聋；岩大神经受累时可影响泪腺功能。起源于腮腺周围神经支的肿瘤，表现为可触摸的肿块。面神经瘤的治疗方法以手术切除肿瘤为主，面神经的手术入路方法有颅中窝入路、乳突入路、颅中窝联合乳突入路、迷路入路、腮腺入路、腮腺联合乳突入路等多种手术入路，肿瘤的发病部位在很大程度上决定了手术入路的方法。

【影像学表现】

CT 和 MRI 成像在这些肿瘤的术前评估中起着重要的作用，HRCT 和薄层 MRI 为主要检查方法。CT 主要用于显示病变位置及对周围骨质结构的破坏，MRI 可更好地显示肿瘤的范围及整体形态，尤其是通过茎乳孔向颅外部的蔓延，对病变的信号特征和强化的显示也优于CT。面神经瘤的CT、MRI表现与肿瘤部位及受累范围密切相关。由于面神经脑膜瘤少见，因此下文仅介绍面神经鞘瘤、面神经纤维瘤及面神经血管瘤。

1. 面神经鞘瘤　面神经鞘瘤CT表现为面神经管扩大及管壁骨质破坏，其内可见与面神经走行一致的条状较低密度软组织影，边界较清楚；增强扫描中等程度强化。MRI表现为沿面神经走行的条状软组织影，呈等T_1、稍长T_2信号，边缘较清楚，增强扫描中等程度至明显强化。同时发生于面神经各节段的肿瘤有其各自的特点：

颅内脑池段和/或内听道段：表现为脑桥小脑角区肿块和/或内听道的增宽，平扫、增强CT及MRI表现均类似听神经瘤，但该部肿瘤可沿面神经扩展到膝状神经窝及水平段面神经管等处，因此常有别于听神经瘤。

迷路段：正常面神经管迷路段长3~5mm，宽约1mm，当面神经瘤发生在迷路段时，CT上表现为面神经管迷路段的扩大（>1mm），MRI上表现为位于迷路段的占位性病变。

膝状神经节：面神经瘤可源于或蔓延至膝状神经节，伴有岩骨前缘中部膝状神经窝区骨质破坏，具体表现为局部骨质变薄、不连续、膨胀性骨破坏，同时病变可向中颅窝内扩展。CT平扫肿瘤多为等密度，增强后扫描仅有轻至中度增强，MRI可清晰显示膝状神经节的神经鞘瘤。

水平段：典型表现为病变沿面神经管水平段分布，影像学上表现为面神经管膨大，由于面神经管常被破坏，肿瘤可生长到鼓室中耳腔内。因肿瘤源于面神经，而面神经水平段位于上鼓室内壁，因此锤骨、砧骨可受压外移；另外，生长在该部的肿瘤还易向前蔓延达膝状神经节，也可经锥段向下沿面神经乳突段生长。

乳突段：表现为面神经管垂直段扩大，乳突气房内相应的面神经走行区软组织肿块，病变边缘清楚，常向鼓室段及腮腺区蔓延。

颅外腮腺段：表现为局限于腮腺段内的肿瘤性病变，病变可蔓延至面神经垂直段，当肿瘤仅局限在腮腺段内时，应与腮腺内的其他肿瘤相鉴别。

2. 面神经纤维瘤　面神经纤维瘤常为2型神经纤维瘤的一部分表现；CT上表现为面神经管弥漫性增宽；MRI上可见面神经管内沿面神经长轴生长的肿瘤，面神经呈节段性棒柄状或梭形增粗，累及多节段面神经。与面神经鞘瘤相鉴别：面神经纤维瘤更倾向于较为广泛的多段面神经受累增粗，而面神经鞘瘤常表现为明显的膨胀性骨质破坏腔和软组织肿块影。

3. 面神经血管瘤　HRCT像上面神经血管瘤体积较小时，表现为膝状神经节及邻近迷路段、水平段近端面神经管扩大、增宽。面神经管扩大不具有特异性，可见于任何累及或起源于面神经管的病变。HRCT像上可见较典型并具有诊断意义的征象是由于病变内的“蜂窝”状、“骨针”样结构而表现出的“点”状及“针尖”样钙化，文献报道其发生率约为50%。组织学上表现为局部骨质吸收，血管腔隙之间可见新生骨，是由于肿瘤刺激所致新骨生成，而非肿瘤骨。病变较大时“蜂房样结构”表现更明显，病变边缘不光滑，与周围正常骨质分界欠清楚，周边无骨质硬化表现。

MRI多表现为不规则软组织肿块，边界不清，T_1WI呈等信号，T_2WI上信号稍高，增强扫描病灶强化明显，信号强度及强化是否均匀与肿瘤内钙化或“骨针”状结构的大小或粗细有关。钙化灶较粗大时，可见“点”状低信号混杂，骨针细小时肿瘤信号一般较均匀。MRI表现特征性不典型，尤其肿瘤较小时与面神经瘤很难区分。

CT（尤其HRCT）结合MRI可以明确面神经瘤发生的部位、形态和范围，可为面神经瘤的定性诊断提供一定线索；面神经鞘瘤一般呈膨胀性生长，可形成较大肿块伴骨质破坏；面神经血管瘤以 CT 上钙化或典型的蜂窝状骨针样结构为特征；面神经纤维瘤一般在面神经管内沿面神经长轴生长，面神经节段性棒柄状或梭形增粗，但最后的确诊仍依赖于病理检查。

【典型病例展示】

病例 1　患者，男，37 岁，右侧听力下降 5 个月余，口角左偏 1 个月余(图 3-4-17)。

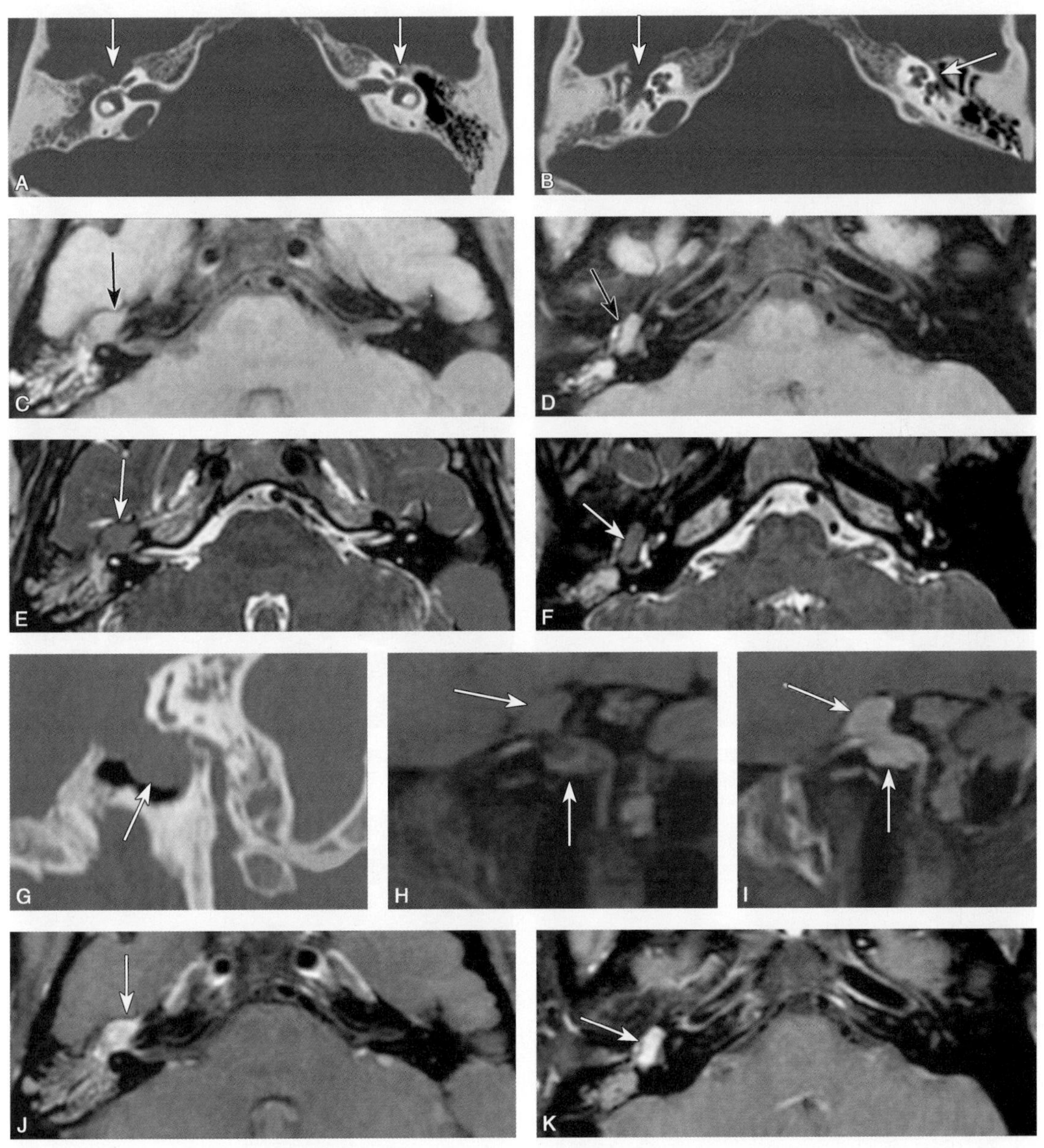

图 3-4-17　病例 1 影像图

平扫 CT 轴位示右侧膝状神经节窝、水平段见软组密度肿块(图 A、图 B)，邻近骨质破坏，听小骨向外侧移位，左侧面神经膝状神经节、水平段正常。MRI 示右侧膝状神经节、水平段见等 T_1 等 T_2 异常信号(图 C、图 D、图 E、图 F)，斜矢状位 CT、T_1 平扫、T_1 强化显示面神经鼓室段见软组织密度肿块，增强扫描肿块呈明显强化，同时面神经增粗、强化(图 G、图 H、图 I)。轴位 T_1WI 显示病变明显强化(图 J、图 K)。

病例 2　患者，男，61 岁，左侧听力下降半年余，口角右偏 1 个月余（图 3-4-18）。

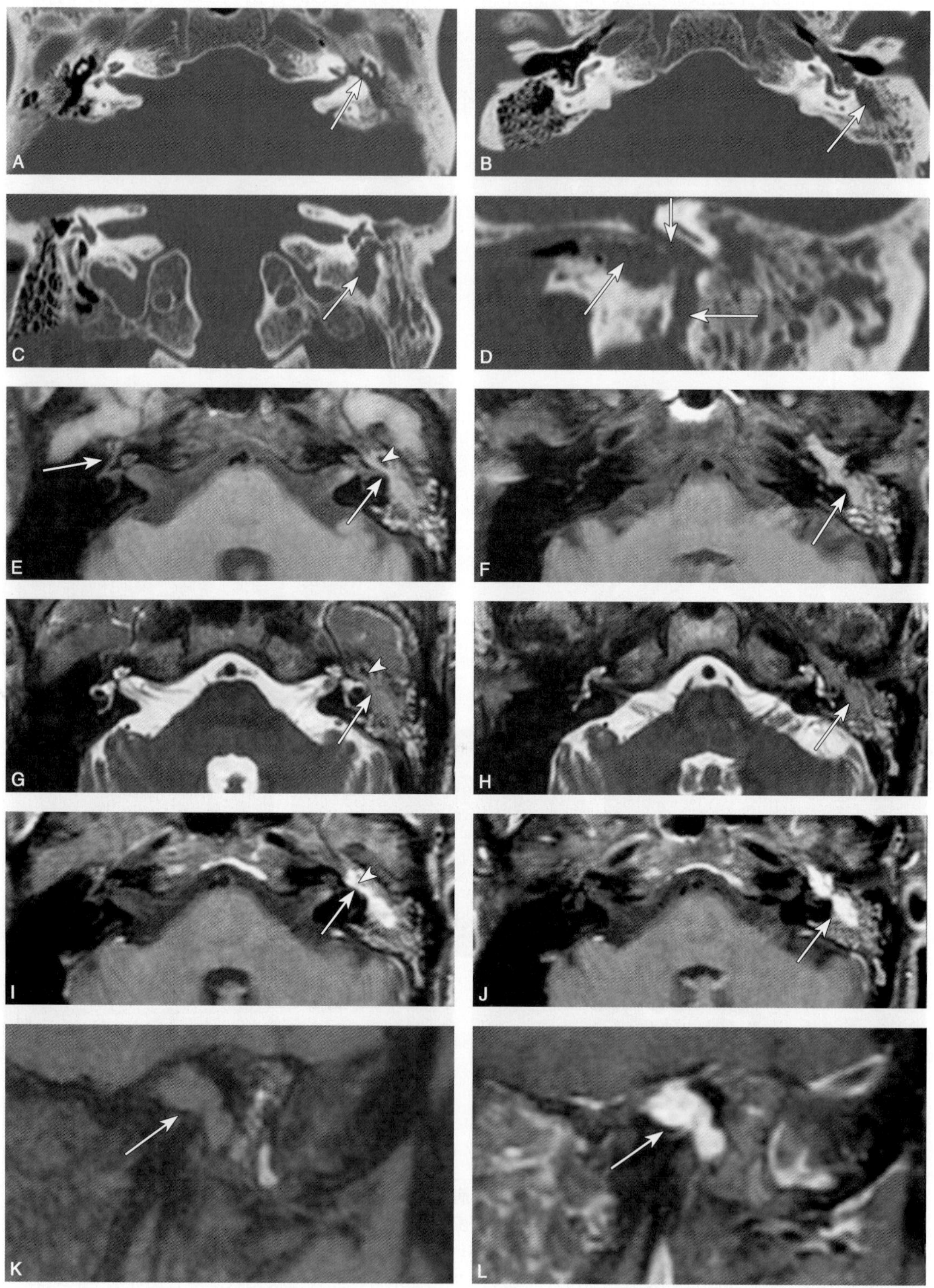

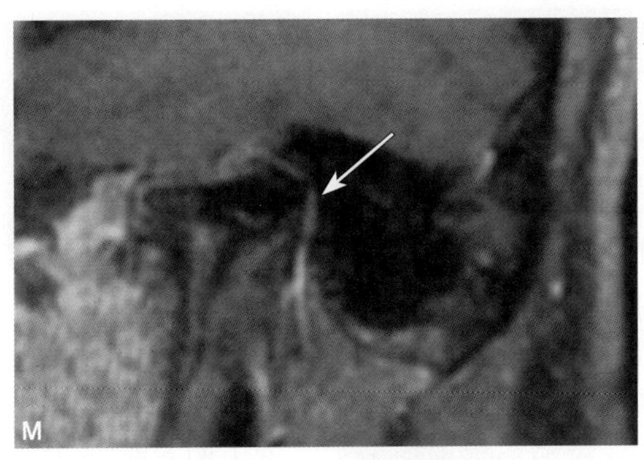

图 3-4-18　病例 2 影像图

平扫 CT 轴位示左侧面神经水平段、垂直段见软组织密度肿块(图 A、图 B),平扫 CT 冠状位示垂直段见软组织密度肿块(图 C),CT 斜矢状位显示左侧面神经水平段、垂直段见软组织密度肿块,局部突入鼓室内(图 D),病变邻近骨质破坏,听小骨向外侧移位。MRI 示轴位 T_1WI(图 E、图 F)上病变呈等信号,病变包绕听小骨,轴位 T_2WI(图 G、图 H)病变呈略高信号,左侧中耳乳突区有炎症,增强扫描显示病变明显强化(图 I、图 J),面神经斜矢状位显示面神经水平段及垂直段病变呈明显强化(图 K、图 L),右侧面神经水平段、垂直段呈轻度强化(图 M)。

病例 3　患者,男,31 岁,右侧面瘫 8 年余,伴右耳听力下降 4 年(图 3-4-19)。

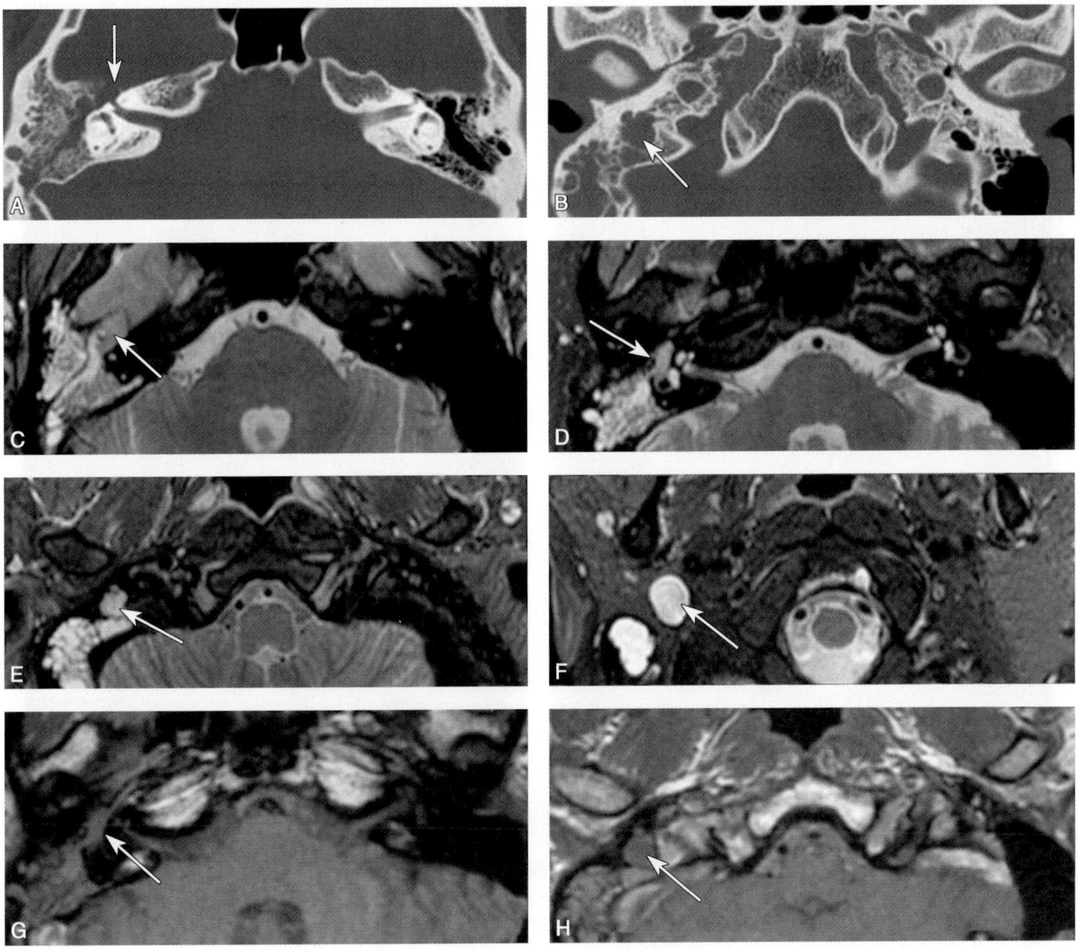

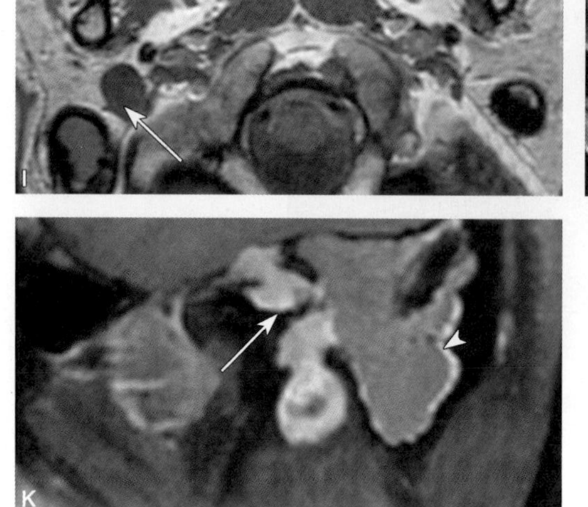

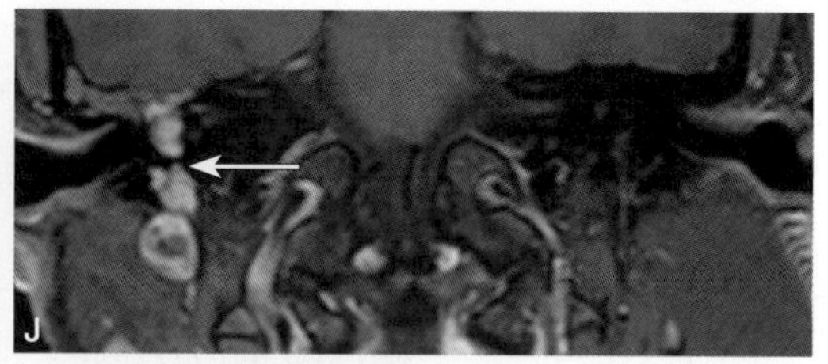

图 3-4-19　病例 3 影像图

平扫 CT 轴位示右侧面神经膝状神经节、水平段、垂直段见软组织密度肿块(图 A、图 B),MRI 示轴位 T_1WI 示右侧面神经膝状神经节、水平段、垂直段及腮腺段见等 T_1 长 T_2 异常信号(图 C~图 I),面神经冠状位及斜矢状位增强扫描显示病变明显强化(图 J、图 K)。

病例 4　患者,女,58 岁,全身皮肤散在多发咖啡斑(图 3-4-20)。

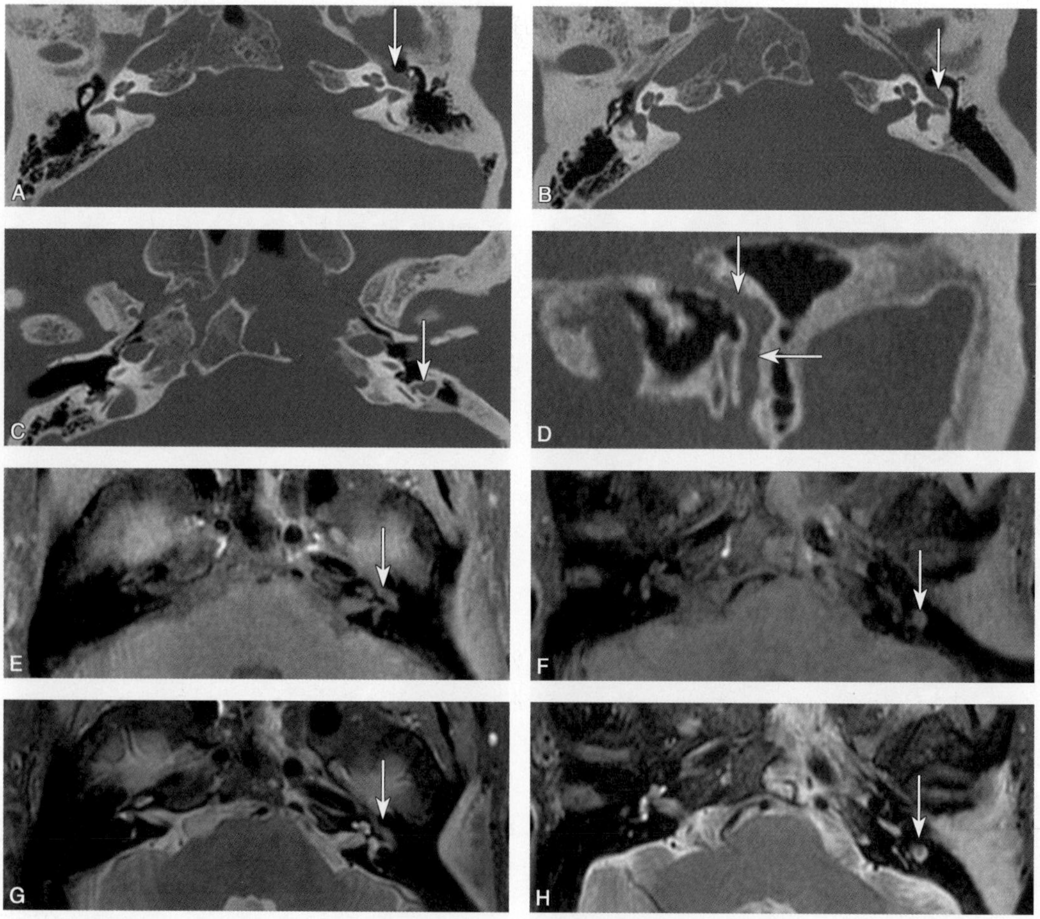

图 3-4-20　病例 4 影像图

平扫 CT 轴位示左侧面神经膝状神经节、水平段、垂直段见软组织密度肿块(图 A~图 C),CT 斜矢状位重建显示左侧面神经水平段、垂直段增粗,呈软组织密度,听小骨受压外移(图 D)。MRI 示左侧面神经水平段、垂直段内见等 T_1 等 T_2 异常信号,境界清楚,边缘光滑(图 E~图 H)。

病例 5　患者，男，54 岁，左侧听力下降、嘴角右歪 2 年（图 3-4-21）。

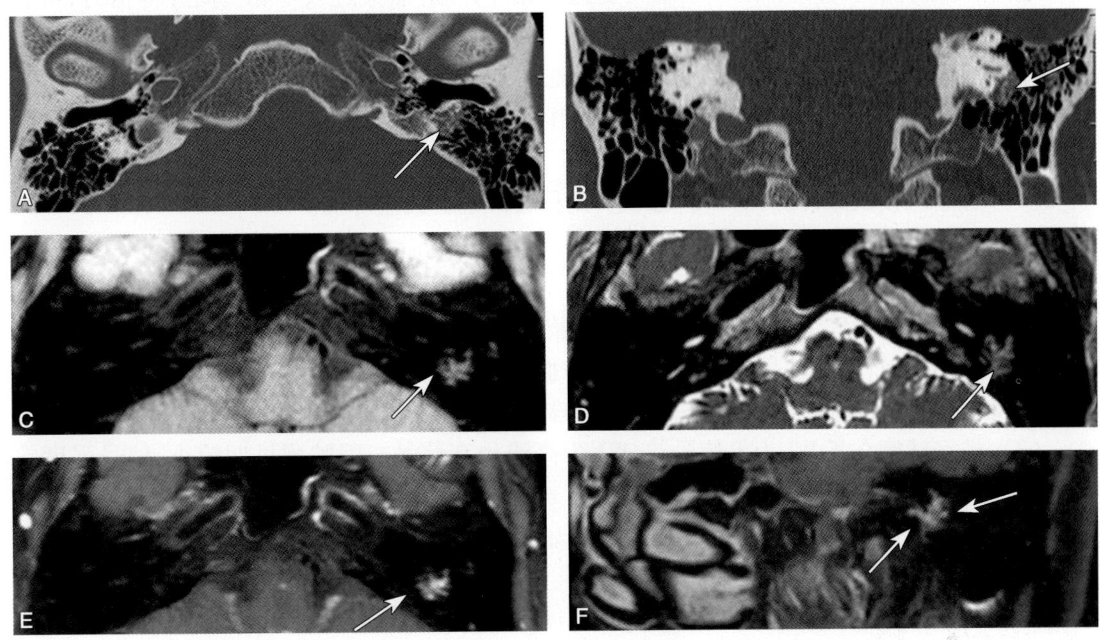

图 3-4-21　病例 5 影像图

平扫 CT 轴位及冠状位示左侧面神经鼓室段见蜂窝样高信号灶（图 A、图 B），MRI 示左侧面神经鼓室段见类圆形等 T_1 略长 T_2 异常信号，病变形态不规整（图 C、图 D），增强 T_1WI 轴位及斜矢状位显示病变呈明显强化（图 E、图 F）。

【诊断思路与诊断要点】

面神经鞘瘤影像学表现为面神经管扩大及管壁骨质破坏，其内可见与面神经走行一致的条状较低密度软组织影，边界较清楚；增强扫描中等程度强化。

面神经纤维瘤影像学表现为面神经管弥漫性增宽，常伴发 2 型神经纤维瘤。

面神经血管瘤具有特征性表现的是 CT 上病变呈“蜂窝”状、“骨针”样改变，增强扫描呈明显强化。MRI 上有时和面神经鞘瘤不易鉴别。

六、颞骨副神经节瘤

【简介】

副神经节瘤（paraganglioma）是一组起源于外胚层神经嵴细胞的神经源性肿瘤。颞骨副神经节瘤根据其发生部位可分为颈静脉球瘤（50%）、颈静脉鼓室球瘤（40%）、鼓室球瘤（10%）。病因不清，有家族性发病倾向。多见于中年女性，好发年龄为 30~60 岁，男女比例为 1∶5，绝大多数属良性，生长缓慢，病程较长，可长达 15~20 年。其临床表现与肿瘤的发生部位有关，常有搏动性耳鸣，压迫患侧颈动脉时杂音消失，可表现为鼓膜后或外耳道深部红色肿块，压迫患侧颈动脉后肿块颜色变浅。治疗主要是手术切除，若肿瘤范围较广，累及岩部、迷路、后颅窝及颈动脉管时不宜彻底切除，可采用放疗。

【影像学表现】

1. CT 表现

（1）颈静脉球瘤平扫呈等密度或略高密度，通常不伴有囊变、坏死或钙化，增强扫描呈均一显著的强化。早期颈静脉孔血管部扩大，随着肿瘤不断增大，颈静脉孔则普遍扩大并骨质破坏，颈静脉孔血管部和神经部之间的棘突变钝或破坏，当肿瘤穿过鼓室底突向外耳道时，可表现为"冰山顶"征象。

（2）鼓室球瘤是中耳常见的肿瘤，早期通常较小，可局限在中耳腔的鼓岬部，表现为鼓岬的边缘呈扇形改变的软组织肿块。可引起听小骨破坏、向上移位，并可有鼓室底板破坏。

（3）肿瘤既侵及颈静脉孔又侵及鼓室，则称为颈静脉鼓室球瘤。

（4）伴有中耳炎时，CT 检查易漏诊。

2. MRI 表现

（1）颈静脉球瘤在 T_1WI 加权像呈中等信号强度，其内可见点状、迂曲条状血管流空征象；在 T_2WI 加权像，肿瘤的高信号与低信号的血管流空相间，表现为特征性的"盐-胡椒征"。枕骨斜坡、颈静脉结节高信号的消失对颈静脉球瘤的诊断很有意义。

（2）鼓室球瘤在 T_1WI 为等信号，T_2WI 为高或稍高信号。因肿瘤早期较小，信号强度常均匀，故血管流空征象少见。

（3）颈静脉球瘤、鼓室球瘤增强扫描均呈显著对比增强。

【典型病例展示】

病例　患者，男，56 岁，左耳听力下降伴搏动性耳鸣 1 年余（图 3-4-22）。

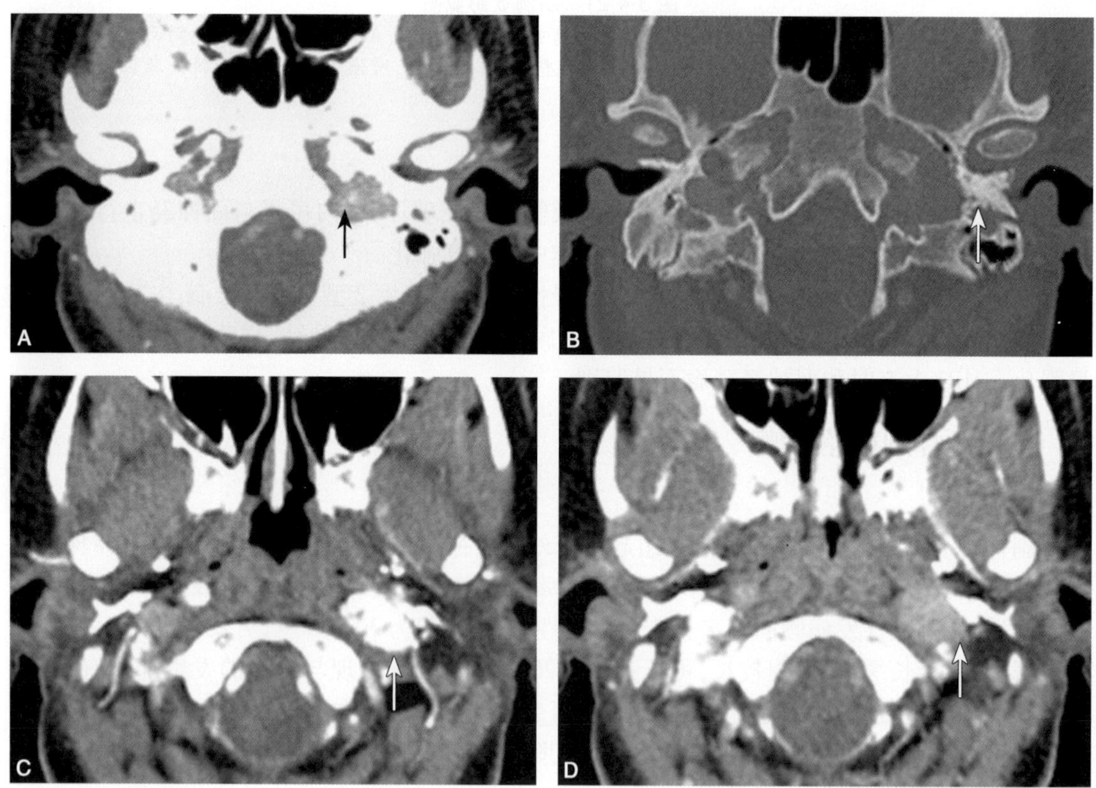

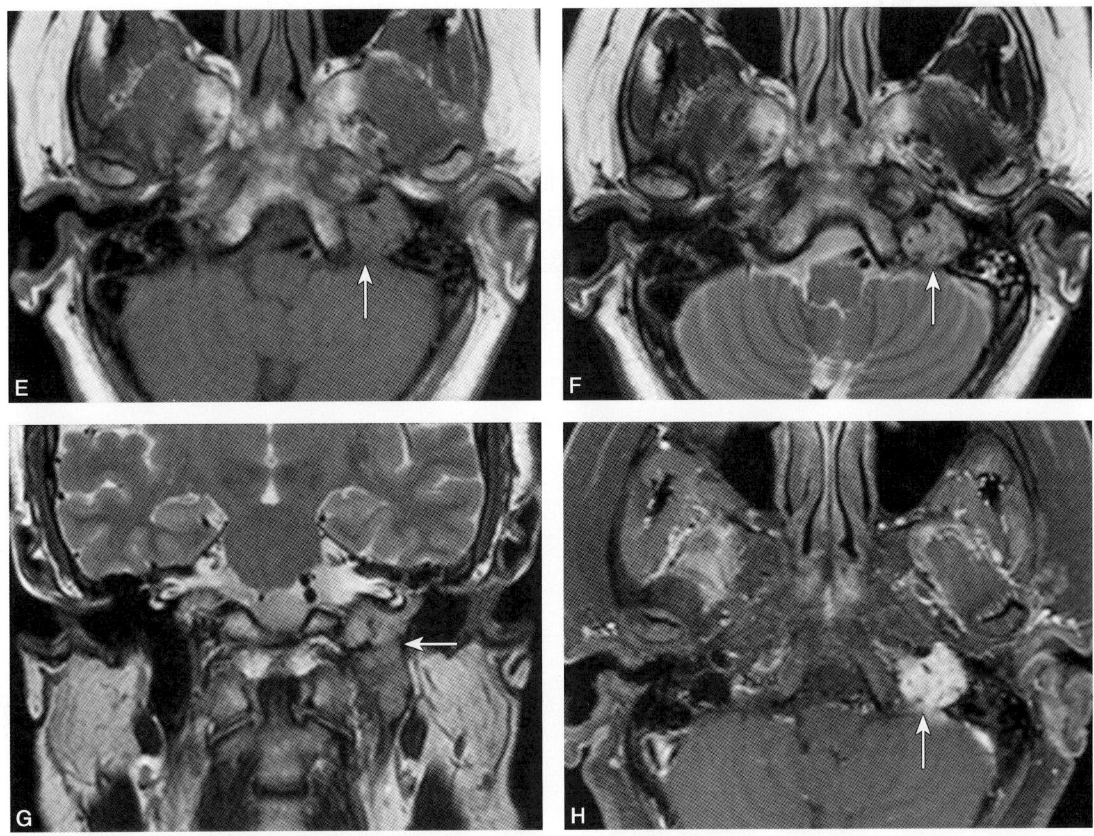

图 3-4-22　左侧颈静脉鼓室球瘤

平扫 CT 轴位软组织窗（图 A）示左侧鼓室及颈静脉球窝内不规则形软组织密度影（黑箭头），骨窗（图 B）示邻近骨壁毛糙、密度减低并局部骨质缺损（白箭头），增强后动脉期（图 C）可见明显强化，静脉期（图 D）强化程度减低。MRI 示左侧颈静脉球窝内不规则异常信号影（箭头），轴位 T_1WI（图 E）呈等信号，轴位及冠状位 T_2WI（图 F、图 G）呈略长信号，信号欠均匀，其内可见血管流空影，增强后 T_1WI（图 H）可见肿块明显强化并可见血管流空信号。

【诊断思路及诊断要点】

CT 上表现为鼓室内和/或颈静脉孔区等或略高密度肿块，密度均匀。T_1WI 加权像呈中等信号强度，T_2WI 呈高信号，可见“盐-胡椒征”，增强后肿瘤显著强化。

七、颈静脉孔区神经鞘瘤

【简介】

颈静脉孔区神经鞘瘤（jugular foramen neurinoma）是一种少见的颅内肿瘤，占颅内神经鞘瘤的 2.9%～4%，在颈静脉孔区肿瘤中的发病率仅次于颈静脉球瘤，女性多见，好发年龄多在 40 岁左右，可能为外伤或其他刺激的结果。首发症状常为听力下降，易误诊为听神经瘤。病变主要损伤后组脑神经，出现颈静脉孔综合征，主要为饮水呛咳、伸舌偏斜、吞咽困难等后组脑神经症状。肿瘤较小时症状出现较少，肿瘤较大时则可压迫面神经及听神经，出现面神经、听神经受损，症状如面瘫、耳鸣、听力下降等。听力障碍和面瘫为最常见的症状。治疗主要为手术切除。

【影像学表现】

CT 表现：可见一等密度或低密度的软组织肿块，内可见不同程度的囊变及坏死，其边缘光滑，颈静脉孔区神经鞘瘤倾向于向宽广的脑池发展，也可经颈静脉孔向颅外延伸，所以颈静脉孔常扩大，其骨质常被破坏吸收，骨质破坏边界光整，增强后仅轻度强化。

MRI 表现：T_1WI 呈等或稍低信号，T_2WI 高信号，信号可均匀或不均匀；增强后肿瘤实质部分明显强化，瘤体中央坏死囊变明显者表现为环状或蛋壳样强化，坏死囊变不明显者表现为均匀或不均匀强化，强化程度常较明显，病灶内无明显血管流空。神经鞘瘤可有典型的“哑铃型”特征。

【典型病例展示】

病例　患者，女，73 岁，声带麻痹(图 3-4-23)。

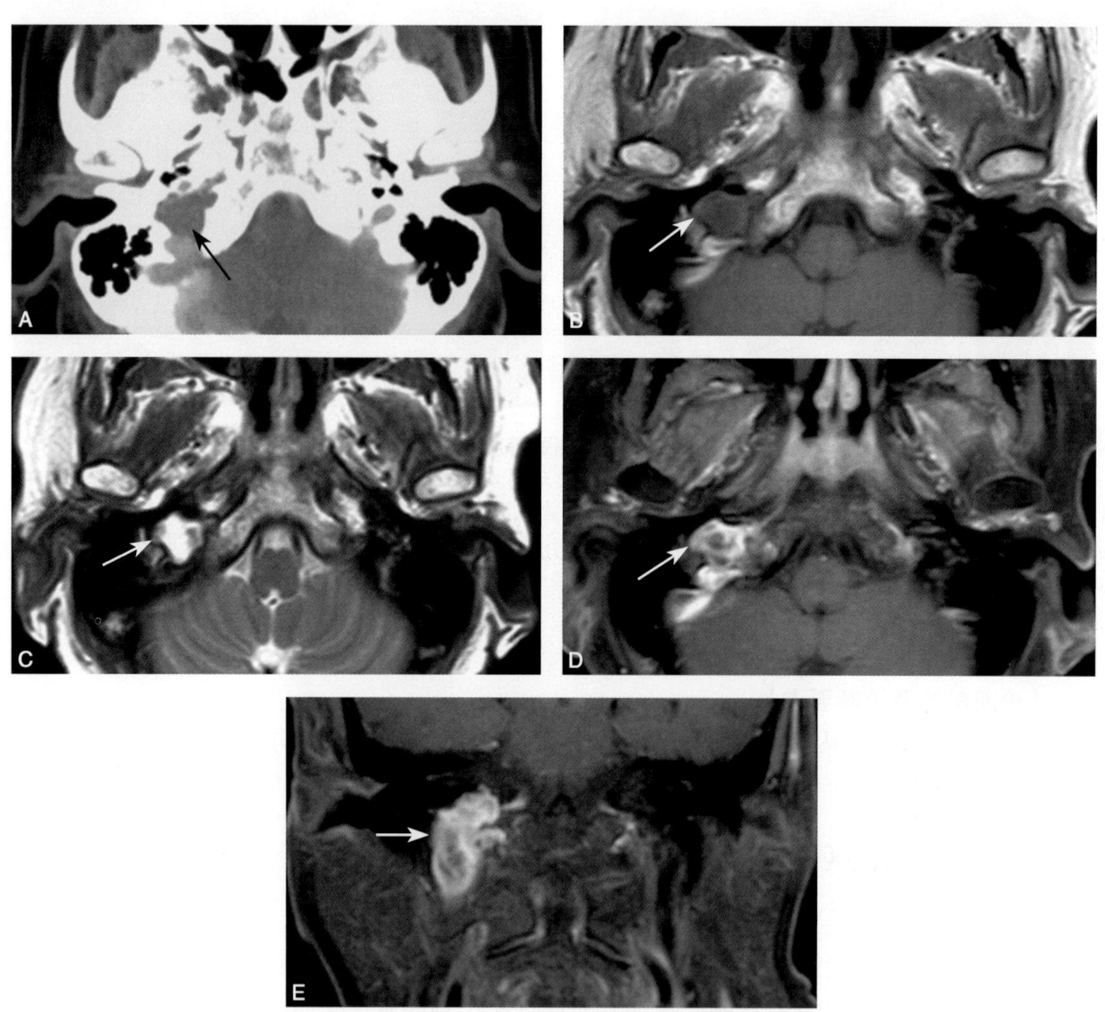

图 3-4-23　右侧颈静脉孔区神经鞘瘤

平扫 CT 轴位软组织窗(图 A)示右侧颈静脉孔扩大，可见软组织密度肿块影(黑箭头)，强化不明显。MRI 示右侧颈静脉孔区异常信号影(箭头)，轴位 T_1WI(图 B)呈稍低信号，轴位 T_2WI(图 C)呈明显高信号，边界尚光整，呈浅分叶形，增强轴位及冠状位 T_1WI(图 D、图 E)实性部分明显强化，其内见多发囊性未强化区。

【诊断思路及诊断要点】

CT 图像显示等密度或低密度的软组织肿块，伴不同程度的囊变及坏死，颈静脉孔扩大，骨质破坏边界光整。

MRI 上表现为 T_1WI 等或稍低信号，T_2WI 高信号，增强后肿瘤实质部分明显强化。可见典型的“哑铃型”特征。

八、颞骨脑膜瘤

【简介】

脑膜瘤(meningioma)是常见的颅内肿瘤，起源于蛛网膜颗粒帽状细胞，发病率占颅内肿瘤的 30%。其中 0.3%~1.0%起源于岩斜区，是岩斜区最常见病变。它向上可侵犯岩骨尖、小脑幕、三叉神经半月结腔、鞍旁和海绵窦；向下侵犯内听道和颈静脉孔。当肿瘤很大时，可包绕同侧第Ⅲ~Ⅺ脑神经。患者临床可表现头痛、复杂的脑神经麻痹、共济失调等症状，严重者表现为偏瘫、认知功能障碍。

【影像学表现】

CT 表现：位于颞骨内侧、以脑膜为基底的丘状或扁平状等-高密度软组织肿块，基底部颅板不同程度增生肥厚，边缘毛糙。

MRI 表现：T_1WI 为等信号(与脑灰质相比)，T_2WI 为等信号或高信号，增强扫描后呈均匀明显强化，相邻脑膜表现为“脑膜尾征”。

【典型病例展示】

病例　患者，女，46 岁，头痛伴耳鸣 2 年(图 3-4-24)。

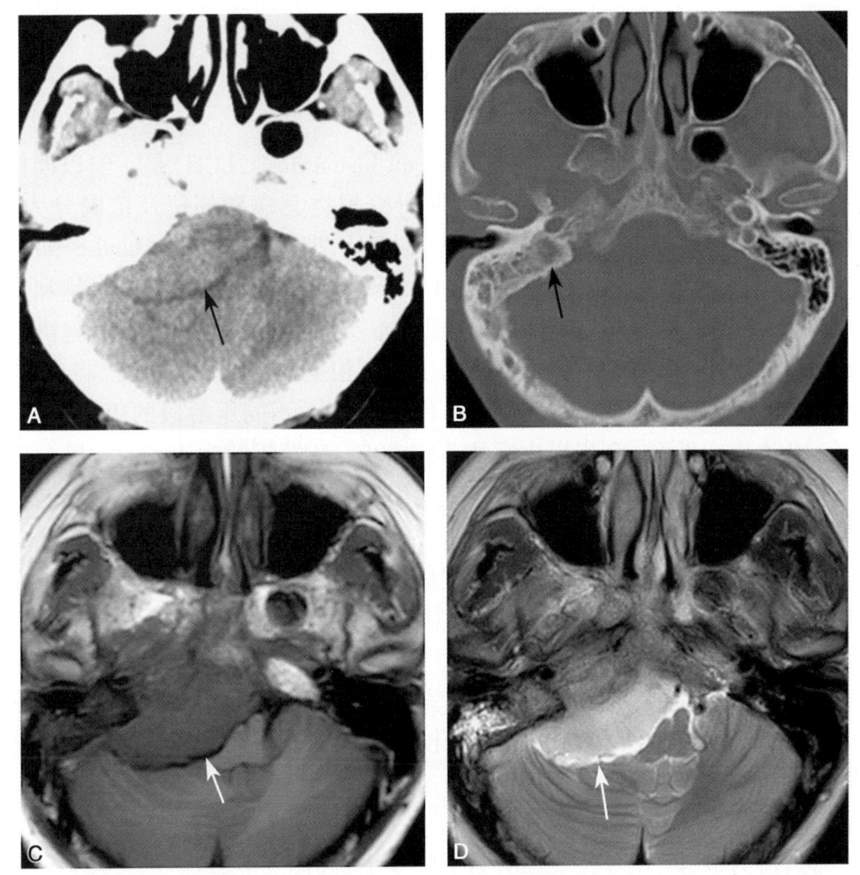

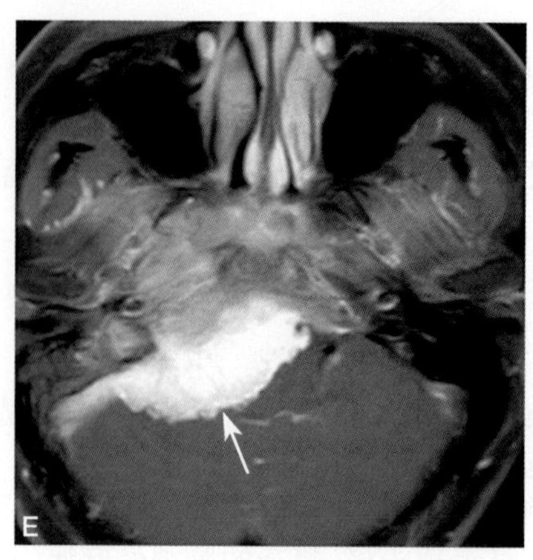

图 3-4-24　右侧桥小脑角区脑膜瘤

平扫 CT 轴位软组织窗(图 A)显示右侧桥小脑角区丘状软组织肿物,密度略高于脑实质(黑箭头)。平扫 CT 轴位骨窗(图 B)显示右侧岩锥后缘及乙状窦骨壁增生(黑箭头)。MRI 示右侧桥小脑角区异常信号影(箭头),轴位 T_1WI(图 C)显示病变与脑实质相比呈低信号,形态呈丘状,宽基底与岩锥后缘相连。轴位 T_2WI(图 D)显示病变呈均匀高信号。轴位增强后脂肪抑制 T_1WI(图 E)显示病变明显强化,病变可见乙状窦前方“脑膜尾征”。

【诊断思路与诊断要点】

CT 上多表现为等-高密度软组织肿块,基底部颅板增生肥厚,边缘毛糙。增强后 MRI 图像可见“脑膜尾征”。

九、朗格汉斯细胞组织细胞增生症

【简介】

朗格汉斯细胞组织细胞增生症(Langerhans cell histiocytosis,LCH)是一组以朗格汉斯细胞(Langerhans cell,LC)增生为特点的病变。早期研究根据其病变部位及范围分为三种类型:①单系统、单病灶,即嗜酸性肉芽肿;②单系统、多病灶,即汉-许-克病(Hand-Schüller-Christian disease);③多系统、多病灶,即莱特勒-西韦病(Letterer-Siwe disease)。随着电镜和免疫组织化学技术的进步,近年来发现上述综合征病理表现基本类似,因此,国际组织细胞协会将上述三类综合征统一命名为朗格汉斯细胞组织细胞增生症。根据最新的分类标准,将 LCH 划分为组织细胞/网状细胞增殖性疾病。LCH 可在各个年龄段发病,不同年龄段的患者发病率不同,约 75%的患者在 10 岁以内发病,30 岁以内发病者占 90%,高发年龄为 1~3 岁,男女发病率的比例(1.2~1.5):1。

【影像学表现】

CT 表现:病变平扫呈不规则等密度软组织肿块,部分病变中可见骨碎片及小死骨。受累骨质以溶骨性骨质破坏为主,边缘清晰,呈“刀切”样,无硬化缘。增强后中度至明显强化,强化多不均匀。

MRI 表现:与脑灰质信号相比,病变 T_1WI 呈等或略低信号,信号多均匀,T_2WI 多呈混杂等或高信号。增强后病变多中度至明显强化,强化多不均匀,增强后脂肪抑制图像可清晰显示病变周围组织结构受累情况。

【典型病例展示】

病例 1　患者,男,7 岁,左耳肿块伴听力下降 6 个月(图 3-4-25)。

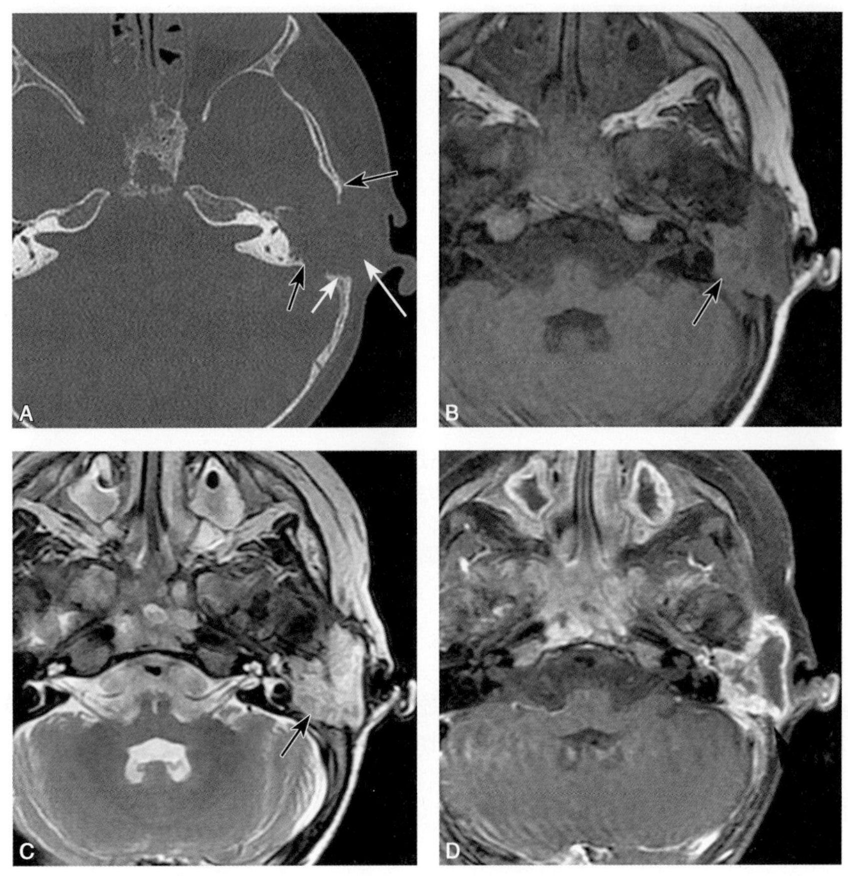

图 3-4-25　左侧颞骨朗格汉斯细胞组织细胞增生症

平扫 CT 轴位骨窗（图 A）显示左侧中耳乳突区软组织肿块（长白箭头）伴溶骨性骨质破坏（黑箭头），边缘锐利且无明显骨质硬化（短白箭头）。MRI 轴位 T_1WI（图 B）显示病变呈等信号（黑箭头），内部呈不均匀低信号。轴位 T_2WI（图 C）显示病变呈不均匀高信号（黑箭头）。轴位增强后脂肪抑制 T_1WI（图 D）显示病变明显强化，强化不均匀，内见囊变坏死区，病变边缘毛糙，浸润皮下软组织。

病例 2　患者，女，11 岁，右耳流血性分泌物伴听力下降 4 个月（图 3-4-26）。

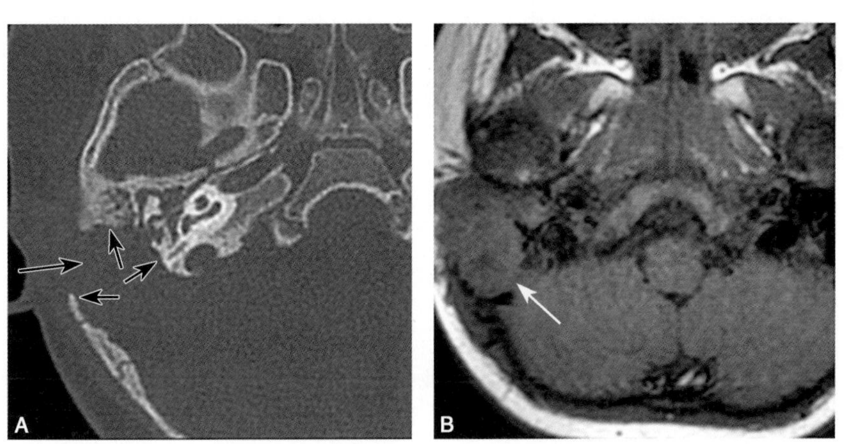

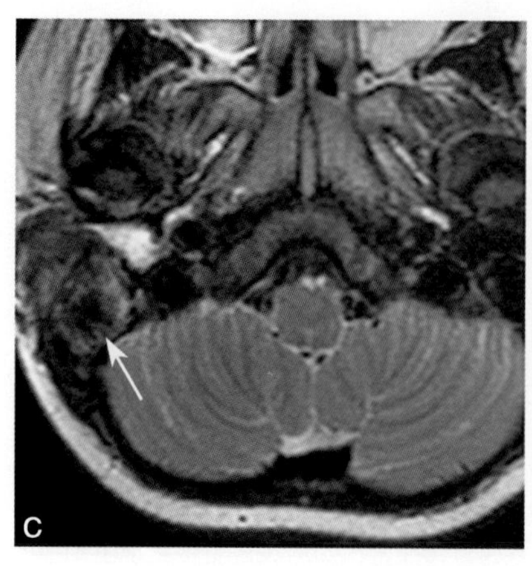

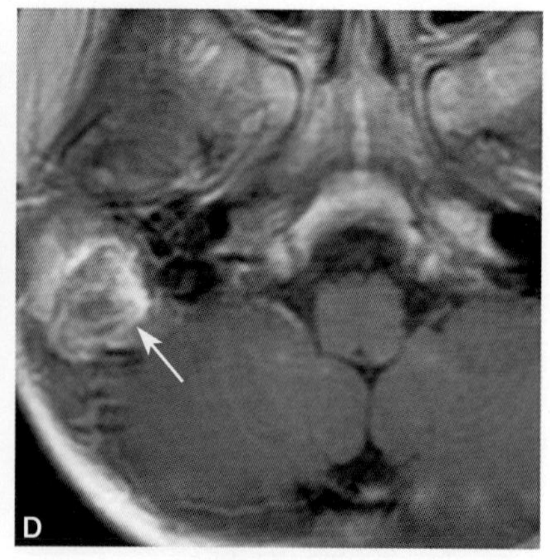

图 3-4-26　右侧颞骨朗格汉斯细胞组织细胞增生症

平扫 CT 轴位骨窗(图 A)显示右侧中耳乳突区软组织肿块伴溶骨性骨质破坏(黑长箭头),骨质缺损区边缘清晰锐利,无硬化带(黑短箭头)。MRI 示右侧中耳乳突区异常信号影(白箭头),轴位 T_1WI(图 B)显示病变呈等信号。轴位 T_2WI(图 C)显示病变呈等低混杂信号。轴位增强后 T_1WI(图 D)显示病变不均匀明显强化。

【诊断思路与诊断要点】

典型临床表现:10 岁以下儿童;临床症状轻,与骨质破坏程度不相符。CT 表现为软组织肿块伴溶骨性骨质破坏,边缘清晰锐利,呈“刀切”状,无硬化缘。

十、软骨肉瘤

【简介】

软骨肉瘤(chondrosarcoma)是起源于软骨组织的恶性肿瘤,好发于四肢长骨,尤以股骨下端、胫骨上端和肱骨上端的干骺端最为多见,发生于头颈部者占 5%~12%,且多见于蝶筛骨、蝶枕骨和颞枕骨等颅骨-软骨结合处。原发于颞骨内者临床罕见,常发生于岩部,是颅底软骨肉瘤的一部分,起源于破裂孔区的胚胎残余组织或颞骨岩部与枕骨斜坡间的软骨组织。软骨肉瘤可发生于任何年龄,男性多于女性。

【影像学表现】

CT 表现:可显示髓腔内异常软组织影,密度略低于肌肉,其内可见小环形、点状或不规则钙化影。邻近皮质膨胀变薄,边缘光整、锐利,一般无中断,其内缘凹凸不平。增强扫描可见肿瘤轻度强化。

MRI 表现:未钙化的瘤软骨呈长 T_1 长 T_2 信号,已钙化部分呈低信号,增强后不均匀强化,呈蜂窝状表现。

【典型病例展示】

病例　患者，男，57 岁，头痛伴鼻塞 6 个月来诊（图 3-4-27）。

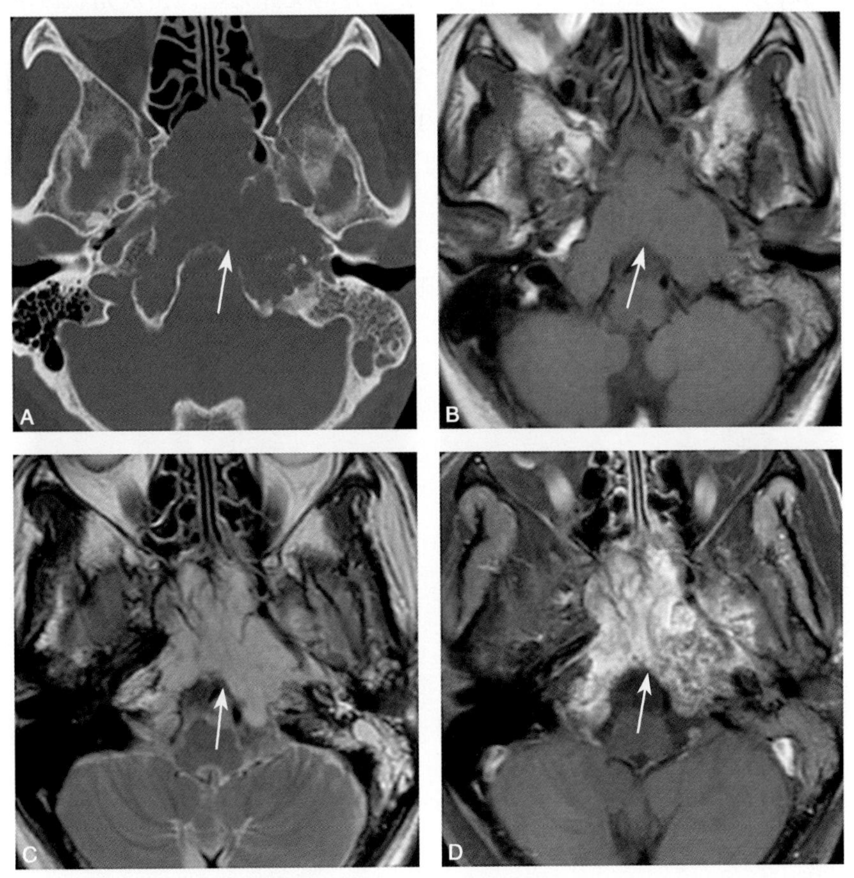

图 3-4-27　岩斜区软骨肉瘤

平扫 CT 轴位骨窗（图 A）显示岩斜区不规则膨胀性软组织肿物（箭头），内见点状高密度影。MRI 示岩斜区不规则异常信号影（箭头），轴位 T_1WI（图 B）显示病变呈均匀等信号。轴位 T_2WI（图 C）显示病变呈高信号，内见条状低信号。轴位增强后脂肪抑制 T_1WI（图 D）显示病变明显强化，强化欠均匀。

【诊断思路与诊断要点】

CT 显示骨质破坏伴软组织肿块；特征性软骨钙化。增强后 MRI 图像显示病变呈蜂窝状不均匀强化。

十一、颞骨巨细胞瘤

【简介】

骨巨细胞瘤（giant cell tumor，GCT）被认为是一种具有局部侵袭性的交界性肿瘤，相对少见，占骨肿瘤的 3%～7%。GCT 绝大多数发生于长骨末端，少数位于髂骨、髌骨、手骨、椎骨，发生于颞骨者罕见。肿瘤多生长缓慢，病史较长，起初症状不典型，当肿瘤体积较大，压迫或累及周围结构（如垂体、咽鼓管、中耳、颞下颌关节等），则产生相应症状。

【影像学表现】

CT 表现：骨巨细胞瘤多表现为局部膨胀性生长的不均匀密度软组织肿块，伴溶骨性改变，边缘常可见反应性增生的高密度影，呈骨壳样，与周围骨质界限清晰，部分可见“肥皂泡”样改变。对周围软组织如皮肤、硬脑膜、血管、神经侵犯较轻微，多以压迫为主。“交界角征”是GCT在CT上较为典型的征象，表现为肿瘤与正常颅骨的交界处呈高密度角状区域，其边缘超过正常颅骨范围，角度在180°以下。

MRI表现：在T_1WI及T_2WI上均呈不均匀的混杂信号，肿瘤可见有明显的低信号区域，此征象多见于T_2WI，肿瘤同时可表现出内部多发高信号影，可能与其瘤内出血或囊性变相关，增强后肿物呈中度不均匀强化。与巨细胞肉芽肿影像学表现极为相似，需要病理检查确诊。

【典型病例展示】

病例　患者，男，36岁，左颞部痛伴张口受限6个月来诊（图3-4-28）。

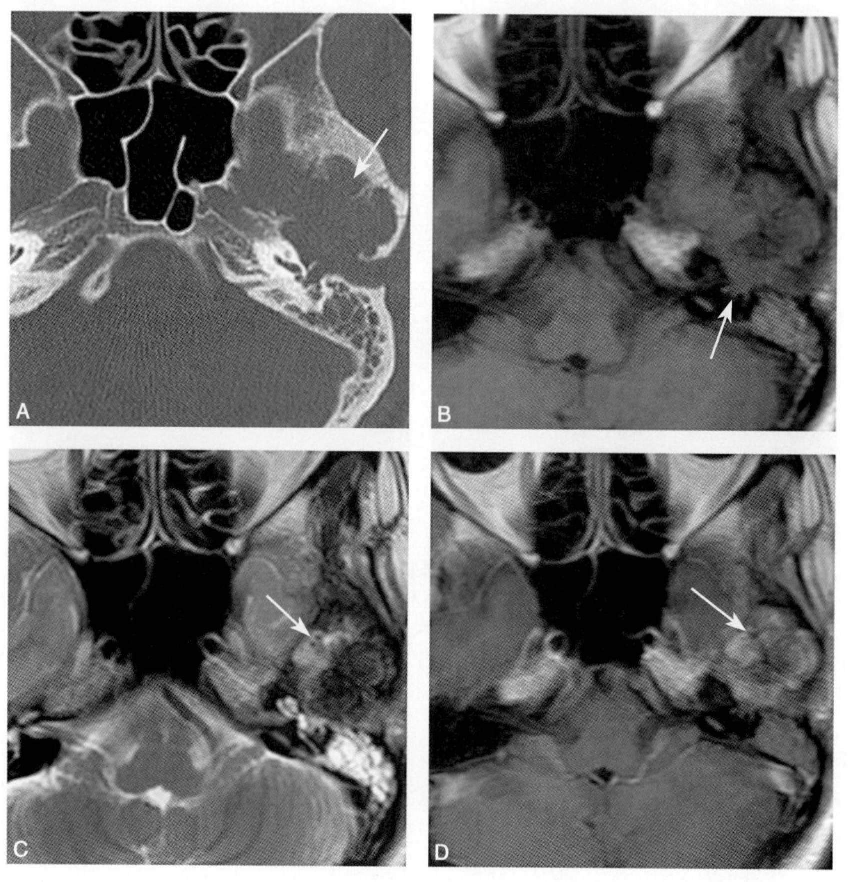

图3-4-28　左侧颞骨巨细胞瘤

平扫CT轴位骨窗（图A）显示左侧颞骨鳞部团块状软组织密度影伴骨质破坏（箭头），破坏区骨质边缘可见贝壳样压迹及骨棘。MRI轴位T_1WI（图B）显示病变呈低信号（箭头），内部见斑片状低信号。轴位T_2WI（图C）显示病变呈高低混杂信号（箭头）。轴位增强后T_1WI（图D）显示病变明显强化，强化不均匀（箭头）。

【诊断思路与诊断要点】

CT表现为膨胀性骨质破坏伴斑片状钙化密度影；周边可见不连续“骨包壳”。MRI图像上病灶以T_1WI等信号，T_2WI等信号或低信号为主，可见囊变区。

十二、颞骨巨细胞肉芽肿

【简介】

巨细胞肉芽肿(giant cell granuloma),又称巨细胞修复性肉芽肿,是一种罕见的良性溶骨性疾病,多呈膨胀性生长,其发病机制尚不完全明确。有学者认为是外伤性骨内出血引起的增生性修复反应,也有学者认为慢性炎症可能是巨细胞肉芽肿发病机制中的一个可能原因。巨细胞肉芽肿分为周围型和中央型,周围型病变主要侵犯齿龈和牙槽黏膜,中央型病变则主要发生在骨。

【影像学表现】

CT 表现:病变主体位于颞骨鳞部及颞下颌关节周围,以膨胀性溶骨性骨质破坏为主,也可以表现为病变邻近骨质硬化,病灶内伴有残留沙粒样骨片影。

MRI 表现:T_1WI 呈等低信号,T_2WI 呈混杂低信号,增强后不均匀轻度至中度强化。

【典型病例展示】

病例 1　患者,男,36 岁,左侧耳闷 2 年余,伴张口受限 1 年(图 3-4-29)。

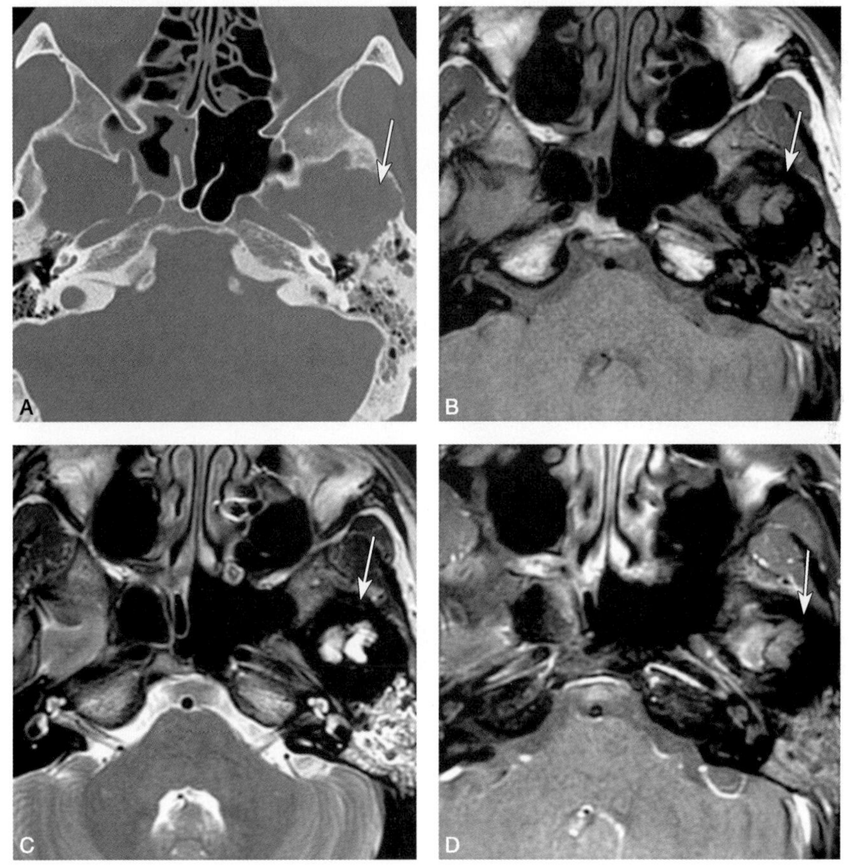

图 3-4-29　左侧颞骨巨细胞肉芽肿

平扫 CT 轴位骨窗(图 A)显示左侧颞骨鳞部软组织肿物伴膨胀性骨质破坏,边缘骨质清晰(箭)。轴位 T_1WI(图 B)显示左侧颞骨鳞部类圆形占位性病变,病变中心呈等信号,边缘呈低信号(箭头)。左侧中耳乳突区积液。轴位 T_2WI(图 C)显示病变中心呈高信号,边缘呈低信号(箭头)。轴位增强后脂肪抑制 T_1WI(图 D)显示病变中心轻度不均匀强化(箭头)。

病例 2　患者，女，43 岁，张口受限半年（图 3-4-30）。

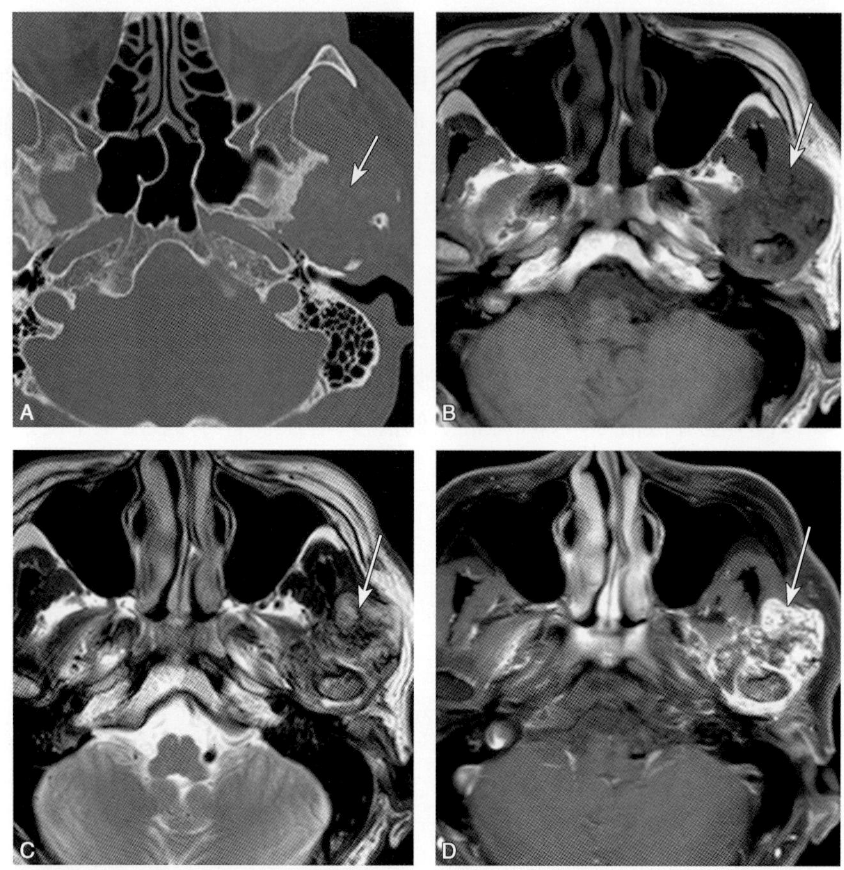

图 3-4-30　左侧颞骨巨细胞肉芽肿

平扫 CT 轴位骨窗（图 A）显示左侧颞骨鳞部软组织肿物伴膨胀性骨质破坏（箭头），病变内部见多发点片样高密度影。轴位 T_1WI（图 B）显示左侧颞骨鳞部及颞下颌关节周围软组织肿物，呈混杂等低信号（箭头）。轴位 T_2WI（图 C）显示病变呈高低混杂信号（箭头）。轴位增强后脂肪抑制 T_1WI（图 D）显示病变明显强化，强化不均匀（箭头）。

【诊断思路与诊断要点】

定位：颞骨鳞部及颞下颌关节周围。CT 表现：膨胀性溶骨性骨质破坏，边缘硬化。MRI 表现：T_2WI 呈低信号。

面神经及颞骨其他病变影像诊断思路

1. 面神经病变影像诊断思路

面神经病变可以大致分为肿瘤性病变和非肿瘤性病变。面神经常见的原发性肿瘤性病变包括面神经鞘瘤、面神经纤维瘤及面神经血管瘤,继发性肿瘤性病变为腮腺或外中耳恶性肿瘤沿面神经的扩散。面神经的非肿瘤性病变种类繁多,主要包括外伤、面神经炎性改变、面肌痉挛、面神经及面神经管的先天性发育异常。

HRCT 及 MRI 是评价面神经病变的重要影像学检查技术。面神经的原发性肿瘤性病变中常有面神经管骨质的异常改变,其中面神经血管瘤常有蜂窝状骨针样结构的特征,增强扫描面神经血管瘤明显强化。面神经鞘瘤典型影像学表现为面神经管扩大及管壁骨质破坏,其内可见与面神经走行一致的条状较低密度软组织影;面神经纤维瘤常伴发 2 型神经纤维瘤,是全身病变的一个部分,影像学表现为面神经管弥漫性增宽。对于面神经继发性肿瘤性病变常有腮腺或外中耳恶性肿瘤的病史,在面神经走行区见到不规则形骨质破坏伴面神经增粗、肿胀。

面神经的非肿瘤性病变中,面神经炎性病变最常见,影像学上首选 MRI 检查。表现为无局部肿块的面神经强化,HRCT 检查常为阴性,同时 Ramsay-Hunt 综合征常伴有外耳道带状疱疹和内耳症状。面神经管的先天性发育畸形常常伴有外中耳的发育异常,畸形的种类多样,影像学是重要的检查方法。面神经外伤常有明确外伤史,HRCT 是诊断面神经管骨折的首选检查方法,能够准确评价面神经管骨折的部位,MRI 直接显示面神经损伤的位置和范围。面肌痉挛的诊断要密切结合同侧有面肌痉挛临床症状,影像学 MRI 上显示血管与面神经关系密切接触,能够提示临床诊断血管性面肌痉挛。

2. 颞骨其他病变影像诊断思路

(1) 诊断思路

1) 定位:病变定位对病变诊断至关重要,需要明确病变主体位置。需要明确病变与听小骨及内耳的结构关系,注意观察内耳神经及小脑、脑干是否受累。起源于颈静脉孔区的肿瘤需要观察病变与邻近动静脉的关系。

2) 定性:CT 骨窗对颞骨良恶性病变定性具有重要意义,良性病变以压迫吸收为主,骨质边缘硬化。而恶性肿瘤多以溶骨性改变为主,边缘毛糙。但部分良性肿瘤的骨质改变可类似恶性侵袭性肿瘤,如颈静脉球瘤。因此还需结合 MRI 上典型表现才能作出有信心的诊断及鉴别诊断。此外,不要忽略临床病史及患者年龄等重要信息。

(2) 鉴别诊断思路

1) 定位鉴别:颈静脉孔区病变主要考虑副神经节瘤、神经鞘瘤及脑膜瘤。颞骨后缘病变可能来源于内淋巴囊。颞骨鳞部是巨细胞肉芽肿的好发区域。

2) 典型的影像学表现:部分肿瘤具有典型的影像学表现。内淋巴囊肿瘤可见骨针样表现,MRI 上多可见出血的复杂信号。颈静脉球瘤多侵蚀颈静脉孔周围骨质,MRI 上可见多发血管流空及“盐-胡椒征”。巨细胞肉芽肿多具有典型的 T_2 信号区域。软骨肉瘤可见特征性的软骨钙化。根据这些重要的影像学表现可帮助诊断及鉴别诊断。

练习题

1. 单项选择题

(1) 外耳道狭窄的诊断标准是

A. 前后径或垂直径小于 2mm
B. 前后径或垂直径小于 3mm
C. 前后径或垂直径小于 4mm
D. 前后径或垂直径小于 5mm
E. 前后径或垂直径小于 6mm

(2) 典型的外耳道胆脂瘤的 MRI 表现为

A. T_1WI 呈低信号，T_2WI 呈高信号，DWI 呈等信号，增强后病变轻度强化
B. T_1WI 呈等信号或低信号，T_2WI 呈高信号，DWI 呈明显高信号，增强后病变中央无强化，外周环形强化
C. T_1WI 呈等信号，T_2WI 呈高信号，DWI 呈明显高信号，增强后病变中央强化，外周未见强化
D. T_1WI 呈等信号，T_2WI 呈等信号，DWI 呈明显高信号，增强后病变轻度强化
E. T_1WI 呈高信号，T_2WI 呈高信号，DWI 呈明显高信号，增强后病变中度强化

(3) 颞骨副神经节瘤发生率最高的为

A. 颈静脉球瘤
B. 颈静脉鼓室球瘤
C. 鼓室球瘤
D. 颈静脉球瘤及颈静脉鼓室球瘤
E. 颈动脉体瘤

(4) 下列**不属于**中耳畸形的是

A. 镫骨缺如
B. 砧锤关节融合
C. 鼓室腔狭窄
D. 前庭导水管扩大
E. 面神经管鼓室段低位

(5) 外耳道最常见的肿瘤是

A. 乳头状瘤
B. 鳞癌
C. 腺癌
D. 基底细胞癌
E. 血管瘤

(6) 外耳道最常见的恶性肿瘤是

A. 腺样囊性癌
B. 鳞癌
C. 腺癌
D. 基底细胞癌
E. 黑色素瘤

(7) 胆脂瘤的影像学特征**不包括**

A. 骨质破坏
B. 软组织影
C. DWI 呈低信号
D. 边缘强化
E. 膨胀性生长

(8) 中耳胆固醇肉芽肿的典型影像学表现为

A. T_1WI、T_2WI 均呈明显高信号
B. DWI 呈高信号

C. 明显强化
D. 明显骨质破坏
E. 高密度病变

(9) 关于化脓性中耳炎的描述,**不正确**的是
A. 分为急性、慢性、化脓性中耳炎
B. 不会发生颅内并发症
C. 乳突内大量软组织影
D. 增强后边缘强化
E. 可引起骨质破坏

(10) 关于脑脊液耳漏的描述,**不正确**的是
A. 可由外伤引起
B. 中耳乳突区软组织影
C. 骨质硬化
D. 脑脊液与乳突内高信号影相连
E. 可由内耳畸形引起

(11) 关于鼓室球瘤的描述,**不正确**的是
A. 好发于鼓岬
B. 无明显强化
C. 可出现“盐-胡椒征”
D. T_2WI 呈明显高信号
E. 常表现为搏动性耳鸣症状

(12) 内听道狭窄的诊断依据是内听道小于
A. 1mm B. 3mm C. 4mm
D. 5mm E. 2mm

(13) 继发性胆脂瘤多发生于
A. 鼓窦 B. 外耳道 C. 上鼓室
D. 下鼓室 E. 鼓室窦

(14) 局限性迷路炎最常见的好发部位是
A. 鼓岬 B. 蜗窗 C. 外半规管
D. 前庭窗 E. 后半规管

(15) 耳硬化症最常见于
A. 前庭窗前方 B. 蜗窗 C. 半规管
D. 耳蜗 E. 前庭窗

(16) 梅尼埃病的病理学基础是
A. 膜迷路积水 B. 半规管裂 C. 鼓室硬化
D. 前庭神经炎 E. 迷路炎

(17) 颞骨骨折最常见的类型是
A. 纵行骨折 B. 横行骨折 C. 混合骨折
D. 岩尖骨折 E. 迷路骨折

2. 名词解释

(1) Ramsay-Hunt 综合征

(2) 胆固醇肉芽肿

(3) 脑膜尾征

(4) 恶性外耳道炎

(5) 盐-胡椒征

(6) 颈静脉孔综合征

3. 简答题

(1) 简述面神经血管瘤的典型影像学表现。

(2) 简述颈静脉孔区常见良性肿瘤性病变及影像学表现。

(3) 简述外耳道胆脂瘤的影像学表现。

(4) 简述颞骨巨细胞肉芽肿典型的影像学表现。

选择题答案：C　B　A　D　A　B　C　A　B　C　B　E　C　C　A　A　A

第四章

耳部常见疾病的病理基础

在头颈部肿瘤和疾病中，耳部疾病可能发病率最低、种类最少，但是并不说明临床上耳部病变的诊断就简单、轻松。相反，耳部肿瘤和疾病的鉴别诊断非常复杂，包括发育异常和遗传性疾病（鳃裂瘘管和囊肿等）、炎性病变（特发性囊性软骨软化、复发性多软骨炎、恶性耳炎等）、皮肤性病变（乳头状瘤、脂溢性角化症、基底细胞癌、鳞癌等）、色素性病变（色素痣、恶性黑色素瘤等）、骨软骨病变（骨巨细胞瘤、软骨肉瘤等）和软组织病变（横纹肌肉瘤、神经鞘瘤、脑膜瘤等）等。耳部还有其特有的病变，诸如耵聍腺瘤/癌、中耳腺瘤、颈静脉鼓室副神经节瘤、胆脂瘤、内淋巴囊肿瘤等。全身性的代谢性疾病（痛风、淀粉样变等）、转移性肿瘤（乳腺癌、肺癌、肾癌等）和淋巴造血系统病变（淋巴瘤、浆细胞瘤、白血病及髓细胞肉瘤等）也可以由耳部症状和病灶表现出来。同时外耳、中耳、内耳及颅底各有其特有的疾病，但是经常会相互侵犯、累及，混淆一片，难以辨明；特别是外耳道软骨部前下壁常有 2~3 个由结缔组织充填的垂直裂隙，称 Santorini 裂，它可增加耳廓的可动性，亦系外耳道与腮腺之间感染、肿瘤互为播散的途径。鼻咽部与中耳腔有咽鼓管相通，鼻咽癌可通过咽鼓管蔓延至中耳、外耳，中耳、外耳的肿瘤也可通过咽鼓管至鼻咽部。颞骨的病变（朗格汉斯细胞组织细胞增生症等）和颞颌关节的病变（弥漫型腱鞘巨细胞瘤等）也都是由耳部症状表现出来的。所以，诊断时不能只关注显微镜下细胞形态，必须全面了解患者的情况、发病时间、起始的症状、影像学和相应的实验室指标，并通过免疫组化、特殊染色及分子遗传学检测等综合考量，方能作出准确的诊断。

第一节 炎 症

一、急慢性炎症

急慢性炎症（acute and chronic inflammation）常表现耳内痒、闷胀、灼热感，有渗出液等。急性炎症主要是由铜绿假单胞菌和厌氧菌引起，慢性炎症常由急性中耳炎转化而成。

【组织形态】

上皮增生、可有鳞化，间质内淋巴细胞、浆细胞、中性粒细胞、组织细胞等炎症细胞浸润，并可伴有纤维组织增生。

二、耳廓慢性结节性软骨皮炎

耳廓慢性结节性软骨皮炎（chondrodermatitis nodularis chronica helicis）常见于老年人的耳

廓上部，男性多见，单发疼痛性结节，表面上皮常有糜烂或溃疡形成。

【组织形态】

溃疡两侧上皮增生肥厚、角化过度及角化不全，溃疡内含有角化物质，溃疡呈杯状，溃疡底为纤维素样坏死的真皮胶原纤维，相应耳软骨也有变性坏死。软骨周围有炎细胞浸润及肉芽形成。

三、肉芽肿性炎

肉芽肿性炎（granulomatous inflammation）发生于中耳、乳突和外耳道，表现为耳道流脓、听力下降或耳鸣。

【组织形态】

病变组织中见肉芽肿性结节，中央坏死，周围为类上皮细胞及朗汉斯巨细胞。若抗酸染色阳性，且 PCR 检测到结核分枝杆菌时，确诊为结核病。

四、霉菌病

霉菌病表现耳痒，有湿性块状分泌物。

【组织形态】

多有手术病史，常为继发改变，在角化脱屑物中见霉菌菌丝。

第二节　乳头状瘤

鳞状上皮乳头状瘤（squamous papilloma）病因可能与长期慢性炎症、病毒感染等因素有关。以 20~30 岁多见，男多于女，比例约为 13∶1；多见于外耳道、耳廓（包括耳甲腔、耳三角、耳轮）和耳屏等处，外耳道最多，尤以外耳道外端多，其次为耳甲腔。病程较长（1~10 年不等）。肿瘤可以很小，或大到充满外耳道，或乳头状瘤随穿孔的鼓膜进入中耳。

【大体形态】

灰白色，表面颗粒状、乳头状、刺状或桑葚状，可带蒂。

【组织形态】

组织学病变为鳞状上皮呈乳头状增生，轻度到高度角化，有不全角化细胞散在，中心的结缔组织内有淋巴细胞浸润，表皮的表层和中层内可有挖空细胞，有少数核分裂。可以发生癌变。

【治疗】手术切除。

【典型病例展示】

病例　患者，男，76 岁，左耳听力下降半年，发现左外耳道有一肿物，入院手术，标本 1. 1cm×0. 7cm×0. 4cm，表面灰黄，颗粒状（图 4-2-1、图 4-2-2）。

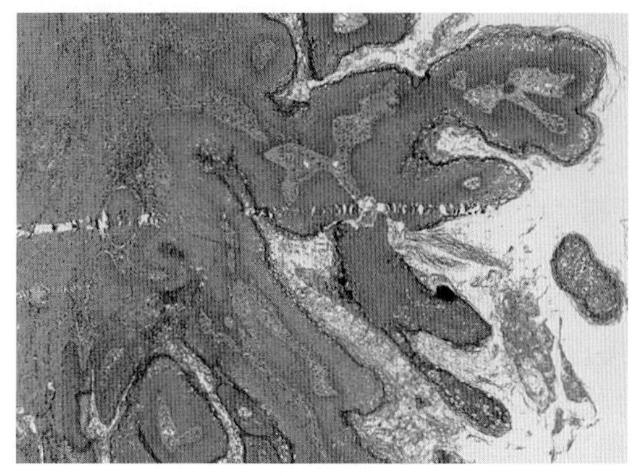

图 4-2-1　鳞状细胞呈乳头状增生

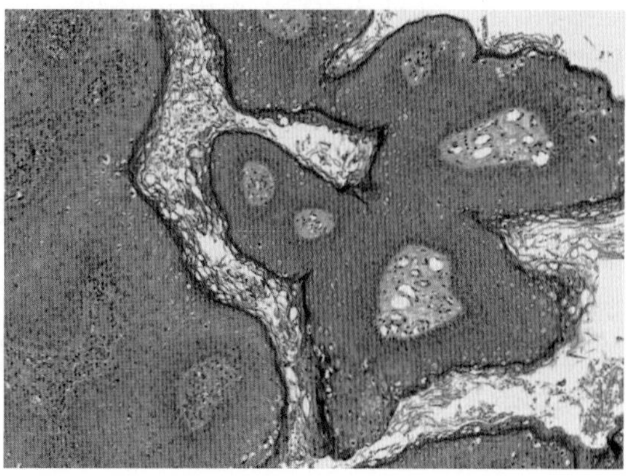

图 4-2-2　鳞状上皮内可见挖空细胞

第三节　外耳、中耳癌

根据肿瘤起源细胞不同，外耳、中耳癌主要可以分为：鳞状上皮来源的鳞状细胞癌（简称鳞癌）；耵聍腺来源的耵聍腺腺癌及腺样囊性癌。

鳞癌多发生在耳廓，外耳道较少见，是外耳最常见的恶性肿瘤，好发于 60~70 岁的老年人，男性略多见。外耳道内鳞癌发病年龄为 50~55 岁，女性略多见。早期局部皮肤增厚、少数有痒感搔抓出血，继之表面中央见糜烂、溃疡。病变可侵犯骨组织、面神经与迷路，可引起深部头痛、面瘫等症状。

中耳癌不常见，与中耳长期慢性炎症有关。中耳癌多数为鳞癌，少数为基底细胞癌和腺癌。中耳鳞癌男女比例相当，年龄 21~89 岁，平均 60 岁。表现为耳部疼痛、耳内出血及浆液血性分泌物。

耵聍腺腺癌，男女发病无明显差异，以 50~70 岁居多，表现为外耳道肿物，症状取决于病变的大小和侵犯的范围，肿瘤局部侵袭性破坏耳周、中耳乳突；损伤神经，出现听力丧失；常引起疼痛和溃疡形成。

腺样囊性癌好发于中青年女性。大多数患者发病较急，病程在数月或 1 年以内，肿瘤生长较快，有明显临床症状。肿瘤容易侵犯周围神经，患者表现为疼痛、麻木等症状。

【大体形态】

鳞癌，活检标本较小，肉眼灰白粗糙。根治性标本表现为皮肤增厚，表面糜烂、破溃；外生型呈疣状或菜花状。

耵聍腺来源恶性肿瘤送检活检组织一般较小，呈灰白色，质硬、脆。根治性标本病变位于皮下组织增厚，切面质中，灰白。

【组织形态】

鳞癌以鳞状细胞分化为特征，细胞异型明显，排列紊乱，浸润性生长。组织学上分为高、中、低分化三种：高分化者，癌组织角化明显，可见细胞间桥；低分化者，癌组织无角化，细胞较小，细胞间桥不明显，核分裂多见。介于高、低分化之间为中分化。外耳、中耳鳞癌以分化较好者为常见。

耵聍腺腺癌的形态谱很广，肿瘤呈腺管状、实性片状、梁状、单行细胞浸润等结构，偶有小灶筛状结构。主要由双层上皮构成，内层上皮细胞质丰富，嗜酸性，核大，浓染，有不同程度的异型性，有核分裂，缺乏细胞质内“蜡样质”。外层肌上皮增生。一般表浅处肿瘤分化较好；靠近深部的肿瘤分化较差，呈实性或条束状结构，癌细胞较小，细胞质少，嗜碱性，浸润性生长明显。

腺样囊性癌主要由腺上皮和变异的肌上皮细胞组成，呈浸润性生长，易见神经侵犯。肿瘤细胞类似基底样细胞，细胞质少，界限不清，核圆形或卵圆形、深染。腺样囊性癌通常分为筛状型，管状型和实体型 3 种不同的组织类型。大多数肿瘤细胞呈特征性的筛状排列，形成大小不等的微囊腔，囊腔内含有红染或淡蓝色的黏液物质。管状型的管状结构是双层的，内层是腺上皮，外层是肌上皮细胞。实体型较少见，由大片分化差的基底样细胞组成，中央常见粉刺样坏死，核分裂易见。大多数肿瘤存在一种以上的组织学类型，但常以一种类型为主。

【免疫组化】

鳞癌表达鳞状上皮性标记，如 P63、P40、CK5/6、34βE12 等。耵聍腺腺癌中腺上皮细胞表达 CK8，肌上皮细胞表达 P63、CK5/6、S-100 等。腺样囊性癌免疫表型与耵聍腺腺癌相似，腺上皮 CK8，肌上皮表达 VIM、S-100 等，并较特异地表达 CD117、SOX-10。

【遗传学】

鳞癌与耵聍腺腺癌尚未发现相应基因学改变。腺样囊性癌约大于 80% 的病例可以检测到 *MYB* 融合基因。

【鉴别诊断】

分化好的鳞癌诊断较为明确，分化差的鳞癌需要与基底细胞癌、黑色素瘤、神经内分泌肿瘤等鉴别。

耵聍腺腺癌主要需与涎腺原发腺癌、转移性腺癌鉴别，最为困难的是与耵聍腺瘤鉴别。耵聍腺瘤界限清楚，由规则的嗜酸性腺体构成，呈腺管样结构，伴腔内突起，可见顶浆分泌，有时耵聍腺细胞质内可见黄褐色“蜡样质”脂褐素样物质。肿瘤细胞无核分裂象、坏死及浸润。

腺样囊性癌还需要与其他涎腺源性肿瘤鉴别，尤其与基底细胞腺瘤鉴别。

【治疗及预后】

手术切除。早期病例可以局部病变切除，晚期或复发病例可做全耳廓及颞骨部分切除。远处转移者需要后续放疗。腺样囊性癌以手术治疗为主，术后可以辅以放疗。手术后容易复发和向颅内扩散，部分病例可发生局部浸润或全身转移。腺样囊性癌的预后和组织学类型，临床分期，骨侵犯情况和手术切缘情况有关。

预后与临床分期相关。耳道内肿瘤累及颞骨时预后特别差。耳廓鳞癌比耳道内鳞癌预后较好。耵聍腺恶性肿瘤局部切除后很容易复发，必要时行根治术及辅以放化疗。发现较晚及浸润周围结构时预后较差。耵聍腺腺癌可复发，较少发生转移。腺样囊性癌预后较差，易转移到肺和脑，死亡率 50%。

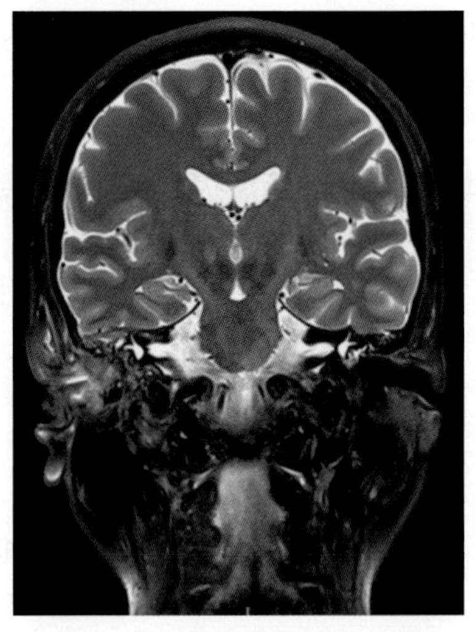

图 4-3-1　鳞癌病例 MRI 图像

右侧外耳道周围、鼓室、颞颌关节及深部较弥漫性软组织病灶。

【典型病例展示】

典型病例见图 4-3-1～图 4-3-4。

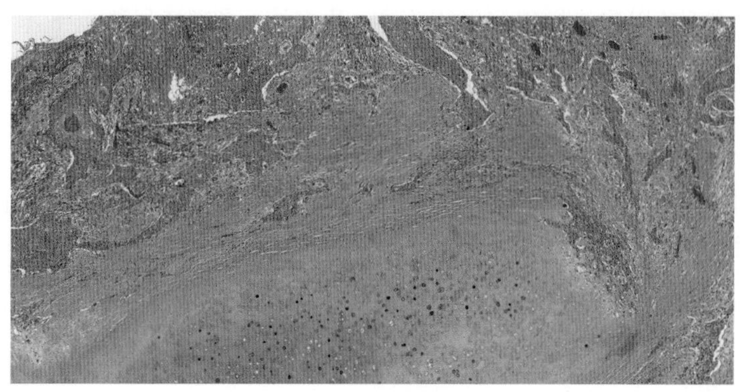

图 4-3-2　鳞癌病例病理图
癌巢在间质内浸润，并侵及软骨。

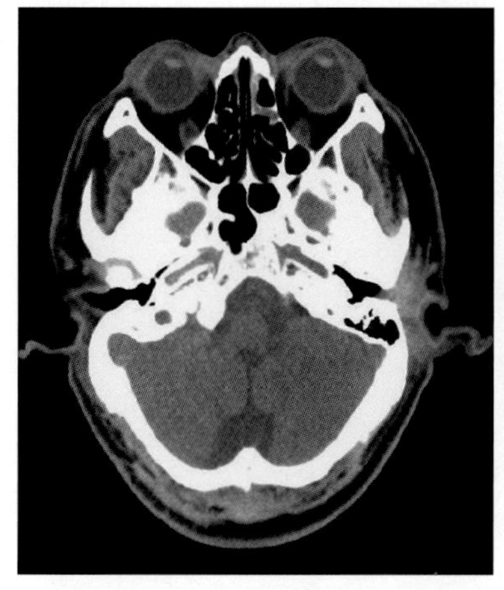

图 4-3-3　腺样囊性癌病例 CT 图像
左侧耳廓、外耳道弥漫性软组织增厚肿块。

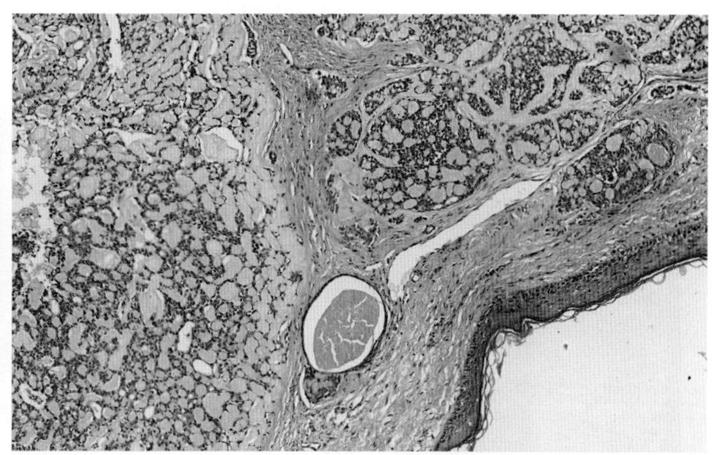

图 4-3-4　腺样囊性癌病例病理图
肿瘤细胞呈筛孔状排列，个别管腔内见分泌物，间质黏液样变。

第四节　胆固醇肉芽肿

胆固醇肉芽肿（cholesterol granuloma）是机体对中耳裂隙内胆固醇结晶的一种异物巨细胞反应。胆固醇结晶是由炎症导致红细胞膜发生胆固醇变性形成，多见于慢性中耳炎的患者，常与中耳胆脂瘤并存，也有一些病例由外伤或手术所致。

可发生于任何年龄，无性别差异。临床主要为慢性中耳炎的症状，表现为单侧传导性听力障碍、耳鸣、平衡失调或反复血性溢液。耳镜检查可见鼓膜呈蓝色或黑色。当病变累及岩骨尖、耳蜗或桥小脑角区时，临床症状更具侵袭性，可形成瘤样占位，常伴有神经性听力障碍、脑神经功能障碍，严重者可侵犯至颅内。

【大体形态】

常为破碎组织，黄褐色或灰红色，质地脆，可呈囊性伴有出血坏死。

【组织形态】

肉芽组织及纤维组织中见针形裂隙，裂隙由制片过程中胆固醇结晶溶解所致，周围围绕慢性炎症细胞、组织细胞(以泡沫样组织细胞为主)及多核巨细胞(异物巨细胞),巨细胞可吞噬含铁血黄素,间质内常见含铁血黄素的沉积伴出血坏死;上皮可见反应性增生。若出现角化脱屑物,常提示与胆脂瘤并存。

【鉴别诊断】

要与其他伴随病变鉴别,如中耳胆脂瘤。胆脂瘤以角化物及鳞状上皮为主。

【治疗及预后】

行中耳乳突成形术,积极祛除慢性中耳炎的病因。非侵袭性病变预后良好,需定期临床及影像学随访。

【典型病例展示】

病例　患者,女,54岁,因“双耳反复流脓30余年,伴左耳加重3个月”入院。CT冠状位重建显示双侧慢性中耳炎,伴鼓室鼓窦软组织病灶(图4-4-1)。术中见气房内炎性肉芽及胆固醇结晶。送检标本为灰白、灰褐绿豆大组织2枚。镜下见胆固醇结晶裂隙形成伴多核巨细胞反应(图4-4-2)。

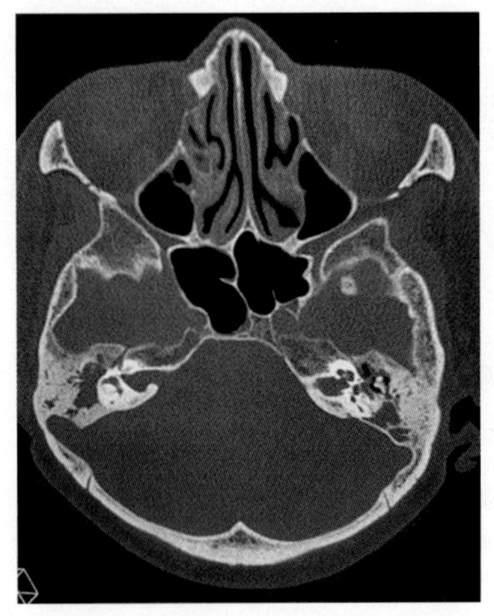

图4-4-1　CT显示双侧鼓室鼓窦软组织增生病灶

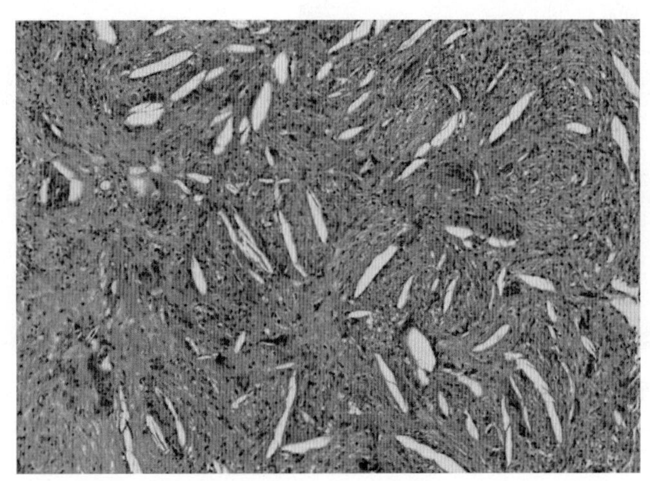

图4-4-2　见针型胆固醇结晶裂隙,周围见异物巨细胞反应

第五节　胆　脂　瘤

胆脂瘤(cholesteatoma)是伴有活性“基质”的角化鳞状上皮形成的囊肿或“开放性”肿块,有侵犯周围组织的倾向。

一、外耳道胆脂瘤

外耳道鳞状上皮形成囊肿,角化物堆积,角化物可分解,形成胆固醇结晶,刺激局部使炎症不易治愈,影像学上可见外耳道膨大,部分骨质有破坏。

二、中耳胆脂瘤

中耳胆脂瘤表现为鼓膜穿孔,耳内恶臭分泌物及听力下降。

【大体形态】

珍珠样灰色结构，皮屑样。

【组织形态】

囊壁为角化性鳞状上皮，内容物由角化物质构成，伴有慢性炎症细胞、胆固醇裂隙和异物巨细胞性肉芽肿（图 4-5-1）。

获得性：发生于较大的儿童及年轻人。与鼓膜穿孔相关的胆脂瘤。常见于中耳后上部。影像学上显示中耳乳突透亮度降低，鼓室鼓窦膨大伴软组织占位（图 4-5-2）。

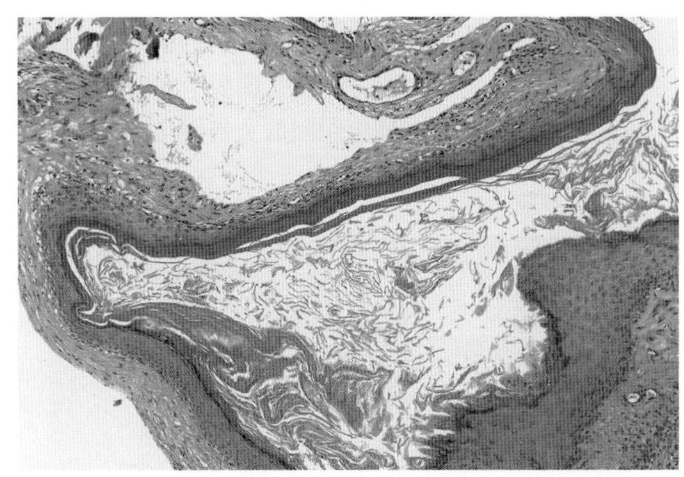

图 4-5-1　被覆鳞形上皮的囊样结构伴角化物堆积

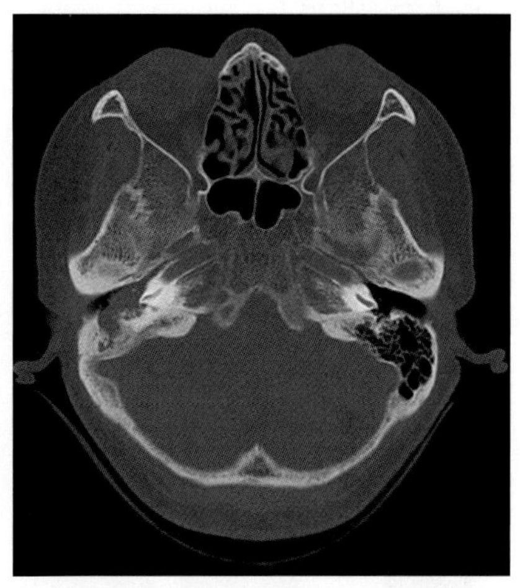

图 4-5-2　CT 示右侧中耳鼓室鼓窦较大胆脂瘤占位

先天性：见于婴儿及幼童。位于看似完整的鼓膜，常伴有严重的中耳炎，后者常引起鼓膜穿孔，无进行性发展。为胚胎时期残存的表皮样细胞簇于产后未消退并持续生长所致。位于中耳前上方。

三、岩骨尖胆脂瘤

发生于岩骨尖的表皮囊肿，与中耳胆脂瘤无关，可能是先天性的。表现为面神经瘫痪及听力障碍，是由第Ⅶ、Ⅷ脑神经尤其是位于小脑脑桥脚内部分受累所致。

【组织形态】

类似于中耳胆脂瘤。

【鉴别诊断】

侵袭性生长者需与高分化鳞癌鉴别。

第六节　副神经节瘤

有报道耳部存在与颈动脉体结构相似的小的副神经节，50%以上位于颈静脉球周围，少数位于中耳岬壁中央区黏膜下。来源于这些副神经节的肿瘤大多数为颈静脉副神经节瘤（颈静脉球瘤），而鼓室副神经节瘤（鼓室球瘤）则相对较少见，影像学上显示鼓室异常信号影，增强后明显强化(图 4-6-1)。

散发性颈静脉鼓室副神经节瘤好发于女性,发病年龄 13~85 岁,平均年龄 50 岁。家族性肿瘤则好发于男性。大多数患者表现为传导性聋和搏动性耳鸣,也可出现耳痛、面瘫、出血等症状。检查可见血供丰富的蓝紫色肿块紧贴于鼓膜后或穿透鼓膜到达外耳道。

【大体形态】

肿块形状不规则,实性,切面为红褐色,均质,血管丰富,可有局灶性纤维化。

【组织形态】

典型的颈静脉鼓室副神经节瘤保留有正常副神经节的器官样结构。肿瘤由两种细胞构成,主细胞胞质淡嗜酸性,核呈轻度或中度不典型性;支持细胞为短梭形,围绕主细胞巢。瘤细胞巢之间有丰富的血管网(图 4-6-2),血管周广泛的透明带或瘤组织间的宽带硬化对诊断有帮助。核分裂通常罕见。

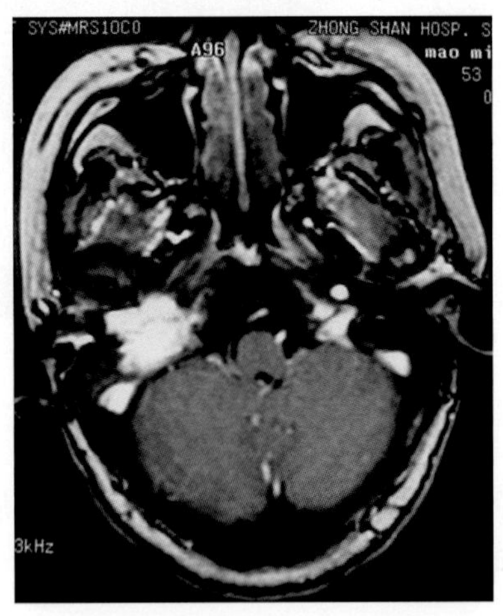

图 4-6-1　MRI 示右鼓室显著强化病灶

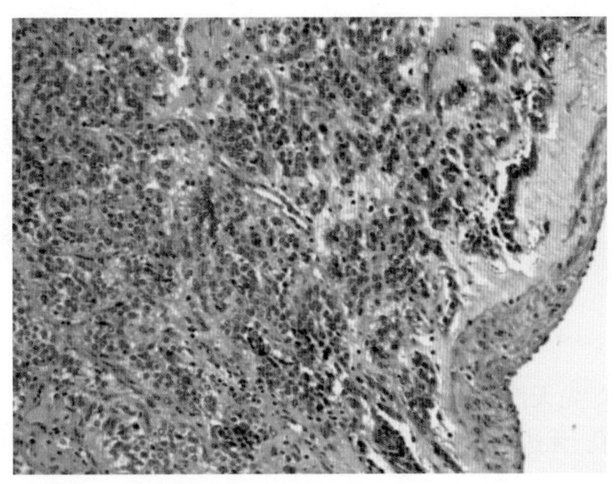

图 4-6-2　肿瘤细胞呈巢状及腺泡状排列,巢周围有丰富的毛细血管网

【免疫组化】

主细胞通常表达神经内分泌标志,如嗜铬素 A、突触素,支持细胞则为 S-100、GFAP 阳性。

【遗传学】

家族性肿瘤与 11 号染色体基因突变有关。

【鉴别诊断】

应注意与中耳腺瘤、腺瘤样病变、脑膜瘤及血管瘤等相鉴别。

【治疗及预后】

外科手术为治疗的首选。如难以通过手术完整切除的肿瘤或术后有肿瘤残留者,可考虑放射治疗。

发生于颈静脉和鼓室的副神经节瘤临床上常呈良性经过,早期可通过手术完整切除。晚期病例因其局部侵袭性,破坏邻近骨及向颅内延伸,不易完整切除,可发生局部复发。远处转移较为少见,多转移至肺、椎骨和肝。

第七节　中耳腺瘤

中耳腺瘤（adenoma of the middle ear）是一类良性腺样肿瘤，沿着神经内分泌及黏液分泌的途径而表现出各种分化。中耳腺瘤是一类少见肿瘤，男女发病比例无差异，年龄 13~80 岁，平均 45 岁。可发生于中耳腔的任一部位。患者有单侧听力下降伴有压迫感、耳鸣。肿瘤还可累及外耳道，在影像学上表现为鼓室鼓窦及外耳道软组织灶（图 4-7-1）。

【大体形态】

肿瘤为白色、黄色、红色或红褐色，无包膜。

【组织形态】

肿瘤细胞呈腺管状、片状、巢状、小梁状排列，小腺体可“背靠背”，细胞规则，立方或柱状并包绕腺腔内分泌物。有中等丰富的嗜酸性细胞质，有时具有浆细胞样形态（图 4-7-2）。小而居中的细胞核，核仁小且无明显核分裂，无肌上皮层。肿瘤无坏死，也无神经及脉管浸润。可并发胆脂瘤或胆固醇肉芽肿。

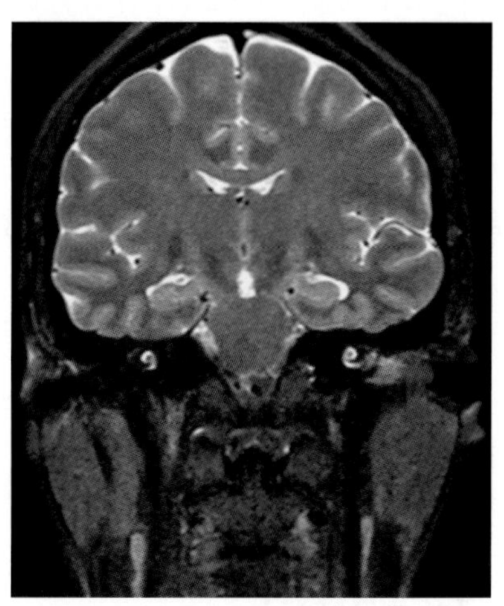

图 4-7-1　MRI 示左侧外耳道、上鼓室软组织肿块影

【免疫组化】

表达上皮标记：CK、CAM5.2、CK7；表达神经内分泌标记：CD56、Syn、CHG、NSE。

【鉴别诊断】

需与腺癌、神经内分泌癌、副神经节瘤鉴别。

【治疗及预后】

手术切除，切除不净可复发。

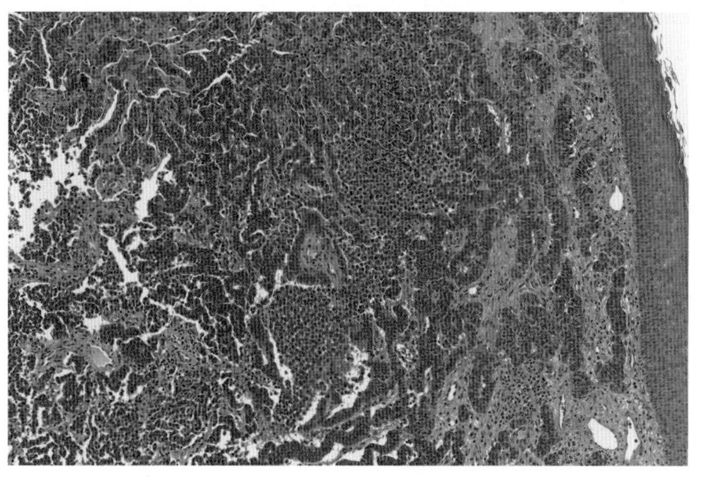

图 4-7-2　肿瘤细胞呈条索状排列，并可见浆样分化

第八节　耳 硬 化 症

耳硬化症(otosclerosis)是原发于迷路骨壳，一种以新生海绵状骨灶形成为病理特征的疾病。随病程发展波及镫骨、耳蜗、半规管等多个部位；单侧或双侧性。主要症状是渐进性听力损害，90%耳硬化症患者双侧听力均受影响。

【大体形态】

肉眼上为质硬病变，伴有听骨链变形，镫骨粘连、固定等。

【组织形态】

病灶形成分两个阶段：早期的海绵状期与晚期的硬化期。早期主要表现为多血管的、低密度疏松的海绵骨代替了正常骨组织，病灶中血管周围间隙扩大，邻近骨组织被吸收，由大量破骨细胞和纤维结缔组织替代。后期硬化阶段中，新骨被再吸收，代之以结缔组织增生、玻璃样变及钙盐沉积，形成硬化灶。

【遗传学】

约70%的耳硬化症者有遗传病史，异常染色体有25%～40%的外显率。研究表明49%～58%的患者有肯定的家族史。

【鉴别诊断】

应注意与纤维结构不良(又称良性纤维骨性病变)等相鉴别。

【治疗及预后】

耳硬化症的处理原则：观察、使用助听器、口服氟化钠及手术。手术治疗已有较长的历史，旨在纠正传导性聋。常用的手术为镫骨切除或部分切除术、足板开窗术、内耳开窗术等。镫骨手术是耳硬化症传音重建的经典手术，既安全又具有良好的近期、远期效果。

第九节　脑 膜 瘤

脑膜瘤(meningioma)是来源于脑膜皮细胞的肿瘤，发生于硬脑膜内表面。通常发生于颅内，有时累及颅周骨性结构，包括中耳。耳部的脑膜瘤多继发于颅内脑膜瘤膨出，在压力作用下颅内原发的脑膜瘤经薄弱的骨质或天然开口膨出于颅外。

与颅内病变相似，以女性多见，男女发病比例约1∶2，发病年龄10～90岁不等，平均年龄50岁。多发生于中耳、颞骨，包括内听道、颈静脉孔、膝状神经节区及咽鼓管根部，也可累及外耳。临床症状无特异性，类似中耳炎的表现，包括耳部疼痛、头痛、头晕、眩晕或听力改变。病程一般2～3年，若同时累及外耳，病程相应缩短。

【大体形态】

颗粒状或结节状肿块，灰白、灰黄色，伴有沙砾感，常见钙化及破碎骨组织。

【组织形态】

最常见为脑膜上皮型(合体细胞型)。镜下表现为上皮样细胞组成小叶状或旋涡状结构，细胞界限模糊，核呈圆形，染色质较细腻，可见核内包涵体，核分裂不易找见，多可见砂砾体。其他少见亚型包括过渡型、成纤维细胞型、血管瘤型，可见多种排列方式，有时类似副神经节样，血窦较丰富。若核分裂增多、细胞密集或出现坏死、去分化等特点，则要考虑非典型或间变型脑膜瘤。

【免疫组化】

几乎所有的脑膜瘤都表达波形蛋白(vimentin)及上皮膜抗原(EMA)，后者表达常微弱或仅局灶表达。少数可表达角蛋白(cytokeratin)及S-100蛋白。一般不表达GFAP标记。

【鉴别诊断】

需要与中耳腺瘤、神经鞘瘤、副神经节瘤及脑膜脑膨出鉴别。中耳腺瘤细胞排列呈器官样，表达神经内分泌标志(嗜铬素、突触素等)。神经鞘瘤有特征性的细胞丰富区及细胞稀疏区相交替，细胞呈梭形，弥漫表达S-100蛋白。副神经节瘤肿瘤细胞呈片巢状或器官样排列，周围细胞扁平，细胞较小、一致，细胞质嗜碱性，间质血管丰富，肿瘤主体细胞表达嗜铬素、突触素，外周支持细胞表达S-100蛋白。脑膜脑膨出表现为囊性，多继发于手术、感染或创伤，脑膜组织间常见神经胶质细胞，表达GFAP、NF。

【治疗及预后】

多数可以经手术完整切除，无法完整切除者，可辅助放疗。大部分中耳脑膜瘤为良性，相当于WHO Ⅰ级，整体生存率较高，5年生存率可达80%，也可有局部复发(复发率约达20%)。病变累及颅底、手术不易完整切除者或非典型及间变型脑膜瘤预后较差。较易并发中耳炎，偶可引起败血症甚至死亡。

【典型病例展示】

病例　患者，女，42岁，右耳闷5个月伴听力下降，抗炎治疗效果不明显，伴有头痛、头晕。CT检查显示右侧中耳炎，伴鼓室鼓窦软组织病变。MRI显示右侧乙状窦区-颈静脉球窝弥漫性软组织增生，涉及右侧岩尖及鼓室(图4-9-1)。术中见中鼓室、后鼓室肉芽颗粒样物。送检标本见灰白碎组织，大小1cm×0.8cm×0.3cm；镜下见上皮样细胞呈合体状、旋涡状排列，免疫组化肿瘤细胞弥漫表达波形蛋白，部分微弱表达上皮膜抗原(EMA)(图4-9-2～图4-9-4)。

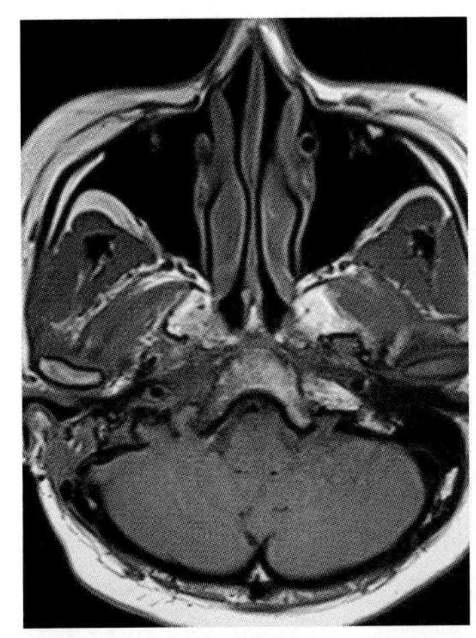
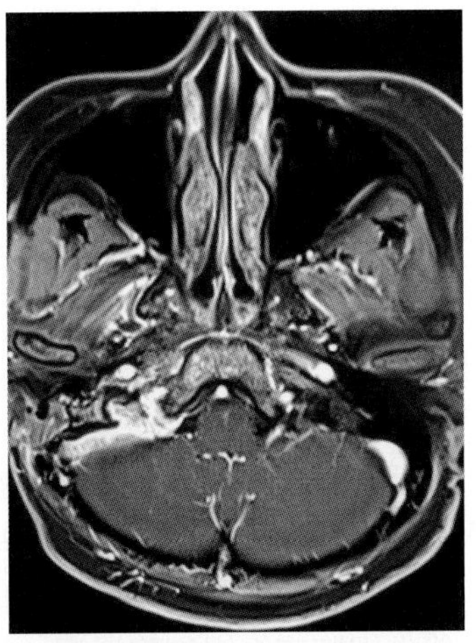

图4-9-1　MRI显示右侧乙状窦区-颈静脉球窝弥漫性软组织增生，累及岩尖及鼓室

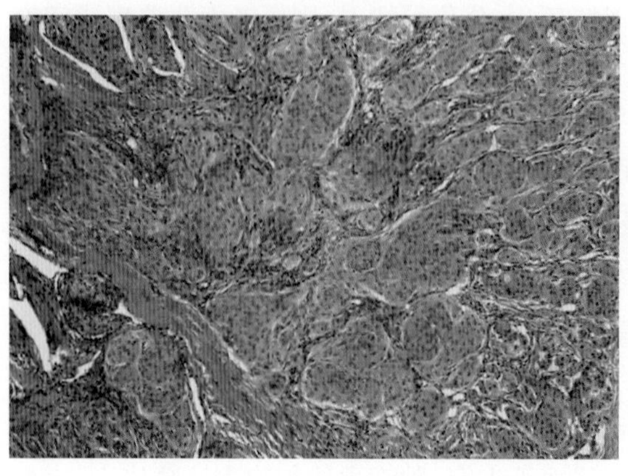

图 4-9-2　肿瘤细胞呈上皮样，合体状或漩涡状排列

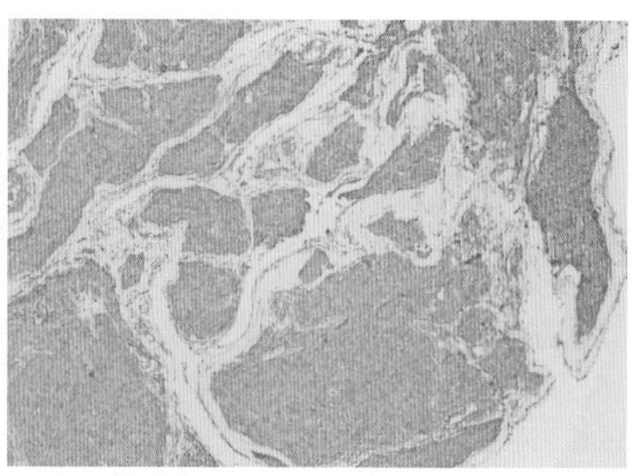

图 4-9-3　肿瘤细胞弥漫表达波形蛋白

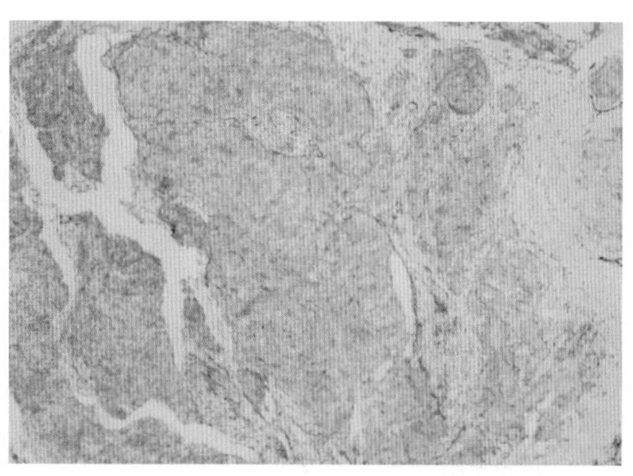

图 4-9-4　肿瘤细胞部分微弱表达 EMA

第十节　听神经瘤

前庭施万细胞来源的良性周围神经鞘膜肿瘤，发生于第Ⅷ对脑神经，又称听神经瘤或神经鞘瘤。

听神经瘤是颞骨最常见的肿瘤，多数累及第Ⅷ对脑神经的前庭神经，沿耳道生长入桥小脑角区及周边。影像学上表现为内听道-桥小脑角区异常信号团块，增强后不均匀强化（图 4-10-1）。中年女性多见。临床表现多为进行性单侧神经性听力丧失及耳鸣。

【大体形态】

较大的肿瘤呈蕈伞样，表面尚光滑、分叶状。切面淡黄色、质嫩，可见出血囊性变。

【组织形态】

肿瘤有包膜。由紧密排列的梭形细胞伴栅栏状细胞核的 Antoni A 区（束状区）和细胞较少、排列紊乱的 Antoni B 区（网状区）组成，两种细胞区排列有序、交替分布（图 4-10-2）。A 区可见由两排对称、密集排列的细胞核环绕形成的嗜酸性小体（Verocay 小体），B 区可见疏松网状结构及囊性变，伴炎细胞或组织细胞浸润。可有出血、囊性变或钙化等退行性改变。

【免疫组化】

肿瘤细胞表达 S-100、SOX-10。

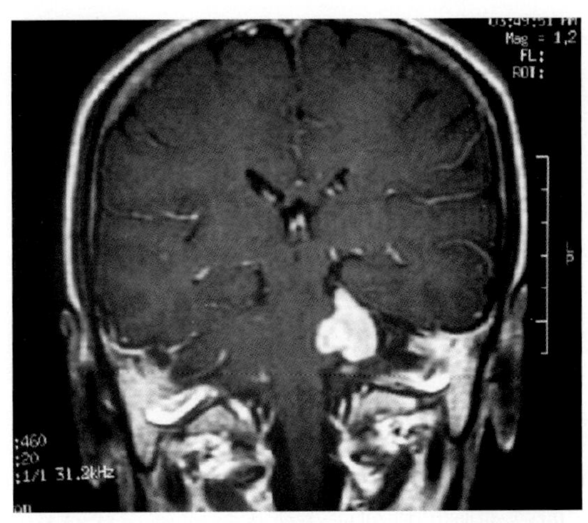

图 4-10-1　左桥小脑角占位 MRI 图像

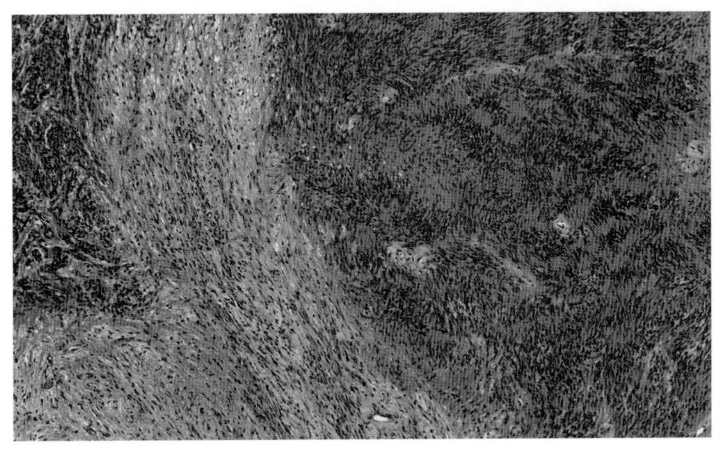

图 4-10-2　栅栏状排列的肿瘤细胞

【遗传学】

95%的听神经瘤为单侧及散发。小于 5%的肿瘤为双侧且与 2 型神经纤维瘤基因相关。

【鉴别诊断】

神经纤维瘤是无包膜的良性周围神经鞘膜肿瘤，由施万细胞、神经束膜样细胞、成纤维细胞和移行细胞组成，常伴有 1 型神经纤维瘤，不伴 2 型神经纤维瘤；细胞成分和排列相对一致，无退行性改变，可见 Wagner-Meissner 样小体和轴突，间质富含黏液。神经鞘瘤是有包膜的良性周围神经鞘膜肿瘤，由施万细胞组成，不伴有 1 型神经纤维瘤，双侧神经鞘瘤可伴有 2 型神经纤维瘤；可见排列有序、交替分布的束状区和网状区以及 Verocay 小体，可有出血、囊性变或钙化等退行性改变，间质黏液少见。

纤维型脑膜瘤：成纤维细胞样的梭形细胞平行或束状交叉排列在富于胶原和网状纤维的基质内，瘤细胞核具有脑膜皮细胞型脑膜瘤细胞的特点。免疫表达 EMA，不表达 S-100 和 SOX-10。

【治疗及预后】

完整手术切除。良性肿瘤很少复发。预后与肿瘤大小相关。

第十一节　面神经瘤

一、神经鞘瘤

神经鞘瘤(neurilemoma)可引起面瘫,口角歪斜等症状

【大体形态】

送检常为碎组织,浅黄色,质嫩,有光泽。

【组织形态】

由交替分布的束状区(Antoni A 区)和网状区(Antoni B 区)组成,不同病例比例不同。束状区由短束状平行排列的施万细胞组成,细胞核呈梭形,一端尖细,胞质丰富、淡嗜酸性,胞界不清,常见栅栏状排列,有时瘤细胞可排列成洋葱皮样或旋涡状结构,形成 Verocay 小体;网状区由排列疏松的施万细胞组成,可囊性变,常见玻璃样变的血管。肿瘤周边常可见到受压的神经,但不穿入肿瘤的实质内。

【免疫组化】

肿瘤细胞表达波形蛋白、S-100、SOX-10,部分还可表达 GFAP。

【遗传学】

60%的病例有 *NF2* 基因的失活性突变,其他一些病例显示 22q 缺失。

【鉴别诊断】

神经纤维瘤、恶性周围神经鞘瘤、神经节瘤等。

【治疗及预后】

手术完整切除,注意保留神经。切除不完整时可复发,罕见恶变。

二、神经纤维瘤

神经纤维瘤(neurofibroma)可引起面瘫,口角歪斜等症状,影像上可表现为面神经、乳突等部位不规则肿块占位(图 4-11-1)。

【大体形态】

送检常为碎组织,灰白或黄白色,有光泽。

【组织形态】

由轴索、神经鞘细胞、成纤维细胞和神经束衣细胞构成,神经鞘细胞常为主要的细胞成分,有长形、波浪状、两端尖细的核(图 4-11-2)。间质可黏液变。不见神经鞘瘤的 Verocay 小体、核的栅栏状排列和血管壁的玻璃样变。

【免疫组化】

肿瘤细胞表达波形蛋白、S-100、SOX-10、CD34、NF。

【鉴别诊断】

神经鞘瘤、恶性周围神经鞘瘤、神经节瘤等。

【治疗及预后】

手术完整切除,注意保留神经。恶变少见。

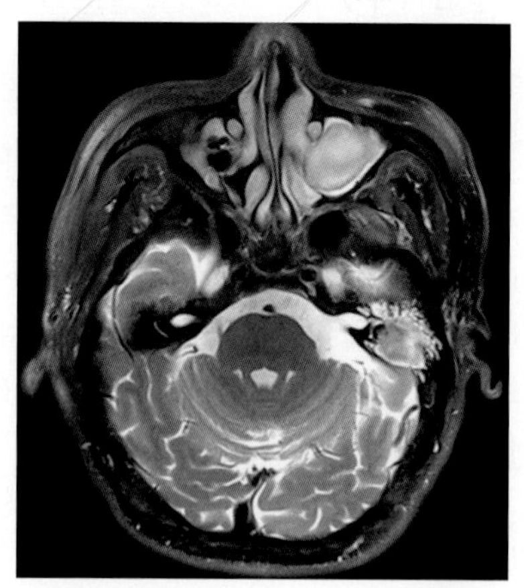

图 4-11-1　神经纤维瘤 MRI 图像

左侧外中耳、乳突软组织肿块,涉及面神经管鼓室段、垂直段。

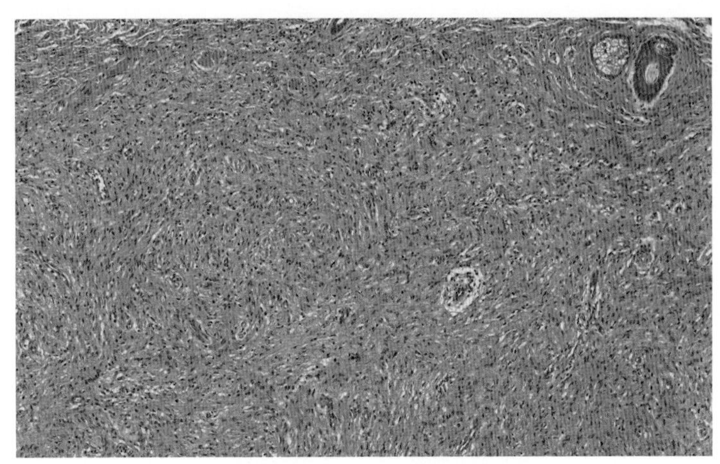

图 4-11-2　神经纤维瘤
可见肿瘤细胞呈细长的波浪状。

三、混杂瘤

同时发生神经鞘瘤和神经纤维瘤。

四、恶性周围神经鞘瘤

恶性周围神经鞘瘤(malignant peripheral nerve sheath tumor)是一种起自周围神经或显示神经鞘不同成分分化的梭形细胞肉瘤。临床表现为疼痛、面瘫等。

【大体形态】

常送检为碎组织,灰白或灰红,伴有出血和坏死。

【组织形态】

呈弥漫或交替分布的细胞丰富区和稀疏区。瘤细胞核深染,胞质淡嗜酸性,稀疏区呈细长的波浪状;条束状或旋涡状排列;血管周围血管较密集,血管内皮呈上皮样,可有大裂隙状的血管腔隙,形成血管外皮瘤样结构;核分裂易见,并见地图样坏死区及其周边的瘤细胞栅栏状排列;部分病例内可见异源性成分,如横纹肌母细胞、软骨、骨、神经内分泌成分等。

【免疫组化】

50%~70%的肿瘤不同程度地表达 S-100,常为局灶性,恶性程度越高,S-100 的表达率越低。还表达 SOX-10、P53,Ki-67 指数为 5%~65%,偶可局灶表达 CK8 和 CK18。

【遗传学】

17q11.2 上的 *NF1* 和 17p13 上的 *TP53* 缺失。50%有 *CDKN2A* 的纯合性缺失。

【鉴别诊断】

需与纤维肉瘤、梭形细胞滑膜肉瘤、平滑肌肉瘤、恶性孤立性纤维性肿瘤、富于细胞性神经鞘瘤等鉴别。

【治疗及预后】

手术为主,辅以放疗或化疗。可复发和转移。

第十二节 内淋巴囊肿瘤

内淋巴囊肿瘤(endolymphatic sac tumor)来源于内淋巴囊,呈乳头状,对颞骨有潜在破坏性,常侵入中耳,后期破坏大部分岩骨,包括中耳,并延伸至颅后窝进入桥小脑角区。本病又称内淋巴囊源性低级别腺癌,肿瘤属中间性,生物学行为较良性肿瘤具有侵袭性,但又较恶性肿瘤弱,因为此类肿瘤无转移性。患侧听力丧失、耳鸣、面神经麻痹、前庭功能障碍(眩晕、共济失调)是最常见的症状(类似于梅尼埃病),可持续多年,暗示病变缓慢生长。

【大体形态】

乳突状内淋巴囊肿瘤位于内淋巴囊的中心,可长得很大(>10cm),常破坏乳突侵入中耳及小脑。

【组织形态】

肿瘤无包膜,常见“骨质浸润”;粗糙的乳头突起呈指突状,位于囊性扩张的腔内。乳头衬覆单层矮立方至柱状上皮细胞,类似于正常的衬覆于内淋巴囊的上皮。细胞核一致,圆形至椭圆形,染色质粗糙。细胞膜模糊,细胞质嗜酸性,颗粒状。组织学可类似甲状腺滤泡,腺腔扩张,内含分泌物。无多形性、核分裂象及坏死;少数病例以透明细胞为主,类似于前列腺或透明细胞癌。

【免疫组化】

肿瘤常呈灶状且微弱表达角蛋白、EMA、S-100。甲状腺球蛋白及 TTF-1 常阴性,GFAP 偶可微弱阳性。

【鉴别诊断】

脉络丛乳头状瘤通常是中线病变,不破坏颞骨。转移性癌可借助免疫组化鉴别:转移性甲状腺乳头状癌甲状腺球蛋白和/或 TTF-1 阳性;转移性肺及结肠癌可表达 TTF-1、CK7 或 CK20、CEA。中耳腺瘤无乳头状结构,且表达神经内分泌标记。

【治疗及预后】

常采取手术治疗,尽可能切除干净。预后与病变范围相关,偶有报道肿瘤呈惰性,但可进行性破坏致命结构而死亡。

【典型病例展示】

病例 患者,女,27 岁,左耳鸣 2 个月,伴渐进性听力减退。CT 显示左侧岩锥后缘不规则骨质吸收破坏伴软组织灶(图 4-12-1)。入院手术,标本共 1. 3cm×1. 0cm×0. 6cm,灰黑,烧灼样(图 4-12-2~图 4-12-4)。

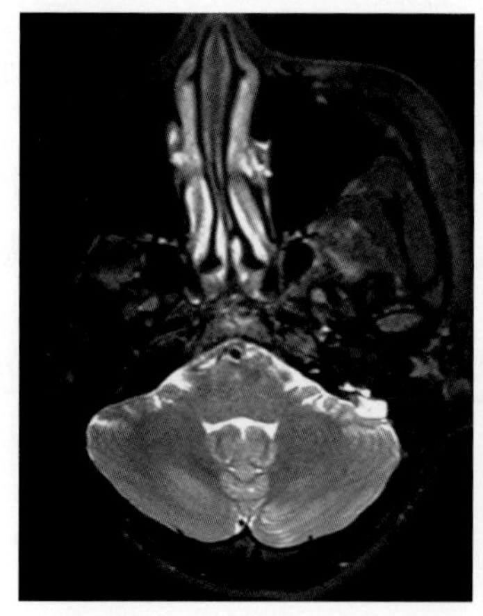

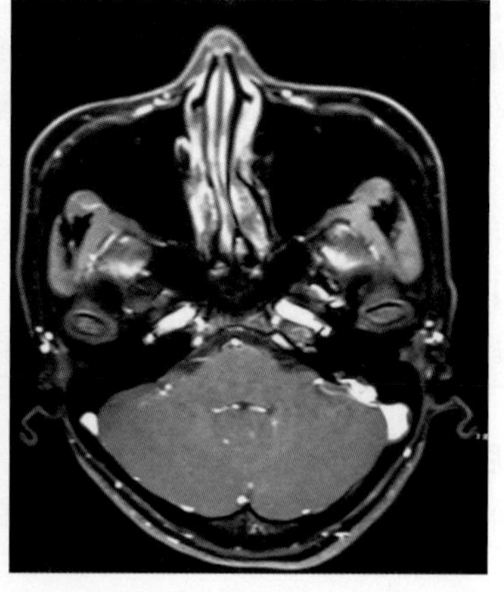

图 4-12-1 左侧岩锥后缘不规则骨质吸收破坏伴软组织灶

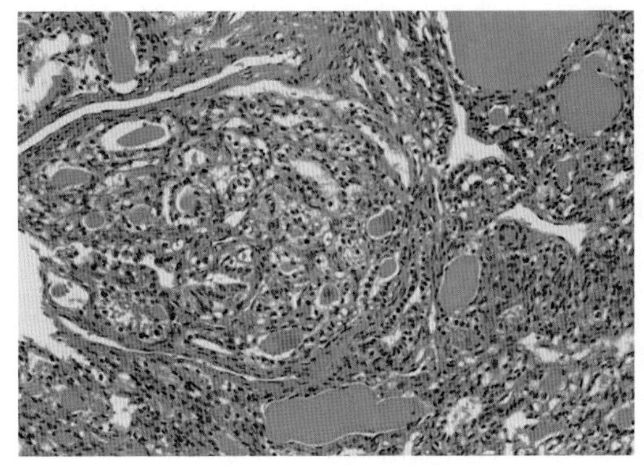
图 4-12-2　乳头-腺样结构

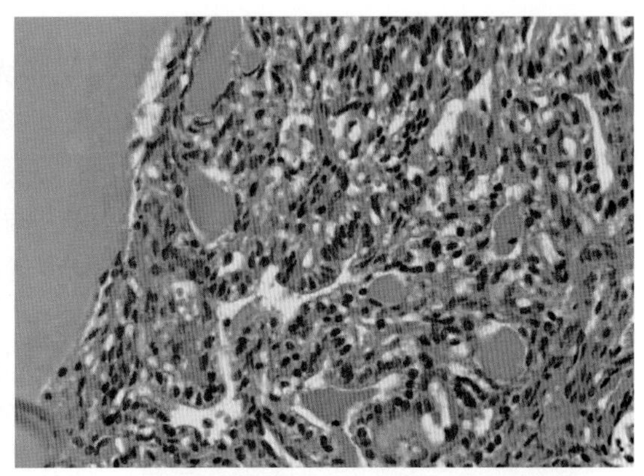
图 4-12-3　增生的乳头表面衬覆轻微非典型细胞

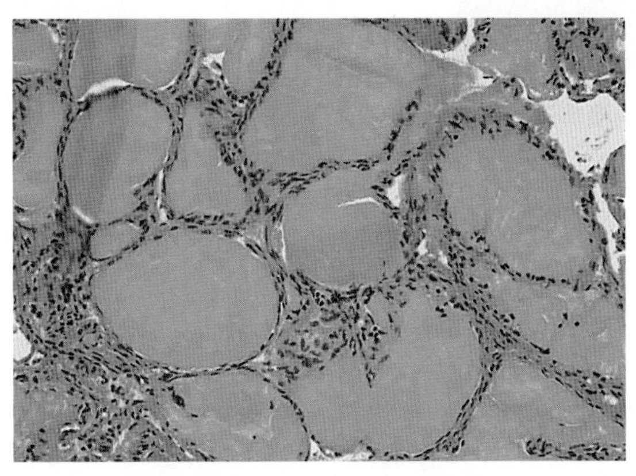
图 4-12-4　甲状腺滤泡样结构

第十三节　软骨肉瘤

软骨肉瘤(chondrosarcoma)是一组分泌软骨样基质,病理形态多样、临床特点多变、具有局部侵袭性的恶性肿瘤,是继骨髓瘤和骨肉瘤之后的第三位常见的骨原发性恶性病变。间叶性软骨肉瘤(including mesenchymal chondrosarcoma)是一种以灶状软骨分化为特点的小圆细胞恶性肿瘤,常伴有血管外皮瘤样结构。

发生于颅面骨的软骨肉瘤极其罕见,又多累及颅底(图 4-13-1)。颌骨是间叶型软骨肉瘤的常见部位。骨皮质肿胀、疼痛是发生于颅面骨的软骨肉瘤最常见的临床表现,这与发生于长骨的软骨肉瘤相似。发生于颌骨的软骨肉瘤也可引起咬合不正、牙齿移位及松动。

【大体形态】

软骨肉瘤:分叶状;切面半透明、蓝白色、灰白色;可有黏液样变、囊性变,常见钙化、骨化。

间叶性软骨肉瘤:鱼肉样,可有灶状散在分布的透明样软骨区。

【组织形态】

肿瘤由成熟度、细胞丰富程度不同的软骨细胞构成,被纤维及血管分隔成大小不等的分叶状结构;淡蓝色的软骨基质中可见多少不等的软骨陷窝,分化差的肿瘤中软骨陷窝可缺失。间质可出现黏液样变、钙化、骨化。

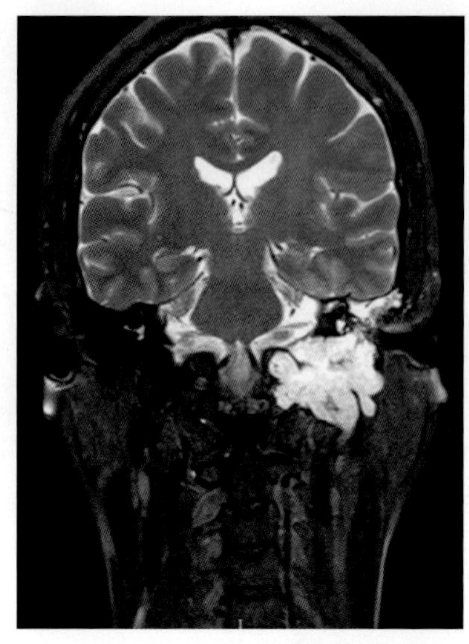

图 4-13-1　软骨肉瘤病例
左侧岩锥下部、颈静脉孔及侧颅底区较大分叶状肿块。

高倍镜下，非典型的软骨细胞大小不等、形状各异、核大浓染、可见双核细胞、核分裂。侵犯周围骨质、软组织是显示其恶性的重要特征。正确的病理诊断需要密切结合病变部位及影像学。

病理上依据细胞密集度、细胞核大小及染色质浓集度等指标将软骨肉瘤分为Ⅰ~Ⅲ级。

Ⅰ级：与软骨瘤相似，肿瘤细胞小、有轻度异型性，核分裂罕见，核染色质致密，仅少数细胞核轻度增大，基质主要是透明软骨基质、呈成熟软骨样。与良性肿瘤的鉴别较困难，当出现肥硕或双核的软骨母细胞时，提示是恶性。钙化、骨化常见。

Ⅱ级：细胞丰富程度较Ⅰ级增加，细胞核中等大小，双核或多核细胞增加，小叶周边区软骨基质趋向于黏液变，核分裂仍较少（图 4-13-2）。

Ⅲ级：高度富于细胞。细胞多形性明显，小叶周边见肉瘤样梭形细胞，核分裂多见，软骨基质倾向于黏液样，少见含软骨陷窝的软骨基质。可见大片坏死。

间叶性软骨肉瘤是一种小蓝圆细胞恶性肿瘤，核深染的未分化卵圆形细胞多排列呈血管外皮瘤样，并可见散在分布的分化好的软骨岛（图 4-13-3）。

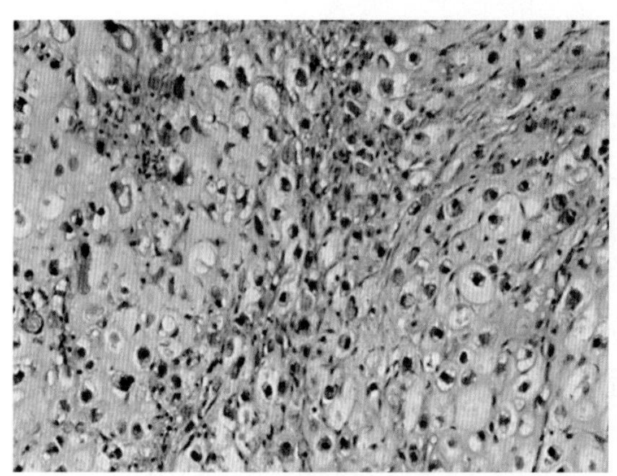

图 4-13-2　软骨细胞较丰富、有异型，可见双核细胞，相当于软骨肉瘤Ⅱ级

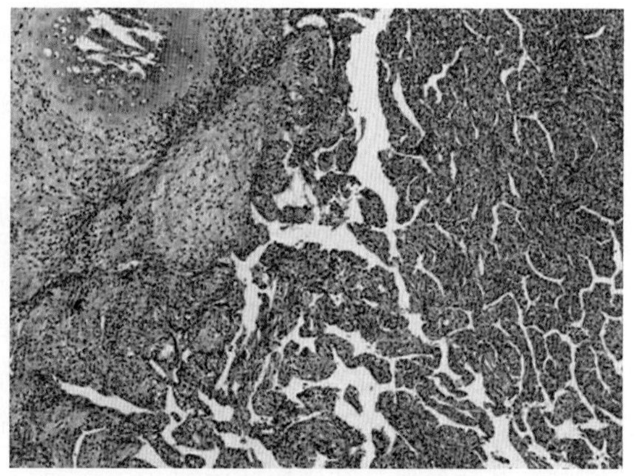

图 4-13-3　间叶性软骨肉瘤，小圆细胞形成血管外皮瘤样区域，并见软骨岛

【免疫组化】

软骨成分 S-100 阳性。间叶性软骨肉瘤 SOX-9、CD99 阳性。

【遗传学】

38%~70%的原发性软骨肉瘤有 *IDH1*、*IDH2* 突变，86%的继发性软骨肉瘤有 *IDH1*、*IDH2* 突变，约 50%的去分化软骨肉瘤有 *IDH1*、*IDH2* 突变。间叶性软骨肉瘤中检测到 *HEY1-NOCA2* 融合基因。

【鉴别诊断】

软骨肉瘤需要与软骨瘤、成软骨细胞型骨肉瘤、牙源性肿瘤等鉴别。间叶性软骨肉瘤需要与其他小圆细胞恶性肿瘤及具有血管外皮瘤结构的其他肿瘤鉴别。

【治疗及预后】

完整切除。软骨肉瘤的组织学分级有助于判断肿瘤生物学行为和预后。非典型软骨肉瘤/软骨肉瘤Ⅰ级者5年生存率高达83%。Ⅱ、Ⅲ级合并后的5年生存率53%。10%的复发病例有恶性程度增加。

间叶性软骨肉瘤属于高度恶性肿瘤，复发率可高达70%，5年生存率54%，10年生存率27%。发生于颌骨者较其他部位预后较好。

第十四节　朗格汉斯细胞组织细胞增生症

朗格汉斯细胞组织细胞增生症（Langerhans cell histiocytosis，LCH）是由树突状细胞家族中的朗格汉斯细胞局限性或系统性的单克隆性增生所致，既往称组织细胞增多症X。

分为四种类型：

1. 急性型　发生于3岁以下，尤以1岁以下婴儿多见，病变累及多个系统，常见累及皮肤、骨、淋巴结。表现为发热、体重减轻、淋巴结肿大、贫血、血小板减少、肝脾大、骨质破坏等。本病进展迅速，患儿常死于继发性感染。

2. 亚急性至慢性　发生于3岁以上儿童及青少年，表现为多骨性累及，伴有皮肤和软组织病变。

3. 慢性骨孤立性病变　又称嗜酸性肉芽肿。儿童和青少年多见，男性多见。常为骨的单发性或多发性病变，颅骨多见（包括中耳和颞骨）。病变多位于中耳和乳突（图4-14-1），常表现为耳漏、疼痛、乳突及面部肿胀，类似于中耳炎及乳突炎。

4. 先天性自愈性网状组织细胞增生症　是一种出生时或出生后不久出现的皮肤病变，多数能自发性消退而自愈。

【大体形态】

病变组织质稍脆。

【组织形态】

常见特征性的大细胞成巢或簇，泡状核周围是淡染或嗜酸性的细胞质围绕，细胞核皱缩，有核沟，类似于“咖啡豆”样，有一至两个核仁，可见较多嗜酸性细胞分布于大细胞之间（图4-14-2），间见坏死及炎症细胞、泡沫样组织细胞浸润。电镜下细胞内可见细胞膜内陷形成的Birbeck颗粒。

【免疫组化】

肿瘤细胞表达S-100、CD1a、Langerin。

【遗传学】

关于X连锁人雄激素受体基因非活化克隆性分析的研究表明，朗格汉斯细胞的增生是克隆性的，提示可能是肿瘤性病变。

【鉴别诊断】

霍奇金淋巴瘤：两者都可以有大量嗜酸性细胞、淋巴细胞和组织细胞组成，但霍奇金淋巴瘤可见R-S细胞，免疫组化CD15、CD30和EBV通常阳性可鉴别。

Kimura病（嗜酸性细胞淋巴肉芽肿）：两者都可以有嗜酸性细胞和淋巴细胞浸润，Kimura病可见淋巴滤泡增生和滤泡生发中心可见粉染沉积物，但没有CD1a和S-100阳性的朗格汉斯细胞。

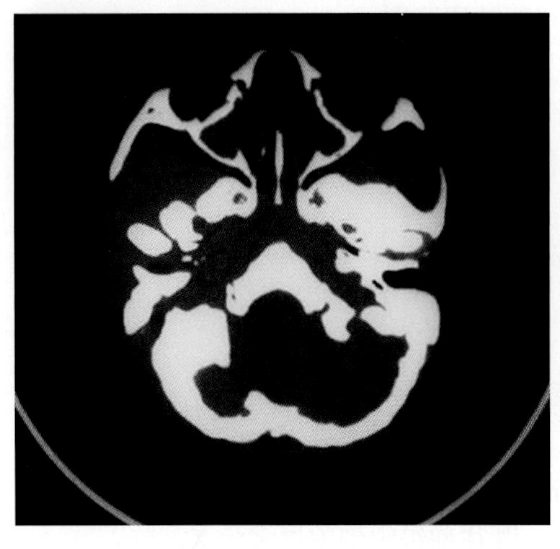

图 4-14-1 右侧外、中耳弥漫软组织肿块伴骨质破坏

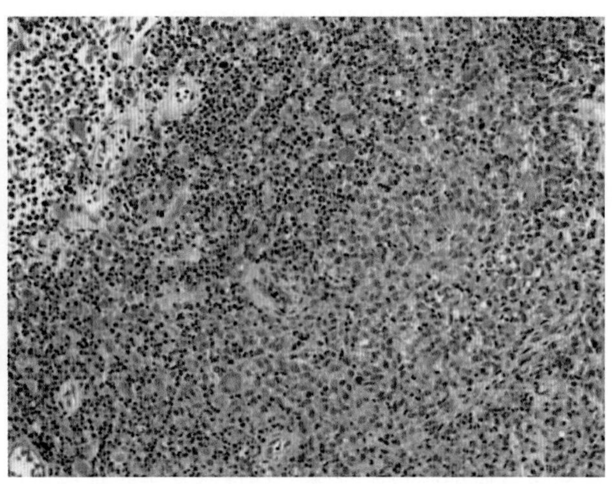

图 4-14-2 朗格汉斯细胞伴有大量嗜酸性细胞浸润

上皮样血管瘤(血管淋巴细胞增生伴嗜酸细胞增多):两者都可以有嗜酸性细胞浸润和纤维化,上皮样血管瘤可见特征性的上皮样内皮细胞增生,但没有 CD1a 和 S-100 阳性的朗格汉斯细胞。

【治疗及预后】

单个病变首选局部切除,多器官病变需手术+放化疗+激素等综合治疗。取决于受累组织和器官的数目,多器官受累,一般生存率会下降。

第十五节 骨巨细胞瘤

骨巨细胞瘤(giant cell tumor)是具有局部侵袭性的良性肿瘤,由成片的肿瘤性卵圆形单核细胞和其间散在均匀分布的破骨样巨细胞组成。

巨细胞瘤占所有骨肿瘤的 5%,女性略多,大部分发病在 20~45 岁,很少发生于未成熟的骨骼。低于 1%的病例会恶性转化。主要发生在长骨末端,头颈部罕见,有研究者甚至质疑,头颈部是否真正有巨细胞瘤的存在,以往诊断的大多数可能是巨细胞肉芽肿,因此诊断需要非常慎重。临床表现与发病部位相关,以局部肿胀、出血,以及邻近组织受累、功能受限为主;累及颞骨时引起耳聋、耳后疼痛或肿胀。

【大体形态】

病变边界清楚,常有反应性骨壳形成,质软、红棕色。

【组织形态】

特征性的病理为丰富的多核破骨巨细胞,核可多达 50~100 个,均匀分布在间质细胞中。有时卵圆形到胖梭形细胞显著,巨细胞可以缺乏;也可以出现纤维化、泡沫样组织细胞聚集、含铁血黄素沉积甚至坏死等退行性改变。局灶可见反应性编织骨。单核细胞中常见核分裂,无病理性核分裂。如果出现病理性核分裂提示有恶变可能(图 4-15-1)。

【免疫组化】

单核细胞可以表达 P63 和 H3F3A。

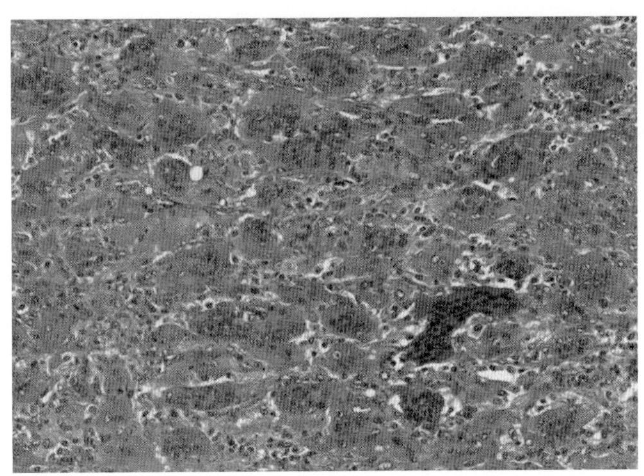

图 4-15-1　由破骨样巨细胞及间质细胞组成，巨细胞均匀分布

【遗传学】

分子遗传学显示组蛋白 H3.3 基因突变。

【鉴别诊断】

巨细胞瘤应与巨细胞肉芽肿、巨颌症、动脉瘤样骨囊肿等富含巨细胞的病变相鉴别。

【治疗及预后】

完整切除；如有必要，放射治疗。该病良性但具有局部侵袭性。2%的病例在肿瘤发生 3~4 年后会出现肺转移。局部复发率 15%~50%；很少病例因该病死亡。

第十六节　巨细胞肉芽肿

巨细胞肉芽肿（giant cell granuloma），又称中心性巨细胞病变、巨细胞修复性肉芽肿、中心性巨细胞肉芽肿，是颌骨的局限性、溶骨性病变，有时可以表现为侵袭性骨破坏性病变，表现为纤维化、出血、含铁血黄素沉积、多核巨细胞，并有反应性骨形成。

巨细胞肉芽肿可以发生于各个年龄段，一半以上发生于 30 岁之前，平均年龄为 20 岁，女性发病多于男性，女∶男为（1.5~2）∶1。好发于下颌骨。最为常见的临床主诉为有或无外伤、碰撞史，肿胀、疼痛，也可出现感觉异常、活动受限、牙齿吸收。

【大体形态】

灰白色、棕红色；切面有沙砾感、质脆，常伴出血。

【组织形态】

纤维分隔成小叶状结构，病变主体是增生的纤维细胞、成纤维细胞，血管丰富，出血灶周边有不规则分布的多核巨细胞及含铁血黄素，多核巨细胞的核的数量一般不超过 20 个；并可见反应性增生的骨小梁，部分病例可见囊性变，核分裂常见，但无病理性核分裂（图 4-16-1）。

【免疫组化】

表达 CD68、CD163。

【遗传学】

没有特征性的基因改变，小部分病例存在 RAS/MAPK 通路中基因编码蛋白的胚系突变。

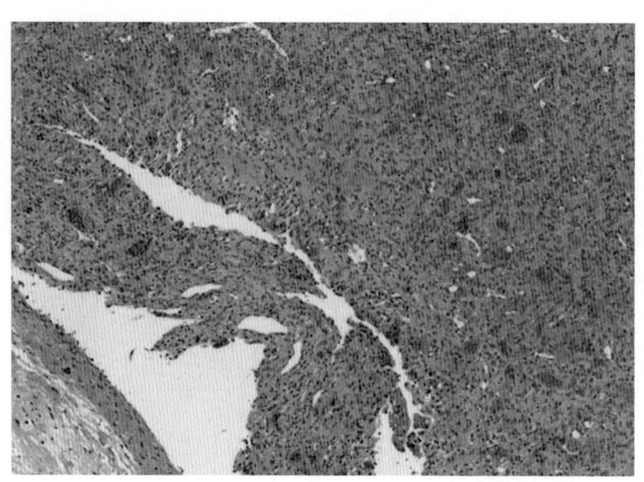

图 4-16-1　多核巨细胞散在分布于纤维性间质中

【鉴别诊断】

需要与甲状旁腺功能亢进性棕色瘤、巨细胞瘤、骨化性纤维瘤鉴别。甲状旁腺功能亢进性棕色瘤，需检查患者的血钙和甲状旁腺激素水平。组织学上与巨颌症很难鉴别，血管周围嗜酸性物质的指环样沉积以及临床和影像学资料有助于鉴别诊断。

【治疗及预后】

完整的剜除术通常是传统的治疗方法，注射类固醇激素及 α-干扰素也有效。预后良好，切除不净易复发。

第十七节　弥漫型腱鞘巨细胞瘤

弥漫型腱鞘巨细胞瘤（giant cell tumor of tendon sheath，diffuse type），又称色素性绒毛结节性腱鞘滑膜炎（pigmented villonodular tenosynovitis），与局限型腱鞘巨细胞瘤相似，起自关节、滑囊和腱鞘滑膜的肿瘤。与局限型不同的是，肿瘤的生长方式为破坏性增生，以往认为是损伤导致的反应性改变，后因为细胞遗传学上显示克隆性异常以及自主性生长，提示该病变为肿瘤性。

该病变较为少见，以青年女性为多，半数在 40 岁以下，关节内的发病部位依次为膝、臀、踝、肘和肩部，少数发生在颞下颌区、骶部和脊柱；关节外主要累及关节旁的软组织内，依次病变部位为膝、大腿、足、手指、腕、腹股沟、肘和趾。临床上主要表现为局部疼痛、肿胀、活动受限，可伴有关节渗出、积血，病史较长，可达数年。MRI 显示关节内或关节旁边界不清的肿块，T_1 或 T_2 加权为低信号（图 4-17-1）。

头颈部主要发生在颞颌关节处，以耳部症状为主，耳部疼痛，局部肿胀；放射影像学显示颞颌关节及周围肿物，边界不清，可有囊性变。

【大体形态】

灰黄色、棕色碎组织，可有出血。

【组织形态】

病变没有明显的边界，呈弥漫性生长，可累及周边的纤维结缔组织、横纹肌等，主要由单核

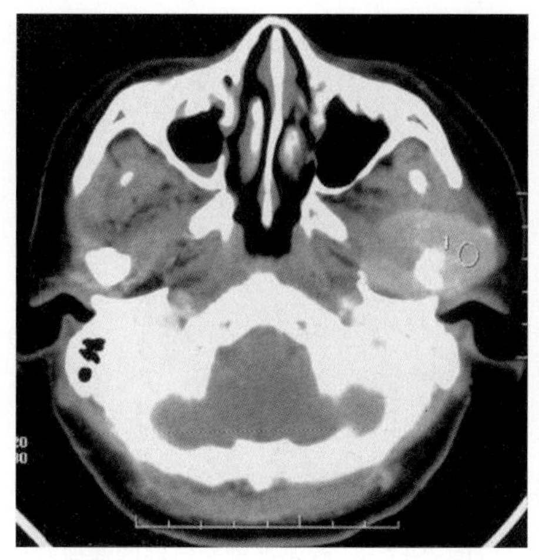

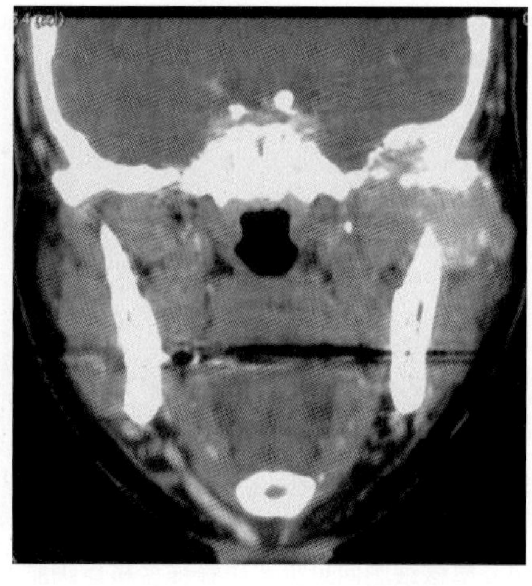

图 4-17-1 颞颌关节左耳道、耳道上壁、颧弓根处肿瘤侵及中颅窝底破坏脑膜

组织细胞(图 4-17-2)、泡沫样及吞噬含铁血黄素的细胞、破骨样多核巨细胞构成。其中单核组织细胞又分为大单核细胞和小单核细胞:大单核细胞,体积大,圆胖形,细胞核位于细胞的一端,似印戒样,含铁血黄素颗粒围绕在细胞质的外圈(图 4-17-3);小单核细胞,核卵圆形,可见核仁,数量多于大单核细胞,有时可有核分裂象;大、小单核细胞间散在分布破骨样多核巨细胞(图 4-17-4),细胞核 3~20 个,个别多达 40~50 个。病变周边可见片状的泡沫样组织细胞核含铁血黄素沉积,间质有纤维化及玻璃样变或软骨化生(图 4-17-5)。与其他部位病变不同的是,颞颌关节处的病变一般少有假腺、乳头状或绒毛状结构。

【免疫组化】

多核巨细胞、大单核细胞、小单核细胞均表达 VIM 和 PGM-1(图 4-17-6),几乎不表达 P63,小单核细胞表达 CD163(图 4-17-7),大单核细胞表达簇集素(clusterin)(图 4-17-8),部分肿瘤细胞可以表达 DES 和 MSA。

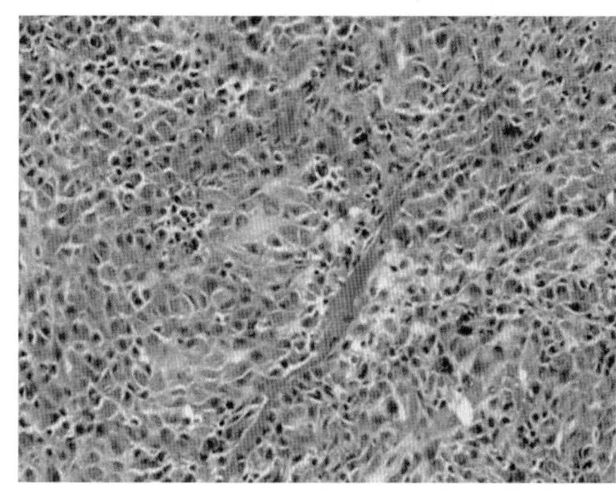

图 4-17-2 肿瘤主要由单核细胞构成

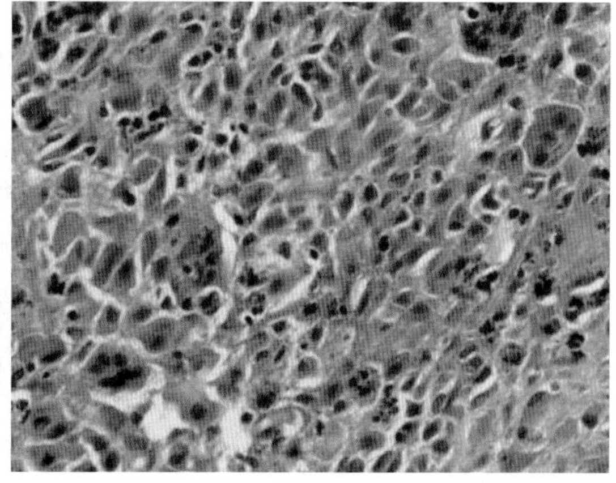

图 4-17-3 大单核细胞核偏位,含铁血黄素颗粒位于细胞质的周边,似印戒样

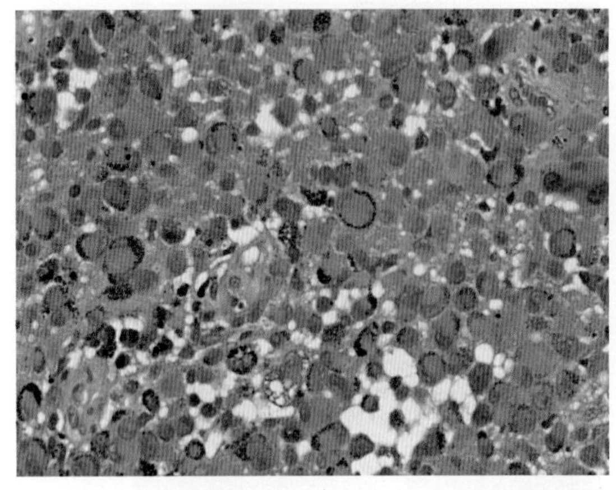

图 4-17-4　单核细胞间见少量破骨样多核巨细胞

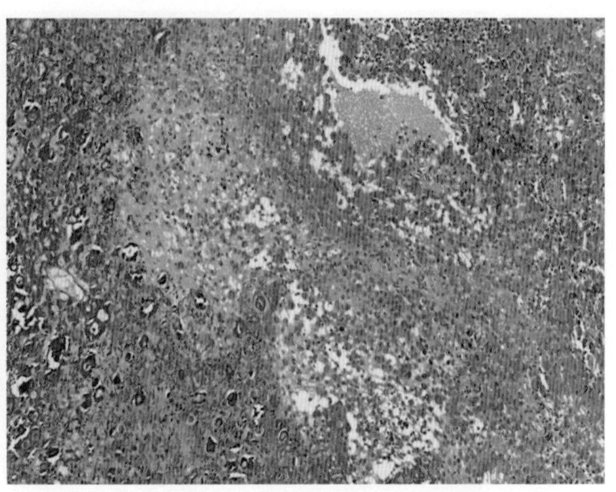

图 4-17-5　弥漫型腱鞘巨细胞瘤伴软骨化生

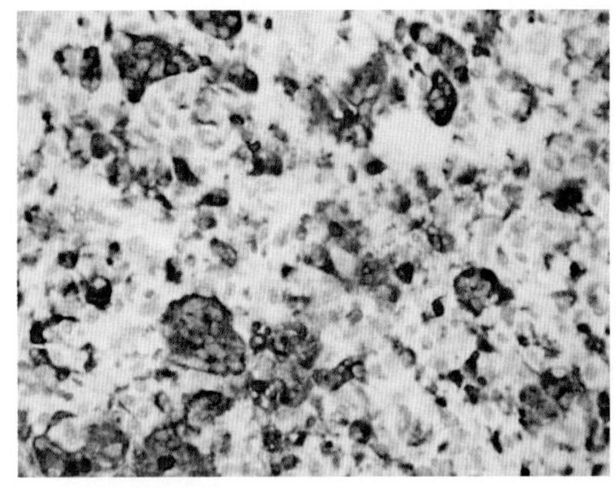

图 4-17-6　大单核细胞、小单核细胞和破骨样多核巨细胞均表达 PGM-1

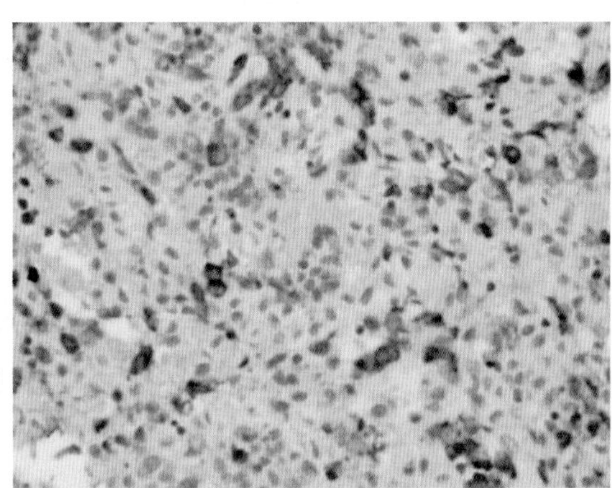

图 4-17-7　小单核细胞表达 CD163

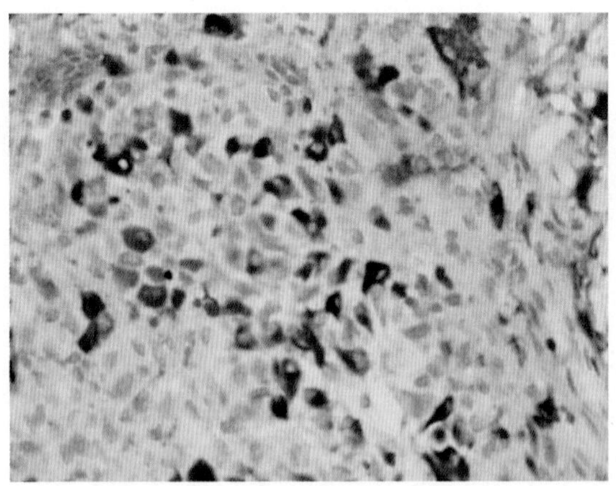

图 4-17-8　大单核细胞表达 clusterin

【遗传学】

肿瘤呈克隆性异常增生，有 t(1;2)(p11;q35-36)及 *CSF1-CLL6A3* 的融合基因，也有研究发现部分肿瘤存在 1p11-13 的重排。

【鉴别诊断】

因为病变的部位和组织形态，需要与骨巨细胞瘤、巨细胞肉芽肿和朗格汉斯细胞组织细胞增生症鉴别诊断，其他含有巨细胞的动脉瘤样骨囊肿、骨肉瘤等也在鉴别诊断之列。

骨巨细胞瘤：主要发生在长骨末端，头颈部罕见。巨细胞瘤的发病年龄为 20~45 岁，女性略多；以局部肿胀、出血及邻近组织受累、功能受限为主；其病变边界清楚，常有反应性骨壳形成，病理形态为单核细胞及散在分布均匀的破骨样多核巨细胞，细胞核的数目可多达 50~100 个，免疫组化单核细胞可以表达 P63 和 H3F3A，分子遗传学显示组蛋白 H3. 3 有突变。

巨细胞肉芽肿：又称颌骨中心性巨细胞肉芽肿，是一个局限性的良性病变，有时局部可侵袭性生长。临床上较为多见，有或无外伤、撞击史，青中年的女性多发，大多数无明显症状，或有局部肿胀、感觉异常和活动受限。放射影像学显示软组织占位，可呈多房性。病理形态为梭形细胞增生为主，梭形细胞主要为纤维细胞及成纤维细胞，细胞无异型，可有少量的核分裂，有红细胞外渗和出血，在出血及病变的边缘有多核巨细胞积聚，多核巨细胞的核往往少于 20 个，间质可有反应性新骨形成。

朗格汉斯细胞组织细胞增生症：颞骨多发，单病灶为主，尤以小儿嗜酸性肉芽肿多见。临床上常常表现为耳道血性分泌物，耳前区和耳后乳突区肿胀；影像学表现为溶骨性改变。病理形态主要为巢状或簇状分布的单核朗格汉斯细胞，其胞核呈咖啡豆样，有核沟，核膜薄，核仁不明显，分裂象不易找到，间质内有多少不等的嗜酸细胞及淋巴细胞、中性粒细胞浸润；大部分病例可见多核巨细胞及泡沫样组织细胞，朗格汉斯细胞表达 CD1a、S-100 和 Langerin，因此鉴别诊断并不困难。

【治疗及预后】

手术为首选，因肿瘤呈侵袭性生长，尽可能切除干净，术后可辅助放疗。术后容易复发，关节内病变的复发率为 18%~46%。

练习题

1. 单项选择题

(1) 关于外耳道鳞状细胞乳头状瘤的叙述，**不正确**的是

A. 男女均可发病，男性多见　　B. 可以多发

C. 发生与慢性炎症相关　　D. 发病与 HPV 无关

E. 主要由 HPV6 和 11 所致

(2) 以下对于耵聍腺腺癌的描述，**不正确**的是

A. 肿瘤为浸润性生长　　B. 可出现听力丧失

C. 可出现神经损伤　　D. 常复发

E. 不转移

(3) 对于中耳胆脂瘤的病变描述，**不正确**的是

A. 可出现面瘫、呕吐及眩晕症状

B. 鼓膜可发生穿孔

C. 胆脂瘤分获得性和先天性

D. 胆脂瘤内上皮具有进行性生长并破坏局部骨组织的能力

E. 一般不见炎症、异物巨细胞和异物肉芽肿

(4) 副神经节瘤的支持细胞免疫组化表达

A. NSE　B. SYN　C. CHG　D. CD56　E. S-100

(5) 关于中耳腺瘤的说法，**不正确**的是

A. 是一种良性肿瘤

B. 肿瘤可围绕听小骨甚至将其破坏

C. 肿瘤表达神经内分泌标记

D. 肿瘤一定有包膜

E. 局部彻底切除后几乎无复发

(6) 患者，女，37 岁，耳鸣伴听力下降半年。CT 显示右颞骨乳突不规则占位病变伴骨质破坏，镜下肿瘤细胞胞界不清，呈合体状、巢状，由纤维性间质分隔，并见少量砂粒体，免疫组化细胞表达 vimintin、EMA、PR，该肿瘤可能为

A. 神经鞘瘤　B. 神经纤维瘤　C. 脑膜瘤

D. 神经束膜瘤　E. 副神经节瘤

(7) 患者，男，53 岁，3 年前无明显诱因出现头晕，于当地医院检查发现右颈静脉孔区占位。镜下肿瘤细胞以梭形细胞为主，排列呈束状或栅栏状，肿瘤细胞表达 S-100，间质内见厚壁玻璃样变血管，核分裂罕见，该肿瘤可能为

A. 神经纤维瘤　B. 神经鞘瘤　C. 平滑肌瘤

D. 血管平滑肌瘤　E. 纤维瘤

(8) 对于内淋巴囊肿瘤的描述，**不正确**的是

A. 起源于内淋巴囊

B. 与转移性甲状腺乳头状癌无法鉴别

C. 有骨质侵犯

D. 瘤细胞可表达 CK、EMA、S-100

E. 瘤细胞不表达 TG 和 TTF-1

(9) 间叶性软骨肉瘤最具有特征的形态学是

A. 软骨小岛+血管外皮瘤图像　B. 钙化或骨化

C. 血管外皮瘤图像　D. 短梭形细胞

E. 细胞呈圆形或卵圆形

(10) 患儿,男,4岁,右耳反复流血20余日。CT检查见右侧颞骨软组织影,伴有骨质破坏。镜下肿瘤细胞圆形、卵圆形,核染色质细,核呈肾形或分叶状,核分裂少见,夹杂有较多的嗜酸性细胞浸润。最可能的诊断为

A. Kimura病

B. 横纹肌肉瘤

C. 朗格汉斯细胞组织细胞增生症

D. 嗜酸性细胞血管淋巴增生

E. T细胞淋巴瘤

2. 简答题

简述听神经瘤的病理形态特点。

选择题答案:D　E　E　E　D　C　B　B　A　C

第五章

耳部影像报告书写规范

第一节　耳部影像报告书写基本原则

目前耳部影像报告多采用非结构化的描述性报告，影像医师在书写耳部影像报告时，需要注意描述影像检查的所有组成部分，包括检查技术、征象描述、影像诊断。务必做到格式规范、内容完整、简明扼要、重点突出、意见明确。

一、检查技术

（一）CT 检查技术

1. 书写内容　建议包括扫描范围、重建算法、重组断面、层厚/层间距、窗宽/窗位、对比剂浓度/注射速率。

具体示例如下：

（1）扫描范围：乳突尖至弓状隆起上缘。

（2）重建算法：骨算法、软组织算法、骨算法+软组织算法。

（3）重组断面：轴位、冠状位、斜矢状位、曲面重组、三维重建。

（4）层厚/层间距：1mm/1mm。

（5）窗宽/窗位：软组织算法重建图像窗宽/窗位 450HU/60HU，骨算法重建图像窗宽/窗位 4 000HU/700HU。

（6）增强扫描：具体对比剂名称，浓度 300~370mgI/ml，注射速率 2~3ml/s。

2. 书写格式　不同项目之间采用“，”相隔，句末用“。”。具体示例如下：

范围乳突尖至弓状隆起上缘，骨算法重建，轴位/冠状位重组，层厚/层间距 1mm/1mm，窗宽/窗位 4 000HU/700HU。

（二）MRI 检查技术

1. 书写内容　建议包括检查方法、扫描方位、技术参数、对比剂浓度/注射速率。

2. 书写格式　同一方位不同序列之间采用“，”相隔，不同方位之间采用“；”相隔。具体示例如下：

轴位：T_1WI，T_2WI+FS，DWI，ADC 图，水成像，T_1WI+C；冠状位：T_2WI，T_1WI+C；具体对比剂名称，浓度 300~370mgI/ml，注射速率 2ml/s。

二、征象描述

（一）描述顺序

1. 建议按外耳、中耳、内耳、内听道、常见解剖变异的顺序进行描述。

2. 在发现单侧或双侧病变时，按左侧、右侧分别分段描述。

3. 对于拟诊病变的结构重点描述。

（二）描述内容

1. 按照“位大数形边，密周功演变”的格式描述病变特征。

（1）弥漫性病变包括侧别、部位、形态、边界/边缘、密度/信号、范围、周围组织。

（2）局灶性病变需描述病变数量、大小。

2. 增强检查需描述病变强化方式及强化程度，如“均匀/不均匀、轻度/中度/显著强化”。

3. 描述具有鉴别意义的阴性征象。

三、影像诊断

（一）诊断原则

1. 影像诊断要能回答临床问题，未发现拟诊病变时告知临床阴性结果，如“双侧外中内耳骨性结构未见明显异常”。

2. 病变典型时诊断意见要明确，病变不典型时要给出具体建议。

3. 并发多种病变时，按照病变的重轻/急缓依次排序。

（二）诊断内容

1. 病变定位及定性　每一类病变都要作出定位诊断和定性诊断。

（1）典型病变：如典型的右侧上鼓室胆脂瘤，应直接诊断，而非宽泛的定位描述为“右侧中耳乳突区软组织影”，或含糊地定性诊断为“胆脂瘤待除外”。

（2）不典型病变：可给出 3 种以内的诊断，按可能性大小依次排列。

2. 给临床的建议　建议要尽可能明确，尤其是需要做其他检查时，如“建议 MRI 水成像进一步观察双侧蜗神经发育情况”。发表意见不能模棱两可，如“建议临床进一步检查”。

3. 与既往检查比较　有既往相同或相似检查时，应进行对比，且每一诊断都应比较。

第二节　耳部如常报告书写

一、颞骨 HRCT

（一）报告书写要点

1. 技术参数　扫描范围包括乳突尖至弓状隆起上缘，骨算法重建，轴位/冠状位重组，层厚/层间距 1mm/1mm，窗宽/窗位 4 000HU/700HU。

2. 影像描述

左侧外耳道通畅，各壁骨质未见明显异常。颞骨呈气化型/板障型/硬化型/混合型，鼓膜不厚。鼓室、乳突窦及颞骨气房内未见异常密度影。听小骨及砧锤关节、砧镫关节未见明显异常。耳蜗、前庭、半规管形态如常。面神经管各段未见明显异常。

右侧外耳道影像描述同左侧。

双侧内听道显示对称，未见狭窄或扩大。前庭导水管未见扩大。

双侧颈静脉球窝位置无异常。双侧乙状窦无前外移。双侧颅中窝无低位。

3. 影像诊断　双侧外中内耳骨性结构未见明显异常。

（二）征象判定要点

1. 颞骨气化类型　①气化型，蜂房大间隔薄；②板障型，蜂房小间隔厚；③硬化型，乳突无气化；④混合型，两种或以上类型同时存在。

2. 颞骨气房　除乳突部气房外，还包括鳞部气房、岩部气房；既往以上三者被统称为乳突气房。

3. 鼓膜　正常鼓膜在 HRCT 上不显示或呈隐约可见的纤细线影；如果鼓膜呈清晰线状影时提示鼓膜增厚。注意单纯 HRCT 不能诊断鼓膜穿孔。

4. 鼓室　分为上、中、下鼓室，以鼓室盾板与面神经管水平段的连线、鼓环与耳蜗岬的连线划分。

5. 听小骨　包括锤骨、砧骨、镫骨。评估听小骨形态时，可在原始图像上平行锤骨柄重组图像以直观显示锤骨全程及砧锤关节，在此重组图像上平行镫骨前弓重组图像以显示镫骨全程及前庭窗。

6. 砧锤关节　正常呈“冰淇淋蛋卷”样外观，砧锤关节间隙呈线状透亮影。

7. 砧镫关节　正常角度约 90°，大于 120°考虑异常。

8. 耳蜗　2. 5~2. 75 旋，中心蜗轴呈絮状稍高密度。标准化重组的轴位上，蜗孔直径约 1. 8~2. 4mm，<1. 4mm 考虑狭窄，>3mm 考虑扩大。

9. 前庭　轴位上左右径≤3. 4mm，冠状位左右径≤3. 2mm。

10. 半规管　外、上、后半规管相互垂直。外半规管中心的骨性密度为外半规管骨岛，正常直径 3. 6~4. 8mm。

11. 前庭导水管　中点直径≤1. 5mm，呈线样外观。

12. 面神经管　正常面神经管，迷路段起始于内听道底前上部；水平段位于外半规管下方、前庭窗上方；垂直段位于半规管总脚层面或后半规管层面。

13. 内听道　正常内听道前后径 4~6mm，上下径 3~5mm，一般双侧对称，宽度相差≤2mm。

14. 颈静脉球窝高位　在标准化重组的轴位评估，有 3 个常用的诊断标准：

（1）颈静脉球窝上缘达蜗窗层面，国内普遍采用该标准。

（2）达内听道底层面。

（3）达外半规管层面。

15. 乙状窦前移　在标准化重组的轴位评估，乙状窦前壁至外耳道后壁间最短距离<10mm。

16. 颅中窝低位　在标准化重组的冠状位评估，有 3 个常用的诊断标准：

（1）颅中窝底距双侧弓状隆起连线≥5mm，国内普遍采用该标准。

（2）颅中窝底达外半规管层面。

（3）颅中窝底与外耳道上壁间最短距离≤5mm。

二、颞骨 CT 平扫+增强

（一）报告书写要点

1. 技术参数 扫描范围包括乳突尖至弓状隆起上缘，软组织算法+骨算法重建，轴位/冠状位重组，层厚/层间距 1mm/1mm，软组织算法重建图像窗宽/窗位 450HU/60HU，骨算法重建图像窗宽/窗位 4 000HU/700HU，具体对比剂名称，浓度 300mgI/ml，注射速率 2~3ml/s。

2. 影像描述

左侧外耳道通畅，各壁骨质未见明显异常。颞骨呈气化型/板障型/硬化型/混合型，鼓膜不厚。鼓室、乳突窦及颞骨气房内未见异常密度影，增强后未见异常强化。听小骨及砧锤关节、砧镫关节未见明显异常。耳蜗、前庭、半规管形态如常。面神经管各段未见明显异常。

右侧外耳道影像描述同左侧。

双侧内听道显示对称，未见狭窄或扩大。双侧前庭导水管不宽。

双侧颈静脉球窝位置无异常。双侧乙状窦无前外移。双侧颅中窝无低位。

3. 影像诊断 双侧颞骨 CT 平扫+增强未见明显异常。

（二）征象判定要点

1. 在软组织算法图像判定软组织病变范围、强化程度等。

2. 在骨算法图像判定骨质情况，无骨算法重建图像时采用宽窗（窗宽/窗位 3 000~4 000HU/500~700HU）观察软组织算法图像。

3. 常见骨性结构征象判定同颞骨 HRCT。

三、颞骨双期增强 CT（颞骨 CTA+CTV）

（一）报告书写要点

1. 技术参数 扫描范围包括第六颈椎至颅顶，动脉期后延迟 8 秒采集静脉期，动脉期软组织算法重建，图像窗宽/窗位 600HU/100HU，静脉期软组织算法+骨算法重建，窗宽/窗位 4 000HU/700HU，轴位/冠状位重组，层厚/层间距 1mm/1mm，具体对比剂名称，浓度 300~370mgI/ml，注射速率 2~3ml/s。

2. 影像描述

（动脉期软组织窗）双侧颈内动脉各段、椎基底动脉及其主要分支未见明显异常。脑组织内未见明显异常密度影。

（静脉期软组织窗）静脉回流呈右侧优势型。双侧横窦未见明确局限性狭窄或发育不良。下矢状窦、双侧乙状窦、颈静脉球、颈内静脉充盈良好。

（静脉期骨窗）双侧乙状窦沟骨质完整。双侧颈内动脉管、颈静脉孔、乳突导静脉管骨质完整。双侧颈静脉球窝无高位。

（静脉期骨窗）双侧外耳道通畅，其内未见明显异常密度影。鼓膜不厚。颞骨呈气化型/板障型/硬化型/混合型。双侧鼓室、乳突窦、颞骨气房内未见明显异常密度影。双侧耳蜗、前庭、半规管形态如常。面神经管未见明显异常。双侧内听道对称，前庭导水管不宽。

3. 影像诊断 双侧颞骨双期增强 CT/CTA+CTV 未见明确异常。

（二）征象判定要点

1. 动脉期软组织窗　观察有无颈动脉发育异常、动脉瘤、硬脑膜动静脉瘘、颈内动脉海绵窦瘘、明显的动脉粥样硬化性狭窄等血管异常。

2. 静脉期软组织窗　观察静脉窦形态，有无横窦、乙状窦狭窄及程度，有无憩室、血栓等。

（1）左/右侧静脉回流优势

1）参考标准1：双侧横窦中段前后径相差3mm以上（国内常用）。

2）参考标准2：双侧横窦中段前后径相差1.5倍以上。

（2）横窦狭窄程度

1）未发育、未显示或不连续。

2）发育不良或严重狭窄横径<邻近上矢状窦（窦汇上方1cm处）横径的25%。

3）中度狭窄（26%~50%）。

4）轻度狭窄（51%~75%）。

5）无狭窄（76%~100%）。

（3）静脉窦憩室：静脉窦局限性向前或外呈囊袋状膨隆，形态类似动脉瘤；多发生在乙状窦-横窦交界处；乙状窦-颈静脉球区憩室易遗漏，需仔细观察。

3. 静脉期骨窗　评估颞骨区骨性结构，重点观察有无骨壁缺失、血管骨管/沟异常/变异，颞骨区富血供肿瘤等。

（1）常见结构征象判定同颞骨HRCT。

（2）骨壁缺失：为搏动性耳鸣患者最常见征象，基于薄层骨算法图像评估。表现：≥连续两层静脉窦周围骨壁不连续，相应部位静脉窦与中耳乳突含气腔相通。此征象可见于无症状人群，人群发生率1%~2%，但横径多<2mm。

（3）乳突导静脉管：表现为枕骨内外板间迂曲走行的骨管，沟通乙状窦与枕部皮下静脉，粗大并与气房间骨壁缺失时可能导致搏动性耳鸣。

四、耳部MRI平扫

（一）报告书写要点

1. 技术参数　轴位 T_2WI+FS，T_1WI；冠状位 T_2WI。

2. 影像描述

双侧外、中耳未见明显异常信号。

双侧耳蜗、前庭及诸半规管形态、信号未见异常。

双侧内听道对称，未见异常信号。

双侧桥小脑角区未见明显异常信号。

扫及脑内未见明显异常信号影。

3. 影像诊断　双侧耳部MRI平扫未见明显异常。

（二）征象判定要点

1. 成人颞骨岩部无气化时，多呈富含黄骨髓的 T_1WI 及 T_2WI 高信号。

2. 双侧岩部可不对称气化，表现为双侧岩部信号不对称，不要误诊为病变。

3. 对于感音神经性聋患者，仔细观察 T_2WI 上耳蜗、前庭、半规管正常 T_2WI 高信号是否存在，内听道有无异常信号影。

五、耳部 MRI 水成像

（一）报告书写要点

1. 技术参数　轴位 T_2WI+FS，T_1WI，水成像；冠状位 T_2WI。

2. 影像描述

双侧外、中耳未见明显异常信号。

双侧耳蜗、前庭及诸半规管形态、信号未见异常。

双侧内听道对称，未见异常信号，其内神经形态、走行自然。

双侧桥小脑角区未见明显异常信号。

扫及脑内未见明显异常信号影。

3. 影像诊断　双侧耳部 MRI 水成像未见明显异常。

（二）征象判定要点

1. 水成像斜矢状位重组图像判定内听道内神经发育情况清晰直观，但内听道狭窄或听神经贴壁走行时可能漏诊，建议仔细评估水成像原始轴位图像。

2. 脑池及内耳门区可见面神经位于前方，听神经位于后方；在内听道外侧部（近内听道底），可见听神经分为前下部的蜗神经及后部的前庭神经，面神经位于蜗神经上方；在内听道底部，可见前庭神经分为后上的前庭上神经和后下的前庭下神经。

3. 小脑前下动脉可走行至内听道内，需结合原始图像观察其走行情况。

六、耳部 MRI 平扫+增强

（一）报告书写要点

1. 技术参数　轴位 T_2WI+FS，T_1WI，DWI，T_1WI+C，动态增强（选做）；冠状位 T_2WI，T_1WI+C；具体对比剂名称，浓度 300~370mgI/ml，注射速率 2ml/s。

2. 影像描述

双侧外、中耳未见明显异常信号或异常强化影。

双侧耳蜗、前庭及诸半规管形态、信号未见异常，增强后未见异常强化。

双侧内听道对称，未见异常信号或异常强化影。

双侧桥小脑角区未见明显异常信号或异常强化影。

扫及脑内未见明显异常信号或异常强化影。

3. 影像诊断　双侧耳部 MRI 平扫+增强未见明显异常。

（二）征象判定要点

（1）正常面神经走行区可有轻中度强化。

（2）正常耳蜗、前庭、诸半规管无强化。

七、内耳钆造影 MRI

（一）报告书写要点

1. 技术参数　轴位 T_2WI+FS，T_1WI，水成像，3D-FLAIR/3D real IR；冠状位 T_2WI。

2. **影像描述**

（1）经鼓膜/咽鼓管注入鼓室稀释8倍钆对比剂后24小时。

双侧中耳乳突区见斑点状高信号（考虑鼓室内注射钆对比剂后改变），余双侧外耳、中耳未见明显异常信号。

双侧前庭/耳蜗/（外/上/后）半规管外淋巴间隙显示清楚，未见明显变窄；前庭膜未见移位。

双侧内听道对称，未见异常信号，其内神经走行自然。

双侧桥小脑角区未见明显异常信号。

双侧颞叶及脑桥未见明显异常信号。

（2）经静脉注射钆对比剂后4/6/8/10小时。

双侧外中耳未见明显异常信号或强化影。

双侧前庭/耳蜗/（外/上/后）半规管外淋巴间隙显示清楚，未见明显变窄；前庭膜未见移位。

双侧内听道对称，未见异常信号，其内神经走行自然。

双侧桥小脑角区未见明显异常信号。

3. **影像诊断** 内耳钆造影MRI/内淋巴MRI未见明确膜迷路积水征象。

（二）征象判定要点

（1）内外淋巴信号：①在3D real IR图像上，内淋巴间隙呈低信号，外淋巴间隙呈高信号，周围骨质呈二者之间的中等（灰）信号；②在3D-FLAIR图像中，外淋巴间隙呈高信号，内淋巴间隙和周围骨质呈低信号。

（2）积水判定标准：①在横断面前庭内充盈缺损最大层面上，根据前庭内充盈缺损（内淋巴）最大面积判定。无积水或轻度积水，前庭充盈缺损面积/相应层面整个前庭面积<1/3；中度，充盈缺损1/3~2/3；重度，充盈缺损>2/3。②根据前庭膜有无移位判定：无积水或轻度积水，前庭膜无移位；中度积水则前庭膜有移位，但中阶不大于前庭阶；重度积水则耳蜗的中阶明显大于前庭阶。

第三节 外耳道病变报告书写

一、先天性外耳畸形

推荐检查方法为颞骨HRCT。

1. **报告书写要点**

（1）外耳道骨性闭锁：左/右耳廓形态不规则，颞骨鼓部骨质未显示，骨性外耳道腔缺如/未显示，相应区域可见骨性密度封闭，闭锁板厚度约？mm。颞骨蜂房呈气化型/板障型/硬化型/混合型。鼓室腔狭小，颅中窝低位。听小骨未显示/形态异常/移位/融合。前庭窗/蜗窗狭窄/闭锁。面神经管水平段骨壁裂缺/低位，面神经管垂直段前移。

（2）外耳道膜性闭锁：左/右耳廓形态可/不规则，骨性外耳道未见明显异常，外耳道腔内可见软组织密度影充填。

（3）外耳道狭窄：左/右骨性外耳道腔上下径/前后径<4mm。

2. 征象判定要点

（1）注意评估耳廓形态及中耳畸形情况：外耳道畸形常与耳廓畸形同时存在。

（2）骨性闭锁板厚度：在轴位耳蜗底旋层面测量骨性闭锁板外缘至鼓室外缘间的距离。

（3）颞骨气化类型：气化型，蜂房大间隔薄；板障型，蜂房小间隔厚；硬化型，乳突无气化；混合型，两种或以上类型同时存在。外耳道闭锁常伴颞骨气化不良。

（4）鼓室腔狭小：上、中、下鼓室正常左右径分别约 6mm、2mm、4mm。

（5）颅中窝低位：冠状位上颅中窝底距双侧弓状隆起连线≥5mm，或颅中窝底达外半规管层面，或颅中窝底与外耳道上壁间最短距离≤5mm。

（6）听小骨畸形：锤骨>砧骨>镫骨，常表现为听小骨形态异常，与鼓室壁骨性融合。

（7）面神经管水平段低位：冠状位上面神经管水平段遮盖前庭窗。

（8）面神经管水平段骨壁裂缺：面神经水平段周围骨壁不完整，正常人中此征象发生率约 50%。

（9）面神经管垂直段前移：面神经管垂直段向前移位达蜗窗水平。

（10）前庭窗/蜗窗狭窄/闭锁：前庭窗/蜗窗区见骨性密度影遮盖导致其变窄/封闭。

二、外耳道胆脂瘤

（一）颞骨 HRCT/增强 CT

1. 报告书写要点

左/右骨性外耳道呈壶腹状/全程扩大，外耳道腔变窄/阻塞，邻近鼓膜侧见膨胀性软组织密度影充填，边界欠清/清楚，内可见斑点、斑片状骨性密度影，相应部位下壁/后壁/前壁/上壁骨质压迫吸收改变，残余骨壁边缘规整/不规整。病变突破外耳道下壁/后壁/前壁/上壁累及颞骨气房，向内累及鼓室。

2. 征象判定要点

（1）骨壁改变：病变局限时即可仅表现出骨壁受侵（下壁、后壁多见），边缘可光整或毛糙，为最重要的 CT 特征。

（2）软组织内死骨形成：注意观察软组织内有无斑点状骨性密度影，约 50%外耳道胆脂瘤可见此征象。

（3）注意观察病变范围及周围结构受累情况。

（二）耳部 MRI 平扫+增强

1. 报告书写要点

左/右外耳道腔见一膨胀性软组织肿块影，呈 T_1WI 稍低 T_2WI 均匀、稍高信号，DWI 呈明确高信号，ADC 图呈低信号，边界清楚/不清，大小约？mm×？mm×？mm；病变向内累及鼓室，向后、上累及颞骨气房；增强扫描可见边缘环形强化，内部无强化。

2. 征象判定要点

（1）怀疑外耳道胆脂瘤时需重点关注 DWI 序列及增强序列。

（2）典型征象：DWI 序列扩散受限加重（病灶较小或松散时可无此征象），增强扫描内部无强化，边缘环形强化。

（3）注意观察病变范围及周围结构受累情况。

三、恶性外耳道炎

（一）颞骨 CT 平扫+增强

1. 报告书写要点

左/右外耳道腔内可见弥漫性软组织影充填，边界不清，密度不均，骨性外耳道前壁/下壁/后壁/上壁呈虫蚀样骨质破坏。病变向前累及腮腺/颞下颌关节/咀嚼肌间隙，破坏髁突，咬肌/翼内肌/翼外肌肿胀；向后累及颞骨气房；向外累及耳廓/颞肌及周围颞部皮下软组织；向内累及鼓室/岩鼓裂/面神经管/咽旁间隙/咽后间隙，破坏锤骨/砧骨/镫骨/茎突/岩尖/斜坡骨质；向上破坏鼓室盖，累及颅内，增强后可见不均匀/明显强化。

2. 征象判定要点

（1）在软组织算法图像判定软组织病变范围、强化程度；在骨算法图像判定骨质受累情况。

（2）岩鼓裂和外耳道前下壁是病变向前、向内侵犯的重要途径。岩鼓裂位于鼓室前壁，是岩部与鼓部的分界，邻近鼓膜的外耳道前下壁常非薄甚至部分缺如（即鼓孔），需重点评估。

（3）特征性表现：病变范围广泛，可见明显骨质破坏，但无明显占位效应。

（二）耳部 MRI 平扫+增强

1. 报告书写要点

左/右外耳道见弥漫性软组织影，呈 T_1WI 稍低 T_2WI 混杂高信号，DWI 无明确扩散受限加重，边界不清。病变向前累及腮腺/颞下颌关节/咀嚼肌间隙，咬肌/翼内肌/翼外肌肿胀；向后累及颞骨气房；向外累及耳廓/颞肌及周围颞部皮下软组织；向内累及鼓室/岩鼓裂/面神经水平段/咽旁间隙/咽后间隙，破坏锤骨/砧骨/镫骨/茎突；向上突破鼓室盖，邻近脑膜增厚强化，增强后可见不均匀/明显强化；相应病变区域下颌骨髁突/颞下颌关节窝/岩尖/斜坡骨皮质不完整，T_1WI 上可见骨内片状低信号区，增强后可见强化。

2. 征象判定要点

（1）特征性表现：病变范围广泛，沿间隙蔓延，累及骨髓，无明显占位效应，实性成分在 DWI 多呈稍高信号，ADC 图信号不低。

（2）病变范围：多表现为颅底跨间隙受累，最常见的累及部位包括颞下颌关节窝、咀嚼肌间隙、咽旁间隙、咽喉间隙，可跨越中线至对侧。

（3）受累骨质骨髓炎表现：成人颅底骨富含脂肪成分，在 T_1WI 和 T_2WI 上呈高信号，骨髓炎时表现为 T_1WI 上信号减低，脂肪抑制后 T_2WI 呈中等高信号，增强后可见异常强化，需结合 CT 综合判断。

四、外耳道骨瘤、骨疣

推荐检查方法为颞骨 HRCT。

1. 报告书写要点

（1）外耳道骨瘤：左/右侧骨性外耳道狭部附壁外侧骨性密度结节影，大小约？mm×？mm×？mm，局部可见窄蒂与下壁相连。

（2）外耳道骨疣：双侧外耳道骨壁呈宽基底样膨大，外耳道管腔狭窄，左右侧最窄径分别约？cm、？cm。

2. 征象判定要点

（1）外耳道峡部：外耳道有两处较狭窄，一处为外耳道骨部与纤维软骨部的交界处，另一处为骨部距鼓膜0.5cm处，耳科一般将后者称为外耳道峡。

（2）典型征象：判断与外耳道骨壁的关系，外耳道骨瘤为带蒂的局灶性类圆形骨性肿块；骨疣多为双侧外耳道骨质呈宽基底膨大。

五、外耳道乳头状瘤

颞骨HRCT

1. 报告书写要点

左/右侧外耳道软骨部/骨部可见一软组织密度结节/肿块影，大小约？mm×？mm×？mm，广基底与下壁相连；外耳道各壁骨质未见异常。

2. 征象判定要点

（1）HRCT检查关注病变范围及有无骨质改变。

（2）单靠影像征象不足以诊断该病。

六、外耳道癌、中耳癌

（一）颞骨CT平扫+增强

1. 报告书写要点

（1）外耳道癌：左/右侧外耳道可见一不规则形软组织肿块影，大小约？mm×？mm×？mm，边界不清，密度不均，骨性外耳道上壁/下壁/前壁/后壁可见虫蚀状骨质破坏；病变向内突入鼓室，向外累及耳廓，向前累及颞下颌关节，向后突入颞骨气房，向上累及中颅窝，向下累及腮腺，增强后可见不均匀强化。邻近腮腺/耳廓围可见多发肿大淋巴结，最大者短径约？mm，增强后可见明显/不均匀强化。

（2）中耳癌：左/右侧中耳乳突区可见一不规则形软组织肿块影，大小约？mm×？mm×？mm，边界不清，密度不均，周围骨质呈虫蚀状破坏；病变向外累及外耳道，向内累及面神经管水平段/耳蜗/上半规管/后半规管/外半规管/前庭，向后累及面神经管垂直段/颈静脉孔。

2. 征象判定要点

（1）在软组织算法图像判定软组织病变范围、强化程度等。

（2）外耳道癌多继发于耳周皮肤，原发于外耳道病变的少见，病变早期可无外耳道壁的骨质破坏表现。

（3）注意重点评估耳周有无转移性淋巴结。

（二）耳部MRI平扫+增强

1. 报告书写要点

（1）外耳道癌：左/右侧外耳道可见一不规则形软组织肿块影，大小约？mm×？mm×？mm，边界不清，信号不均，主体呈T_1WI稍低T_2WI中等高信号，DWI上明确扩散受限加重，ADC图上呈低信号，增强后可见不均匀强化。病变向内突入鼓室/向外累及耳廓/向前累及颞下颌关节/向后突入颞骨气房/向上累及中颅窝/向下累及腮腺。邻近腮腺/耳廓周围可见多发肿大淋巴结,最大者短径约? mm,增强后可见明显/不均匀强化。

(2) 中耳癌:左/右侧中耳乳突区可见一不规则形软组织肿块影,大小约? mm×? mm×? mm,边界不清,信号不均,主体呈 T_1WI 稍低 T_2WI 中等高信号,DWI 上明确扩散受限加重,ADC 图上呈低信号,增强后可见不均匀强化。病变向外累及外耳道/向内累及(面神经管水平段/耳蜗/上半规管/后半规管/外半规管/前庭)/向后累及(面神经管垂直段/乙状窦/颈静脉球)。颞骨气房可见斑点、斑片状 T_2WI 显著高信号,增强后未见强化/边缘强化。

2. 征象判定要点

(1) 典型征象:外、中耳软组织肿块+溶骨性骨质破坏。

(2) 外中耳癌可伴周围及颈部淋巴结转移。

(3) DWI 序列呈高信号,ADC 图呈低信号,增强后小病变可表现为均匀强化,病变较大时多为不均匀强化。

(4) 根据病变中心部位、骨质改变及增强后强化特点,可与胆脂瘤鉴别。

第四节　中耳病变报告书写

一、先天中耳畸形

推荐检查方法为颞骨 HRCT。

1. 报告书写要点

左/右侧鼓室腔狭小。听小骨形态异常/(砧锤关节/锤砧镫骨/锤骨头与鼓室盖/锤骨外侧突与鼓室外侧壁/砧骨体与鼓室内侧壁/镫骨底板与前庭窗/镫骨底板与耳蜗岬)融合/砧骨长脚(未显示/细小)/镫骨(前弓/后弓/头)(细小/不完整/未显示)。面神经管水平段骨壁裂缺,向内下方移位遮挡前庭窗;面神经管垂直段前移至蜗窗水平。蜗窗及前庭窗骨性闭锁。

2. 征象判定要点

(1) 外中耳畸形常同时发生,需全面观察。

(2) 听小骨细微畸形需仔细观察原始图像及听小骨重组图像。

(3) 外耳道闭锁常伴鼓室腔狭小、听小骨畸形、面神经管垂直段前移。

(4) 前庭窗闭锁多伴有面神经管水平段、镫骨、砧骨长脚发育异常。

(5) 正常人中约 50% 面神经管水平段骨壁裂缺,为正常变异。

二、分泌性乳突炎

(一) 颞骨 HRCT

1. 报告书写要点

左/右侧鼓膜增厚。鼓室、乳突窦、颞骨气房内可见密度增高影。

2. 征象判定要点

(1) 分泌性中耳炎多气化良好,无骨质破坏,表现为中耳乳突区软组织密度影,增强后无强化或边缘强化。

(2) 若病变进展为慢性中耳炎,可出现骨质硬化、毛糙弥漫性明显强化。

（二）耳部 MRI 平扫+增强

1. 报告书写要点

左/右侧鼓室、乳突窦、颞骨气房内可见 T_1WI 等/低信号 T_2WI 高信号影充填，信号均匀，增强后未见强化/可见网格状强化。

2. 征象判定要点

（1）分泌性中耳炎多增强后无强化或边缘强化。

（2）若病变进展为慢性中耳炎，可出现弥漫性明显强化。

三、化脓性中耳炎

（一）颞骨 HRCT

1. 报告书写要点

左/右侧鼓膜增厚。乳突呈气化型/板障型/硬化型/混合型。鼓室/乳突窦/颞骨气房内可见软组织密度影，包绕听小骨，遮盖前庭窗/蜗窗，前庭窗/蜗窗区密度增高。听小骨形态、位置如常/边缘毛糙/骨质不完整/周围可见斑点、斑片状骨性密度影。鼓室盖骨质完整/不完整。耳蜗底旋/前庭/（水平/上/后）半规管内密度增高。面神经管水平段/垂直段不粗/增粗。

2. 征象判定要点

（1）颞骨气化类型：气化型，蜂房大间隔薄；板障型，蜂房小间隔厚；硬化型，乳突无气化；混合型，含两种或以上类型。

（2）关注并发症相关征象：①观察听小骨周围有无高密度，评估有无鼓室硬化；②观察上方鼓室盖骨质完整性，提示有无颅内侵犯；③观察内侧耳蜗/前庭/半规管密度，评估有无骨化性迷路炎；④观察前庭窗/蜗窗有无骨化/变窄/闭锁；⑤观察岩尖有无气化及软组织影；⑥观察内侧面神经管水平段及后方面神经管垂直段形态，结合临床评估有无面神经受侵；⑦观察后方乙状窦沟及颈静脉孔骨质完整性，除外静脉窦受累可能。

（3）鼓室硬化：鼓室慢性炎症纤维化、机化所致，常出现在听小骨周围，表现为听小骨周围斑点、斑片状高密度灶。

（4）骨化性迷路炎：慢性炎症侵袭内耳，骨迷路纤维化、机化所致，在 CT 上表现为耳蜗/前庭/半规管内密度增高。

（5）面神经水平段受侵：约 50%正常人面神经管水平段不完整，面神经管无明确增粗时需结合临床症状判断有无受侵。

（6）骨疡型：中耳乳突区软组织基础上可见虫蚀状骨质破坏。

（二）耳部 MRI 平扫+增强

1. 报告书写要点

左/右侧中耳乳突区可见 T_1WI 稍低 T_2WI 高信号影充填，增强后可见不均匀/明显强化；鼓室盖上方脑膜未见/可见增厚强化。耳蜗底旋/前庭/（水平/上/后）半规管 T_2WI 信号未见/可见减低，增强后未见/可见异常强化。面神经管水平段/垂直段不粗/增粗，增强后未见/可见明显强化。颞骨气房另可见斑点、斑片状 T_2WI 高信号影，增强后未见强化/可见网格状强化。

2. 征象判定要点

（1）注意观察有无颅内受累。

（2）注意评估内耳、面神经有无异常 T_2WI 信号或强化。

四、胆脂瘤

（一）颞骨 HRCT

1. 报告书写要点

（1）松弛部胆脂瘤：左/右侧鼓膜不厚/增厚。乳突呈气化型/板障型/硬化型/混合型。鼓室盾板变钝，Prussak 间隙增宽，上鼓室及窦入口扩大，相应区域可见一软组织肿块/团块影，周围骨质吸收，残余骨缘光整，听小骨受压向内下移位，锤骨（头/颈/柄）/砧骨（体/长脚/短脚）骨质完整/不完整。鼓室盖骨质完整/不完整。面神经管水平段/耳蜗/前庭/（水平/上/后）半规管未见异常改变/骨质不完整。颞骨气房另可见软组织密度影充填。

（2）紧张部胆脂瘤：左/右侧鼓膜不厚/增厚。乳突呈气化型/板障型/硬化型/混合型。鼓室盾板及鼓室盖如常，Prussak 间隙不宽。后鼓室/听小骨内侧可见片状软组织密度影，累及鼓室窦/面神经隐窝。听小骨受压外移，锤骨（头/颈/柄）/砧骨（体/长脚/短脚）/镫骨（前弓/后弓/头）骨质完整/不完整。面神经管水平段/耳蜗/前庭/（水平/上/后）半规管未见异常改变/骨质不完整。颞骨气房另可见软组织密度影充填。

（3）岩尖胆脂瘤：左/右侧鼓膜不厚/增厚。乳突呈气化型/板障型/硬化型/混合型。鼓室、乳突窦及乳突部气房未见异常密度影。岩尖可见一不规则形软组织团块/片状软组织密度影，边界清楚，周围骨质光整；面神经管水平段/耳蜗/前庭/（水平/上/后）半规管未见异常改变/骨质不完整。

2. 征象判定要点

（1）获得性胆脂瘤：多发生在慢性中耳炎基础上，该类患者颞骨多气化不良，松弛部胆脂瘤为好发类型。

（2）松弛部胆脂瘤典型征象：Prussak 间隙、上鼓室及窦入口扩大，骨壁光整，鼓室盾板变钝，听小骨受侵并内移。

（3）Prussak 间隙：鼓膜松弛部与锤骨颈之间的间隙，又称鼓膜上隐窝，为松弛部胆脂瘤好发部位。

（4）鼓室盾板：为鼓室外侧壁，冠状位可见下缘锐利呈尖样，鼓膜松弛部附着于此处。

（5）紧张部胆脂瘤：较松弛部胆脂瘤少见，HRCT 表现为主体位于后鼓室、听小骨内侧，病变较小时即可产生明显传导聋症状，听小骨受压外移，鼓室窦及面神经隐窝常受累；注意有无听小骨侵蚀，最常见于镫骨、砧骨长脚。

（6）需关注鼓室窦、面神经隐窝有无软组织影：此处胆脂瘤未清除，是术后迁延不愈的重要原因。

（7）先天性胆脂瘤：可位于中耳或岩尖，位于中耳的先天性胆脂瘤与获得性胆脂瘤在影像上难以鉴别，结合临床上鼓膜完整、发病年龄较小，提示先天性胆脂瘤可能性大。

（二）耳部 MRI 平扫+增强

1. 报告书写要点

（1）松弛部/紧张部胆脂瘤：左/右侧中耳乳突区见一不规则形软组织肿块影，大小约？mm×？mm×？mm，边界清楚/不清，信号均匀，呈 T_1WI 稍低 T_2WI 中等高信号，DWI 上明确扩散受限加重,ADC 图上呈低信号,增强后可见边缘环形强化,内部未见强化。病变向外突入外耳道;向上累及颅内,邻近脑膜/脑组织异常强化;向内累及面神经管水平段/耳蜗/前庭/(水平/上/后)半规管,面神经管水平段/耳蜗/前庭/(水平/上/后)半规管在 T_2WI 上信号如常/减低,增强后未见/可见明显强化。颞骨气房另可见斑点、斑片状 T_1WI 低 T_2WI 高信号,增强后未见/可见边缘环形强化。

(2) 岩尖胆脂瘤:左/右侧岩尖可见一不规则形软组织肿块/片状异常信号影,大小约 ? mm×? mm×? mm,边界清楚/不清,信号均匀,呈 T_1WI 稍低 T_2WI 中等高信号,DWI 上明确扩散受限加重,ADC 图上呈低信号,增强后可见边缘环形强化,内部未见强化。病变向外突入外耳道;向上/前/后累及颅内,邻近脑膜/脑组织异常强化;向外累及面神经管水平段/耳蜗/前庭/(水平/上/后)半规管,面神经管水平段/耳蜗/前庭/(水平/上/后)半规管在 T_2WI 上信号如常/减低,增强后未见/可见明显强化;向内达外展神经汇入岩尖处。颞骨气房另可见斑点、斑片状 T_1WI 低 T_2WI 高信号,增强后未见/可见网格状强化。

2. 征象判定要点

(1) 怀疑中耳胆脂瘤时关注 DWI 序列及增强序列。

(2) 典型征象:DWI 序列扩散受限加重,增强后无强化;注意胆脂瘤较小而不能完全占据一个体素时并不表现出扩散受限加重。

(3) 注意评估有无内耳结构及颅内受累。

(4) 岩尖胆脂瘤需注意与外展神经的关系。

五、胆固醇肉芽肿

(一) 颞骨 HRCT

1. 报告书写要点

左/右侧中耳/乳突/岩尖可见片状软组织密度影/一软组织团块影,边界清楚,周围骨质硬化、毛糙未见压迫或吸收/受压,边缘光整。

2. 征象判定要点

(1) 病变较小时:无骨质重塑变形或听小骨受侵,无法与单纯中耳炎鉴别。

(2) 病变较大时:与中耳胆脂瘤表现相似,需要行增强 MRI 进一步评估。

(二) 耳部 MRI 平扫+增强

1. 报告书写要点

左/右侧中耳/乳突/岩尖可见片状异常信号影/一软组织团块影,大小约? mm×? mm×? mm,边界清楚,信号均匀,呈 T_1WI 及 T_2WI 明显高信号,DWI 上无明确扩散受限加重,略呈膨胀性生长外观,未见明确强化。中耳乳突区另可见斑点、斑片状 T_1WI 低 T_2WI 高信号,增强后未见强化/可见网格状强化。耳蜗、前庭、半规管内未见明显异常信号或强化影。咽鼓管及周围结构明显异常/骨部不通畅/软组织堵塞/骨性密度堵塞。

2. 征象判定要点

(1) 典型征象:T_1WI 及 T_2WI 明显高信号。

(2) 与胆脂瘤鉴别:胆固醇样肉芽肿 T_1WI 高信号及无明确扩散受限加重。

(3) 与富含脂肪的黄骨髓鉴别:结合脂肪抑制图像或 DWI b=0 图像(可认为是脂肪抑制

T_2WI），胆固醇肉芽肿在此序列上信号不减低。

六、鼓室球瘤

（一）颞骨 HRCT

1. 报告书写要点

左/右侧鼓岬表面/鼓室可见一类圆形/不规则形软组织肿块影/片状软组织密度影；边界清楚/不清，大小约？mm×？mm×？mm。病变填充中耳腔，向后累及颞骨气房/乳突窦，向前累及咽鼓管，向外累及外耳道。乳突窦及颞骨气房内另可见软组织密度影。

2. 征象判定要点

（1）对于临床表现有搏动性耳鸣，耳镜见蓝紫色肿块，HRCT 见鼓岬旁软组织影者要首先考虑鼓室球瘤。

（2）典型征象：鼓岬处的局限性肿块。

（3）病变较小时：位于中耳下部，到达鼓膜内缘；病变较小且伴中耳炎时极易漏诊。

（4）病变较大时：充满中耳腔，鼓室上隐窝阻塞造成乳突积液；CT 上不能显示肿瘤范围及边界。

（5）骨质改变：鼓岬骨质毛糙。需注意，即使是较大肿瘤，鼓室球瘤也可没有明显骨质侵蚀。

（6）注意颈静脉孔区有无病变，如有则考虑颈静脉孔鼓室球瘤，此时伴鼓室与颈静脉孔区虫蚀状骨质破坏。

（二）耳部 MRI 平扫+增强

1. 报告书写要点

左/右侧鼓岬表面/鼓室内见一类圆形软组织肿块影/片状异常信号影，边界清楚/不清，大小约？mm×？mm×？mm，呈 T_1WI 及 T_2WI 中等信号，内可见/未见明确血管流空影，T_1WI 未见/可见斑点/斑片状高信号，DWI 上无/明显扩散受限加重，增强后可见显著强化。病变填充中耳腔，向后累及颞骨气房/乳突窦，向前累及咽鼓管，向外累及外耳道。侧鼓室、乳突窦及颞骨气房可见 T_2WI 显著高信号，增强后未见强化。

2. 征象判定要点

（1）增强后 T_1WI 示鼓岬表面的局限性强化肿块。

（2）如层厚>3mm，小鼓室球瘤可能漏诊。

（3）盐-胡椒征：盐为出血，胡椒为血管流空，常在 T_1WI 上观察。不同于颈静脉球瘤，鼓室球瘤内出血、血管流空少见。

第五节　内耳病变报告书写

一、先天内耳畸形

（一）颞骨 HRCT

1. 报告书写要点

左/右侧耳蜗（未显示/小/呈囊状/顶旋与中旋部分融合/与前庭融合成腔/蜗轴未显示/

蜗孔变窄,直径约? mm/蜗孔未显示)、前庭(扩大/缩小/未显示/与水平/上/后半规管融合)、(诸/上/后/外)半规管(未见明显异常/未显示/部分显示/变窄/短小/短粗)。面神经管迷路段走行如常/移位。

双侧前庭导水管不宽/增宽,中点直径约? mm,与总脚相通,内淋巴囊压迹加深。双侧内听道未见异常/对称/扩大/狭窄。

2. 征象判定要点

(1) CT 显示内耳畸形者,建议耳部 MRI 水成像观察蜗神经发育情况。

(2) Michel 畸形:包括耳蜗、前庭和半规管的整个内耳骨迷路缺如,骨质占据正常迷路的位置全部为致密骨组织,常伴颞骨岩部发育不全。

(3) 耳蜗未发育:前庭结构显示,正常的耳蜗形态缺失,内听道前外侧正常为耳蜗的区域为致密骨组织,正常的耳蜗形态缺失,中耳腔内壁无骨岬凸起。面神经迷路段多移至正常耳蜗位置,常合并前庭、半规管畸形。

(4) 共腔畸形:耳蜗及前庭融合为一个囊腔,囊腔内为液体充填。

(5) 耳蜗发育不全:耳蜗和前庭结构可区分,但耳蜗比正常短小,螺旋少于 2 周,底旋可正常亦可异常,中顶旋常融合,中轴变小。

(6) 耳蜗不完全分隔 Ⅰ 型:表现为耳蜗无蜗轴和阶间分隔,呈空囊状结构,常伴大前庭。

(7) 耳蜗不完全分隔Ⅱ型:又称 Mondini 畸形,表现为耳蜗中旋与顶旋融合,常伴大前庭及前庭导水管扩大。

(8) 耳蜗不完全分隔Ⅲ型:耳蜗阶有阶间分隔,但蜗轴缺失,蜗孔增宽。

(9) 前庭导水管扩大:有多个判定标准。①脑池侧外口直径>2.0mm;②中点直径>1.5cm;③前庭导水管直径超过后半规管直径;④与总脚相通;⑤呈喇叭口样外观。

(10) 前庭畸形:包括缺如、缩小和扩大。

(11) 半规管畸形:一个或多个半规管部分或完全未发育,以外半规管短、粗、宽最常见。部分半规管长度正常,但管腔狭窄。

(12) 内听道狭窄:直径<3mm 或婴幼儿患者双侧内听道不对称且较大侧在正常范围内。

(13) 内听道扩大:双侧内听道不对称性扩大并通过 MRI 排除内听道听神经瘤等占位性病变时,考虑为发育异常。

(二) 耳部 MRI 水成像

1. 报告书写要点

双侧耳蜗未显示/小/呈囊状/顶旋与中旋部分融合/与前庭融合成腔/蜗轴未显示/蜗孔变窄,直径约? mm/蜗孔未显示、前庭扩大/缩小/未显示/与半规管融合、(诸/上/后/外)半规管(未见明显异常/未显示/部分显示/变窄)。

双侧内听道未见异常/狭窄,其内(神经形态、走行未见异常/前庭蜗神经<纤细/未显示>/蜗神经<纤细/未显示>)。前庭导水管未见增宽/增宽,内淋巴管和内淋巴囊扩大。

2. 征象判定要点

(1) Michel 畸形:T_2WI 及水成像示内耳迷路区无正常迷路液性高信号影。

(2) 耳蜗未发育:前庭结构显示,T_2WI 和水成像显示正常耳蜗结构缺如,蜗神经缺如。

（3）共腔畸形：耳蜗及前庭融合为一个囊腔，囊腔内为液体充填。

（4）耳蜗发育不全：耳蜗和前庭结构可区分，但耳蜗比正常短小，螺旋少于2周，底回可正常亦可异常，中顶回常融合，中轴变小。

（5）耳蜗不完全分隔Ⅰ型：表现为耳蜗无蜗轴和阶间分隔，脑脊液完全充填耳蜗，常伴大前庭。

（6）耳蜗不完全分隔Ⅱ型：又称Mondini畸形，表现为耳蜗中旋与顶旋融合，常伴大前庭及前庭导水管扩大。

（7）耳蜗不完全分隔Ⅲ型：耳蜗阶内有隔，蜗轴缺失，蜗神经正常。

（8）前庭导水管扩大：内淋巴囊不同程度扩大呈囊袋状或条状：前庭导水管中点的最大宽度>1.5mm，内淋巴囊扩大主要表现在管外硬膜下部分，宽度>3.8mm。

（9）前庭畸形：包括缺如、缩小和扩大。

（10）半规管畸形：一个或多个半规管部分或完全未发育，以外半规管短、粗、宽最常见。部分半规管长度正常，但管腔狭窄。

（11）水成像：斜矢状位重组图像判定听神经发育情况清晰直观，但内听道狭窄或听神经贴壁走行时可能漏诊，建议重点观察水成像原始图像。

（12）内听道狭窄：直径<3mm或婴幼儿患者双侧内听道不对称且较大侧在正常范围内。

（13）内听道扩大：双侧内听道不对称性扩大并排除内听道听神经瘤等占位性病变时，考虑为发育异常。

二、迷路炎

（一）颞骨HRCT

1. 报告书写要点

左/右侧耳蜗/前庭/（水平/上/后）半规管局部骨质模糊/骨质破坏/内腔（见点状、条状密度增高影/密度不同程度增高/硬化消失），边缘不规则。

2. 征象判定要点

（1）早期和纤维化期：HRCT无阳性征象。

（2）骨化期：按骨化程度，表现为迷路内腔点状、条状密度增高影，迷路内腔密度不同程度增高甚至硬化消失。

（二）耳部MRI平扫+增强

1. 报告书写要点　T_2WI及水成像上，左/右侧耳蜗/前庭/（水平/上/后）半规管正常高信号未显示/范围变小，增强后T_1WI可见耳蜗/前庭/（水平/上/后）半规管内异常强化。

2. 征象判定要点

（1）T_2WI表现：为迷路腔内高信号不同程度减低；层厚>3mm时可能漏诊。

（2）早期在CT及MRI平扫可无阳性征象，而只在增强后T_1WI上表现为异常强化，因此需仔细观察增强后图像；纤维化期表现为T_2WI上信号减低且增强后T_1WI上明显强化；骨化期表现为T_2WI上信号减低且增强后T_1WI上无强化。

（3）水成像：对于区分早期、纤维化期、骨化期十分重要。

（4）与肿瘤鉴别：仅有耳蜗/前庭内局限性异常信号，增强后可见强化时，诊断迷路炎之前需排除耳蜗/前庭内的神经源性肿瘤。

三、膜迷路积水

推荐检查方法为内耳钆造影 MRI。

1. 报告书写要点　3D-FLAIR/3D real IR 序列显示左/右侧前庭区椭圆囊、球囊内淋巴间隙扩大，约占同层面前庭面积的 1/2；耳蜗前庭膜向前庭阶膨隆、移位，内淋巴间隙低信号区增宽，前庭阶内高信号变窄；外半规管内可见线状低信号影。

2. 征象判定要点

（1）前庭膜：在 3D-FLAIR/3D real IR 序列表现为平直的线状低信号。

（2）耳蜗膜迷路积水：无或轻度积水，前庭膜无移位；中度积水，前庭膜有移位，但内淋巴间隙面积不大于前庭阶；重度积水，耳蜗的内淋巴间隙面积明显大于前庭阶。

（3）前庭膜迷路积水：无或轻度积水，充盈缺损<1/3；中度积水，充盈缺损 1/3～2/3；重度积水，充盈缺损>2/3。

（4）半规管膜迷路积水：半规管积水比较少见，一般出现于外半规管，3D-FLAIR/3D real IR 序列表现为外半规管内出现线状低信号区。

四、半规管裂综合征

推荐检查方法为颞骨 HRCT。

1. 报告书写要点　左/右侧上半规管顶壁局部骨质不完整，耳蜗、前庭、外/后半规管形态如常。

2. 征象判定要点

（1）最佳显示图像：推荐在平行、垂直上半规管重组的薄层图像上分别评估有无上半规管周围骨质不完整。

（2）注意观察岩上窦压迹的位置：上半规管后部裂隙是由于岩上窦压迫所致。

五、耳硬化症

推荐检查方法为颞骨 HRCT。

1. 报告书写要点

左/右侧窗前裂区/蜗窗区/耳蜗周围骨质密度减低。耳蜗蜗旋呈”双环征”。镫骨底板增厚/无增厚，前庭窗变窄/无变窄。

2. 征象判定要点

（1）注意临床特征：耳硬化症多见于中青年人，罕见于婴幼儿和老年人。

（2）窗前裂：见于正常人，表现为前庭窗前区点状、线状裂隙，勿误诊为前庭窗型耳硬化症；该部位是耳硬化症好发部位。

（3）注意有无镫骨底板增厚。

（4）耳蜗型去矿化改变表现：耳蜗周围骨质密度减低，典型表现为“双环征”。

六、内淋巴囊肿瘤

（一）颞骨 HRCT

1. 报告书写要点

左/右侧前庭导水管及内淋巴囊走行区呈虫蚀状骨质破坏，相应区域见不规则形软组织肿块影。对侧前庭导水管未见明显异常。

2. 征象判定要点

（1）关键在于病变定位，病变中心位于内听道和乙状窦之间颞骨岩部中后缘前庭导水管外口区。

（2）CT 可见内部点、片状骨性密度。

（二）耳部 MRI 平扫+增强

1. 报告书写要点

左/右侧颞骨岩部后缘前庭导水管外口区可见一不规则形软组织肿块影，与前庭导水管关系密切，大小约？mm×？mm×？mm，边界欠清；信号不均，主体呈 T_1WI 稍低 T_2WI 高信号，边缘可见斑点状 T_1WI 高信号，内可见血管流空及斑点/斑片状 T_2WI 低信号区，DWI 可见病变实性成分扩散受限加重，增强后可见明显强化；病变向前突入内听道，向后与乙状窦分解不清，向外累及前庭/耳蜗/（水平/上/后）半规管。

2. 征象判定要点

（1）典型征象：病变血供丰富，内常见血管流空，T_1WI 常见边缘斑点状高信号，提示亚急性期出血。

（2）影像征象与颈静脉球瘤相似，判断肿瘤主体位置对二者鉴别十分重要。

七、迷路内神经源性肿瘤

推荐检查方法为耳部 MRI 平扫+增强（HRCT 多未见异常）。

1. 报告书写要点

左/右侧耳蜗/前庭部分正常水样液体信号消失，呈 T_1WI 稍低 T_2WI 稍高信号，增强后可见明显强化，内听道底未见明确异常信号或强化。

2. 征象判定要点

（1）较大时可沿蜗孔/前庭神经孔累及内听道，通过病变主体所在位置可以与内听道听神经瘤累及内耳相鉴别。

（2）在内耳累及范围上，肿瘤局限，炎症弥漫。耳蜗、前庭、诸半规管大部或全部强化时，首先考虑迷路炎。

第六节　面神经病变报告书写

一、面神经发育异常

推荐检查方法为颞骨 HRCT。

1. 报告书写要点

（1）面神经迷路段走行异常：左/右侧耳蜗形态如常/小/未显示，内听道纵嵴/Bill 嵴增宽。面神经管迷路段向前/下/上移位，与耳蜗中旋间骨质完整/不完整。

（2）面神经管水平段低位：左/右侧面神经水平段遮盖前庭窗，推压镫骨移位。

（3）面神经管垂直段前移：左/右侧面神经管垂直段前移至蜗窗水平。

（4）面神经管裂缺：左/右侧面神经管迷路段与耳蜗中旋间骨壁缺失。前膝段/水平段/垂直段周围骨质不完整，开口朝向颅内/鼓室/面神经隐窝/鼓室窦/颞骨气房。

（5）面神经主干分叉：左/右侧迷路段/水平段/垂直段双支/多支。

2. 征象判定要点

（1）面神经管：CT 上不能直接显示面神经情况，描述及诊断用语采用面神经管。

（2）面神经管迷路段与耳蜗间骨壁不完整：多不表现出症状，但人工耳蜗植入术后电极可能刺激面神经引起面肌痉挛。

（3）面神经管水平段低位：在冠状位评估面神经管有无低位，观察其下缘有无遮挡前庭窗，低位诊断标准为前庭窗下缘与面神经鼓室段的垂直距离<0.8mm。

（4）面神经管垂直段前移：冠状位评估面神经管垂直段有无前移至蜗窗水平。

（5）面神经主干分叉：迷路段/水平段双支罕见，垂直段双支多见。

二、面神经炎

（一）颞骨 HRCT

1. 报告书写要点　左/右侧面神经管迷路段、前膝段、水平段不粗/较对侧稍增粗。

2. 征象判定要点

（1）面神经炎多在 HRCT 上无阳性发现，部分表现为面神经管轻度增粗。

（2）需将重组轴位、冠状位上结果调整至双侧对称，仔细观察。

（二）耳部 MRI 平扫+增强

1. 报告书写要点

左/右侧面神经内听道底段/迷路段/前膝段/水平段/后膝段/垂直段较对侧不粗/弥漫性增粗，呈 T_1WI 等 T_2WI 等/稍高信号，未见局限性肿块形成，增强后可见明显线状强化，强化程度较对侧为著。

2. 征象判定要点

（1）薄层增强后 T_1WI 显示面神经正常/异常强化最佳。

（2）明确有无强化需增强前后图像的扫描技术、扫描参数一致，以除外假阳性。

（3）注意正常面神经前膝段、水平段在增强后可见强化，来源于神经周围动静脉血管丛。

（4）正常面神经迷路段及内听道段无强化，而面神经炎尤其是贝尔麻痹以累及迷路段及内听道底部为典型特点。

（5）Ramsay-Hunt 综合征中，面神经的主要病变部位在膝状神经节，由此向两端发展，同时伴有前庭蜗神经及膜迷路的异常强化，病变严重时可伴内听道脑膜增厚并明显强化。

（6）面神经炎时强化程度较正常强化更为显著。

（7）面神经炎常表现为患侧面神经颞骨内各段不对称、显著线性强化累及内听道底，强化方式为线状而非结节状。

三、面肌痉挛

推荐检查方法为耳部 MRI 平扫/水成像/平扫+增强/MRA。

1. 报告书写要点

3D-T_2WI/3D-TOF 示左/右侧桥小脑角区/内听道见迂曲血管/小脑前下动脉/迷路动脉/基底静脉影，紧邻面神经，二者间尚可见脑脊液间隙/与面神经间的脑脊液信号未显示/压迫面神经（移位/变形）。

2. 征象判定要点

（1）判定部位、责任血管及二者间关系。

（2）面神经与血管间关系：紧邻，二者间尚可见脑脊液间隙；相贴，二者间脑脊液信号消失；压迫，面神经受压移位或变形。

（3）与患侧对比观察。

四、面神经瘤

（一）颞骨 HRCT

1. 报告书写要点

左/右侧面神经管迷路段/前膝段/水平段/垂直段较对侧扩大，相应部位见一软组织肿块影，与面神经走行一致/内可见“斑点”状及“针尖”样钙化，边缘不规则；病变突向桥小脑角区/内听道/中颅窝/鼓室内/腮腺区，周围骨壁受压变薄/受压吸收/破坏。

2. 征象判定要点

（1）面神经鞘瘤：好发于面神经前膝段，表现为面神经局灶性增粗形成的软组织肿块，边界清楚，周围可见膨胀性骨质破坏。

（2）面神经纤维瘤：少见，多表现为广泛的多段面神经受累增粗，确诊依赖病理。

（3）面神经血管瘤/静脉畸形：主体位于面神经前膝段旁的骨质，约 50%病例中的骨质呈蜂房状改变，边缘不规则，边界不清楚。

（4）腮腺恶性肿瘤沿面神经侵犯：表现为茎乳孔扩大及面神经管垂直段增粗及肿块。

（二）耳部 MRI 平扫+增强

1. 报告书写要点

左/右侧面神经脑池段/内听道段/迷路段/前膝段/水平段/乳突段走行区可见一软组织肿块影，大小约？mm×？mm×？mm，边界清楚，信号不均，主体呈 T_1WI 稍低 T_2WI 中等高信号，增强后可见明显强化；病变突向桥小脑角区/内听道/中颅窝/鼓室内/腮腺区；邻近面神经脑池段/内听道段/迷路段/前膝段/水平段/乳突段稍增粗、强化。

2. 征象判定要点

（1）面神经神经源性肿瘤：好发于面神经前膝段，边界清楚，邻近迷路段或水平段常表现部分受累。桥小脑角及内听道面神经源性肿瘤：若未延伸至迷路段，则其表现与听神经鞘瘤非常相似；如果延伸至迷路段，则依据迷路段“尾巴”可作出影像学诊断。

（2）面神经血管瘤/静脉畸形：分毛细胞型、海绵状型、骨化型；病变较大时，海绵状型表现为典型的渐进性强化。

（3）腮腺恶性肿瘤沿面神经侵犯：表现为自腮腺经扩大的茎乳孔蔓延的强化的软组织肿块，至少累及面神经垂直段。

第七节 内听道-桥小脑角区病变报告书写

一、听神经发育不良

（一）颞骨 HRCT

1. 报告书写要点

左/右侧耳蜗/前庭/半规管未见明显异常。蜗孔狭窄/闭塞，内听道狭窄。

2. 征象判定要点

（1）蜗孔狭窄，轴位最大径<1.5mm；此征象常被遗漏，需仔细观察，尤其表现为感音神经性聋但内听道无狭窄者。

（2）内听道狭窄：上下径或左右径<3mm。

（3）双侧内听道管径在正常范围但相差 2mm 以上时，婴幼儿需除外蜗神经/听神经发育异常。

（二）耳部 MRI 水成像

1. 报告书写要点

左/右侧听神经/蜗神经纤细/未显示。

2. 征象判定要点

（1）蜗孔狭窄/消失在水成像上表现为蜗轴后方脑脊液充填的间隙变窄/不显示。

（2）水成像斜矢状位重组图像判定神经发育清晰直观，但内听道狭窄或听神经贴壁走行时可能漏诊，建议重点评估水成像原始图像。

二、听神经瘤

（一）颞骨 HRCT

1. 报告书写要点

左/右侧内听道扩大，周围骨质受压，边缘光整。对侧内听道未见狭窄或扩大。双侧前庭导水管未见扩大。

2. 征象判定要点

（1）病变较小时无阳性表现，病变较大时可见内听道扩大。

（2）双侧内听道管径在正常范围但相差 2mm 以上时，成人需除外听神经瘤。

（二）耳部 MRI 平扫+增强

1. 报告书写要点

左/右侧内听道及桥小脑角区可见一软组织肿块影，呈“冰淇淋蛋卷”样外观，主体呈 T_1WI 稍低 T_2WI 稍高信号，DWI 无明确扩散受限加重，边界清楚，大小约？mm×？mm×？mm，增强后可见不均匀明显强化。左/右侧面神经脑池段、内听道段及邻近脑桥、小脑受压。对侧内听道、桥小脑角区未见异常信号或强化影。

扫及脑内未见明显异常信号或强化影。

2. 征象判定要点

（1）水成像及增强 MRI 可明确有无听神经瘤。

（2）双侧听神经瘤需要考虑是否为 2 型神经纤维瘤。

三、脑膜瘤

（一）颞骨 HRCT

1. 报告书写要点

左/右侧颞骨岩部后缘骨质肥厚，密度增高，内听道稍变窄，邻近桥小脑角区见一可疑稍高密度软组织肿块影。左/右侧内听道未见狭窄或扩大。双侧前庭导水管未见扩大。

2. 征象判定要点

（1）注意观察颞骨岩部尤其是骨皮质有无较对侧肥厚、边缘毛糙。

（2）注意观察有无内听道变窄。

（3）调整窗宽/窗位，观察可疑肿块情况。

（二）耳部 MRI 平扫+增强

1. 报告书写要点

左/右侧桥小脑角区可见一丘形软组织肿块影，广基底附着于颞骨岩部，边界清楚，信号欠均匀，主体呈 T_1WI 稍低、T_2WI 等/稍高信号，大小约？mm×？mm×？mm，增强后可见均匀明显强化，邻近脑膜可见增厚强化。病变部分突入内听道，其内面神经、听神经受压。

2. 征象判定要点

（1）典型征象：广基底附着于颞骨岩部后缘，呈丘形或扁平状软组织肿块，增强后可见“脑膜尾征”，相应部位骨质增生肥厚。

（2）较大者信号、强化可不均。

四、表皮样囊肿

（一）颞骨 HRCT

1. 报告书写要点

左/右侧内听道扩大，颞骨岩部后缘稍凹陷，边缘光整。左/右侧内听道未见异常扩大。双侧前庭导水管未见扩大。

2. 征象判定要点

（1）HRCT 上病变密度类似脑脊液。

（2）病变较小时无阳性表现，较大时可见占位效应，表现出内听道扩大，颞骨岩部后缘受压。

（二）耳部 MRI 平扫+增强

1. 报告书写要点

左/右侧内听道及桥小脑角区扩大，相应区域见匍匐状脑脊液样信号影，DWI 可见明确扩散受限加重，病变边界清楚，增强后无强化。脑池段听神经、面神经、三叉神经受压迂曲，未见异常强化。

2. 征象判定要点

（1）注意观察脑池内神经受压情况。

（2）DWI 显示的扩散受限加重征象可用于和蛛网膜囊肿鉴别。

（3）术后复查时可结合 DWI 序列和 T_2 FLAIR 序列判断有无复发，在 T_2 FLAIR 序列上表皮样囊肿非脑脊液样低信号。

第八节　颞骨其他病变报告书写

一、颞骨外伤

（一）颞骨 HRCT

1. 报告书写要点

（1）纵行骨折：左/右侧颞骨可见透亮线影，平行颞骨岩部长轴，自外向内累及颞骨鳞乳部皮质/颞骨气房/鼓室盖/听小骨/前庭/耳蜗/（水平/上/后）半规管/内听道底，相应路径上砧锤关节间隙增宽/砧骨体连续性中断/面神经管前膝段增粗。前庭/耳蜗/（水平/上/后）半规管内可见小气泡。颞骨气房可见密度增高影，局部可见气液平面。

（2）横行骨折：左/右侧颞骨可见透亮线影，垂直颞骨岩部长轴，跨颞骨岩部前后缘，累及内听道、面神经管迷路段/前膝段。面神经管前膝段增粗，内可见小骨片影。中耳乳突腔可见密度增高影及气液平面。

（3）混合型：同时有纵行骨折和横行骨折。

2. 征象判定要点

（1）骨折线：边缘清晰、锐利、僵直，应沿着骨折线走向观察有无累及外/中/内耳及周围重要结构。

（2）纵行骨折线：与岩部长轴平行，容易累及听小骨、面神经管前膝段。

（3）横行骨折线：与岩部长轴垂直，容易累及外耳道、听小骨、耳蜗、前庭、内听道。

（4）砧锤关节脱位：线状关节间隙增宽。

（5）冠状位及矢状位：有助于观察轻微的侧方脱位或骨折。

（6）脑脊液耳漏：是颞骨骨折的间接征象，表现为外伤后中耳乳突区出现密度增高影及气液平面，但该征象也可能是骨折后黏膜破裂出血的结果。

（7）内耳周围一些小的神经、血管沟易与骨折线混淆，需要注意鉴别。

（8）对于 1~2 周内外伤的患者，注意观察有无迷路积气。

（9）怀疑骨折伴迷路出血或伴颅内并发症时行 MRI 检查。

（10）颞骨骨折易损伤面神经，尤其以横行骨折多见。

（11）可采用斜矢状位或曲面重组图像直观显示面神经全貌。

（12）面神经管前膝段增粗是骨折的重要依据。

（二）耳部 MRI 水成像（评估脑脊液耳漏）

1. 报告书写要点

左/右侧中耳乳突区可见 T_1WI 高 T_2WI 高信号充填，未见异常强化。水成像示鼓室盖骨质不连续，相应区域可见脑脊液样信号影与颅内外相沟通，增强扫描可见邻近脑膜/脑实质异常强化。耳蜗、前庭、半规管内未见明显异常信号或强化影。

2. 征象判定要点

（1）需结合 CT 观察骨质情况。

（2）典型征象：水成像上，鼓室盖骨质不连续，相应部位可见脑脊液信号与颅底及中耳乳突区相延续。

（3）增强扫描可用于评价颅内并发症的情况。

二、颈静脉孔区病变

（一）颞骨 HRCT/增强 CT

1. 报告书写要点

左/右侧颈静脉孔扩大/无扩大，骨质增生硬化/受压变薄/虫蚀状破坏，相应部位可见一软组织肿块影，密度均匀/不均，边界清楚/不清，大小约？mm×？mm×？mm；增强后可见轻度/中度、均匀/不均匀强化。病变向下达颅底颈动脉鞘间隙，向后/上达中耳鼓室。

2. 征象判定要点

（1）颈静脉孔区骨质增生硬化是脑膜瘤的特征性表现，骨质受压变薄是神经源性肿瘤的特征性表现，虫蚀状骨质破坏是颈静脉球瘤的典型表现。

（2）颈静脉球瘤病变较大时可累及鼓室，此时称为颈静脉鼓室球瘤。

（二）耳部 MRI 平扫+增强

1. 报告书写要点

左/右侧颈静脉孔区可见一软组织肿块影，边缘规则/不规则，边界清楚/欠清楚，大小约？mm×？mm×？mm，信号不均匀，主体呈 T_1WI 稍低 T_2WI 中等高信号，信号均匀/不均匀，内见斑点、斑片状 T_1WI 高信号及线状血管流空影/内可见斑片状 T_2WI 明显高信号，增强后可见不均匀明显强化，邻近脑膜无强化/增厚强化；左/右侧正常颈静脉球未见明确显影。对侧颈静脉孔未见异常。

2. 征象判定要点

此区域脑膜瘤多为扁平肥厚型脑膜瘤，多呈中等均匀信号，以广基底贴附骨质，增强后明显强化，邻近脑膜增厚强化；神经源性肿瘤较大时可见囊变，沿神经走行方向，脑膜无强化；颈静脉球瘤可见“盐-胡椒征”，T_1WI 上观察，盐为高信号出血，胡椒为血管流空，明显强化，脑膜可强化。

三、搏动性耳鸣

（一）颞骨双期增强 CT

1. 报告书写要点

（动脉期软组织窗）双侧颈内动脉各段、椎基底动脉及其主要分支未见明显异常。双侧横窦、乙状窦、颈静脉球未见不对称性提前显影。脑组织内未见明显异常密度影（有无血管畸形、肿瘤）。

（静脉期软组织窗、三维图像）静脉回流呈左侧优势型/右侧优势型/均衡型。左/右/双侧横窦（无狭窄、局限性轻度/中度/重度狭窄、全程纤细/部分未显示）。下矢状窦、双侧乙状窦、颈静脉球、颈内静脉充盈良好。

（静脉期骨窗）左/右侧乙状窦沟骨质不完整，相应部位乙状窦前壁骨质部分缺如，轴位最大左右径约？mm，相应部位与颞骨气房相通。右/左侧乙状窦沟骨质完整。双侧颈内动脉管、颈静脉孔、乳突导静脉管骨质完整。双侧颈静脉球窝无高位。

(静脉期骨窗)双侧外耳道通畅,其内未见明显异常密度影。鼓膜不厚。颞骨呈气化型/板障型/硬化型/混合型。双侧鼓室、乳突窦、颞骨气房内未见明显异常密度影。双侧耳蜗、前庭、半规管发育好。面神经管未见明显异常。双侧内听道对称,前庭导水管不宽。

2. 征象判定要点

(1) 动脉期软组织窗:注意观察有无动脉瘤、硬脑膜动静脉瘘、颈内动脉海绵窦瘘等血管异常,动静脉瘘典型表现为患侧静脉窦动脉期早显、静脉窦壁增厚、下吻合静脉增粗,供血动脉增粗(枕动脉最多见)。

(2) 静脉期软组织窗:重点评估静脉窦形态,有无横窦狭窄及程度,有无静脉窦憩室或血栓等。

(3) 左/右侧静脉回流优势:单侧回流优势参考标准1,双侧横窦中段前后径相差3mm以上;单侧回流优势参考标准2,横窦中段前后径相差1.5倍以上。

(4) 横窦狭窄程度

1) 参考标准1:轻度狭窄,狭窄部位前后径/邻近正常管径>2/3;中度狭窄,1/3<狭窄部位前后径/邻近正常管径<2/3;重度狭窄,狭窄部位前后径/邻近正常管径<1/3;发育不良,1/2长度以上横窦未显示或呈细线状。

2) 参考标准2:未发育,未显示或不连续;发育不良或严重狭窄,狭窄部位横径/邻近上矢状窦(窦汇上方1cm处)横径小于25%;中度狭窄,二者比例25%~50%;轻度狭窄,二者比例50%~75%;无狭窄,二者比例75%~100%。

(5) 静脉窦憩室:静脉窦局限性向前或外膨隆,形态类似动脉的动脉瘤,多发生在乙状窦-横窦交界处,乙状窦-颈静脉球区憩室最易遗漏。

(6) 静脉期骨窗:用于评估有无骨壁缺失、颞骨区富血供肿瘤等。

(7) 骨壁缺失:搏动性耳鸣最常见征象,基于薄层骨算法图像评估。表现为静脉窦周围骨壁不连续,相应部位静脉窦与中耳乳突含气腔相通;此征象也可见于无症状人群,但骨壁缺失的横径多<2mm。

(二) 耳部MRI水成像

1. 报告书写要点

双侧内听道对称。左/右侧内听道内可见迂曲走行小脑前下动脉/迷路动脉,局部与听神经相邻/相贴/相压,听神经局部受压移位。对侧内听道未见异常信号,其内神经形态、走行自然。

双侧桥小脑角区未见明显异常信号。

扫及脑内未见明显异常信号影。

2. 征象判定要点

(1) 在水成像序列多方位评估神经血管关系。

(2) 内听道内的神经血管压迫发生搏动性耳鸣的概率较桥小脑角区高。

(3) 二者关系中,发生搏动性耳鸣概率由高到低依次为压迫移位、相贴、相邻。

(4) 搏动性耳鸣的神经血管压迫为排他性诊断。

第九节　常见术后改变报告书写

一、乳突根治术后

推荐检查方法为颞骨 HRCT。

1. 报告书写要点

左/右侧外耳道后壁、上壁及部分乳突骨质缺如/部分乳突骨质缺如，骨性外耳道完整，鼓膜增厚/未显示，外耳道、中耳融合成腔，残腔内可见少量软组织密度影。正常听小骨未见显示/部分显示，相应部位可见不规则形致密影，周围可见/未见软组织影包绕，可见/未见听小骨移位，邻近骨质未见/可见破坏，鼓室盖完整/不完整。耳蜗、前庭、半规管形态如常。面神经管各段未见明显异常。

2. 征象判定要点

（1）开放式和完壁式乳突根治术的外耳道形态不同，需注意观察。

（2）人工听小骨形态各种各样，但密度远高于皮质骨。

（3）注意观察人工听小骨有无移位，表现为假体位置非正常听小骨解剖方向；假体扭曲或异常软组织可导致脱垂或功能障碍。

（4）注意观察术腔及残余蜂房内有无软组织影。

二、人工耳蜗植入术后

推荐检查方法为颞骨 HRCT。

1. 报告书写要点

左/右侧颞骨至乳突部可见人工骨槽影，乳突部分骨质缺如，相应部位可见连续走行线样致密影，向外连金属装置贴附于颞骨皮下，向内经蜗窗进入耳蜗内，先端位于耳蜗底/中/顶旋，无/部分电极位于耳蜗外。听小骨及砧锤关节、砧蹬关节未见明显异常。前庭、半规管形态如常。面神经管各段未见明显异常。

2. 征象判定要点

（1）评估电极是否完全插入，电极是否扭曲、打折、脱出，电极是否在非目标植入位置，耳蜗内有无骨化，有无外淋巴瘘，有无中耳感染，有无移植床血肿、脓肿或皮瓣坏死，有无颅内感染。

（2）观察植入电极的耳蜗有无骨化性迷路炎改变，表现为耳蜗内骨性密度增高影。

（3）人工耳蜗植入后正常电极应位于鼓阶，鼓阶位于耳蜗内骨螺旋板的下方，CT 上可通过耳蜗骨螺旋板判定鼓阶的大致位置。